医药卫生类普通高等教育校企合作“双元规划”精品教材

眼耳鼻喉口腔科护理学

黄 俊 易 敏 徐嫄嫄 主编

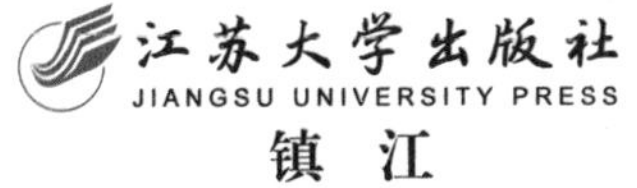

镇 江

图书在版编目（CIP）数据

眼耳鼻喉口腔科护理学 / 黄俊，易敏，徐嫄嫄主编
. --镇江 ：江苏大学出版社，2024.1
ISBN 978-7-5684-1971-0

Ⅰ. ①眼… Ⅱ. ①黄… ②易… ③徐… Ⅲ. ①眼科学
－护理学②耳鼻咽喉科学－护理学③口腔科学－护理学
Ⅳ. ①R473

中国国家版本馆 CIP 数据核字（2024）第 004928 号

眼耳鼻喉口腔科护理学
Yan Er Bi Hou Kouqiangke Hulixue

主　　编 / 黄　俊　易　敏　徐嫄嫄
责任编辑 / 仲　蕙
出版发行 / 江苏大学出版社
地　　址 / 江苏省镇江市京口区学府路 301 号（邮编：212013）
电　　话 / 0511-84446464（传真）
网　　址 / http://press.ujs.edu.cn
排　　版 / 北京世纪鸿文制版技术有限公司
印　　刷 / 廊坊市伍福印刷有限公司
开　　本 / 889 mm×1 194 mm　1/16
印　　张 / 19
字　　数 / 587 千字
版　　次 / 2024 年 1 月第 1 版
印　　次 / 2024 年 1 月第 1 次印刷
书　　号 / ISBN 978-7-5684-1971-0
定　　价 / 59.00 元

如有印装质量问题请与本社营销部联系（电话：0511-84440882）

前　　言

根据教育部和国家卫生健康委员会关于新时代职业教育和护理服务人才培养相关文件精神和要求，为适应我国护理学教育和眼耳鼻喉口腔科学飞速发展的需要，我们编写了这本《眼耳鼻喉口腔科护理学》数字化配套教材。本教材将信息技术与教材建设深度融合，构建了以学生为中心的立体式教材服务体系，注重全面推进学生的素质教育，增强学生的学习主动性和创造性，培养学生分析问题、解决问题的能力。本教材具有以下特点：

1. 注重融入思政元素，发挥铸魂育人功能，落实立德树人根本任务。教材将课程思政内容与专业知识深度融合，帮助学生深刻领会党的二十大精神，把课程思政工作贯穿教育教学全过程，努力实现知识传授、能力培养与价值引领的有机统一，增强学生对建设健康中国的使命感和“救死扶伤”的职业神圣感。

2. 将纸质资源与数字教材有机结合，增加了学生学习的趣味性，满足了线上线下教学活动的需要，为教学模式向以学生为中心转变起到了引领示范作用。

3. 内容遵循“实用、适用、够用”的原则，以护理程序为基本框架，力求突出护理、注重整体，加强对学生人文素养的培养，使学生树立整体护理的现代护理理念。

4. 为便于学生融会贯通，每章（或每节）的开头设有学习目标，提出本章（或本节）学习要求掌握、熟悉和了解的知识点。同时在每章（或每节）的末尾还设置了思考题，便于学生通过练习把握重点。

本教材是教学改革创新型新教材，由于编者能力有限，书中难免存在疏漏之处，恳请广大读者提出宝贵意见，以便我们在教材修订与再版时进一步完善。

编　者

编委会

主　编　黄　俊　易　敏　徐嫄嫄

副主编　(排名不分先后)

饶　宁　陈　俊　杨丰毓

帅少帅　武晓升　姬洪英

编　委　(排名不分先后)

黄　俊　(广西卫生职业技术学院)

易　敏　(萍乡卫生职业学院)

徐嫄嫄　(江西医学高等专科学校)

饶　宁　(宜春职业技术学院)

徐　芳　(沧州医学高等专科学校)

庞　云　(宜春职业技术学院)

姬洪英　(宁夏回族自治区第五人民医院)

张艳平　(江西洪州职业学院)

帅少帅　(肇庆市第一人民医院)

陈　俊　(金华职业技术学院)

武晓升　(皖北卫生职业学院)

阳家兴　(广西卫生职业技术学院)

杨丰毓　(红河卫生职业学院)

周阳平　(辽源职业技术学院)

戴爱碧　(浙江东方职业技术学院)

姜贺亚　(辽源职业技术学院)

莫惠鹏　(桂林生命与健康职业技术学院)

刘　欢　(汉中职业技术学院)

目　　录

第一章　眼的应用解剖与生理

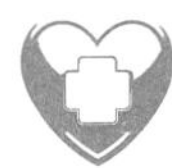

学习目标

1. 掌握角膜、虹膜、视网膜的解剖及其生理特点，房水的产生及循环途径，晶状体的解剖及其生理特点。
2. 熟悉巩膜的解剖结构，葡萄膜的生理作用，玻璃体的生理特点，眼球的屈光系统及其调节。
3. 了解视力与视野、眼副器的组成及生理作用，眼的血液供应分布，眼的神经。

思维导图

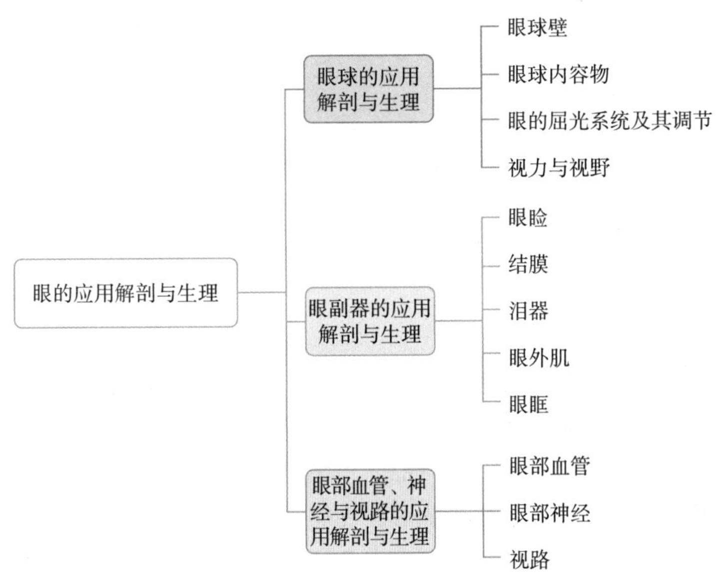

视器（visual organ），又称眼（eye），由眼球、视路和眼副器三部分组成。眼球是视觉器官的重要组成部分，接收外界物体反射来的光线成像于视网膜，通过视路传导至视觉中枢形成视觉。眼副器位于眼球周围，包括眼睑、结膜、泪器、眼外肌、眼眶等，对眼球起保护、运动等作用。在脑从外界获取的所有信息中，大约有90%以上来自视觉，所以，眼是人体最重要的感觉器官。

第一节　眼球的应用解剖与生理

眼球（eye ball）近似球形。正常成人眼球的前后径约24 mm，垂直径和水平径则比前后径略小。眼球位于眼眶的前部，前面有上下眼睑保护，后部受眶骨壁保护，借眶筋膜、韧带与眶壁联系，周围有眶脂肪和眼肌等包绕以维持其正常位置，后方有视神经连于间脑。前面正中点称前极，后面正中点称后极。眼球表面与前、后极距离相等的环形线称赤道。

眼球由眼球壁和眼球内容物组成。

一、眼球壁

眼球壁可分为三层：外层为纤维膜，中层为葡萄膜，内层为视网膜（图 1–1）。

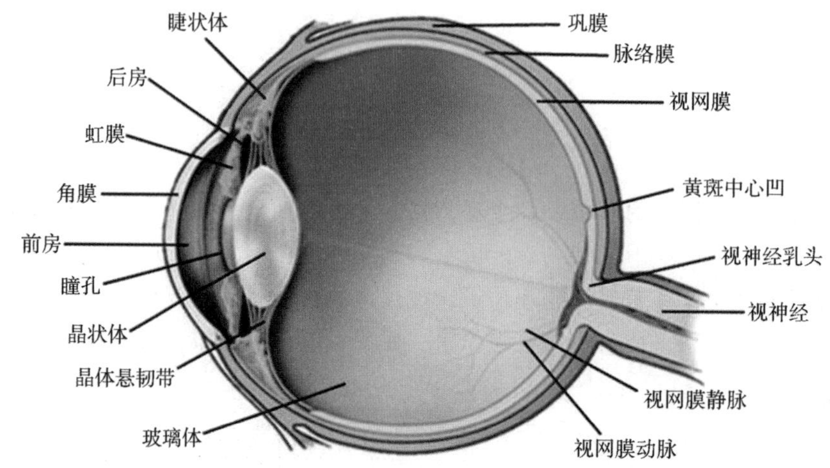

图 1–1　眼球剖面图

（一）外层

眼球壁外层由坚韧致密的纤维组织构成，故称纤维膜。其前 1/6 为透明的角膜，其后 5/6 为瓷白色不透明的巩膜，二者移行区称角膜缘。眼球的外层具有保护眼内组织、维持眼球形状的作用，角膜还有屈光的作用。

1. 角膜

角膜（cornea）位于眼球正前方，纤维膜层前 1/6，无色透明，向前凸出的曲度较大，稍向前呈半球状突起，横径为 11.5~12 mm，垂直径为 10.5~11 mm，周边部厚 1 mm，中央部厚 0.5~0.55 mm。其前表面的曲率半径为 7.8 mm，后表面的为 6.8 mm。角膜富有弹性，具有屈光作用。角膜无血管，但有丰富的感觉神经末梢，感觉敏锐。角膜发生炎症时，疼痛剧烈。

在组织学上，角膜分为 5 层：①上皮细胞层，由 5~6 层复层鳞状上皮细胞构成，无角化。此层再生能力强，损伤后能较快修复，且不留瘢痕，对细菌亦有较强的抵抗力。②前弹力层，为一层无细胞成分的均质透明薄膜，损伤后不能再生。③基质层，约占角膜厚度的 90%，由近 200 层排列规则的纤维薄板组成。此层损伤后不能再生，由不透明的瘢痕组织代替。④后弹力层，为一层较坚韧的透明均质薄膜，富有弹性，抵抗力较强，损伤后亦可再生。⑤内皮细胞层，由单层六角形扁平细胞构成，具有角膜–房水屏障作用，损伤后常引起基质层水肿，亦不能再生，其缺损区由邻近的内皮细胞扩展和移行来覆盖。

此外，在角膜表面还有一层泪膜，具有防止角膜结膜干燥和维持角膜光学性能的作用。角膜上皮、结膜上皮与泪膜共同构成了眼表组织，以保证睁眼状态下视觉清晰。

角膜的生理特点有：①透明屈光，无角化层，无血管，细胞无色素，纤维排列整齐，为最主要的屈光间质，相当于 43D 屈光力的凸透镜，约占眼球总屈光力的 2/3；②无血管，其营养主要来自房水、角膜缘血管网和泪膜，故代谢缓慢，创面愈合亦慢，但有利于角膜移植；③感觉神经丰富，三叉神经的眼支密布于上皮细胞之间，感觉十分灵敏，对保护角膜具有重要的作用；④与邻近组织关系密切，角膜与结膜、巩膜、虹膜等在组织上相延续，在病理上常相互影响。

2. 巩膜

巩膜（sclera）位于纤维膜层后 5/6，由致密的胶原纤维组成，呈乳白色，质地坚韧，不透明。其功能为保护眼内组织、维持眼球外形。巩膜与角膜交界处的深部有一环形小管，称为巩膜静脉窦（scleral venous sinus），是房水回流的通道。

巩膜后部与视神经交接处分内外两层，外 2/3 移行于视神经鞘膜，内 1/3 由视神经纤维束穿出呈网眼状，称巩膜筛板，此板很薄，在眼内压作用下向后形成凹陷，称为视杯。巩膜的厚薄不一，为 0.3~1 mm，眼外肌附着处最薄，在视神经周围最厚。

3. 角膜缘

角膜缘（limbus），又称角巩膜缘，是角膜与巩膜的移行区，宽 1.5~2.5 mm。角膜缘有血管网，营养角膜。此血管网包括两层：浅层由结膜血管分支构成，位于结膜内；深层由睫状血管分支构成，位于巩膜浅层，该处充血称睫状充血。角膜缘的角膜、巩膜与虹膜、睫状体围绕形成前房角（图 1-2），小梁网和环形的 Schlemm 管位于此区，是房水排出的主要通道。此外，内眼手术多在角巩膜缘区做切口。

（二）中层

眼球壁中层称为葡萄膜（uvea），因含有丰富的色素和血管，亦称色素膜或血管膜。由前向后分为虹膜、睫状体和脉络膜三部分。

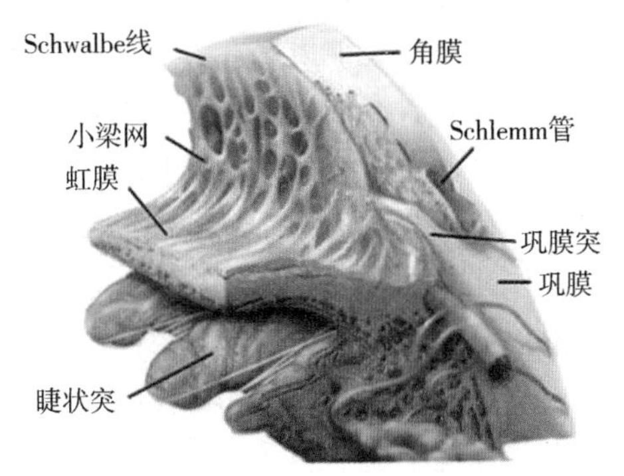

图 1-2　前房角结构图

1. 虹膜

虹膜（iris）呈圆盘状，位于角膜后面、晶状体前面，将眼球前部腔隙隔成前、后房。在活体，透过角膜可看见虹膜和瞳孔，虹膜的颜色随人种的不同而不同，有蓝、黑、棕、灰等色，中国人多为棕色，中央有一直径 2.5~4 mm 的圆孔，称瞳孔（pupil）。其表面有辐射状高低不平的隐窝和皱褶称虹膜纹理。虹膜与睫状体相连处称虹膜根部，其挫伤时，易从睫状体上离断。虹膜组织内有环行的瞳孔括约肌（sphincter pupillae）和放射状的瞳孔开大肌（dilator pupillae），分别受副交感神经和交感神经支配而产生缩瞳和散瞳作用。瞳孔随光线的强弱而改变其大小，以调节进入眼内的光线。光照下瞳孔缩小，称瞳孔对光反射，视近物时的缩瞳则称瞳孔调节反射。虹膜有三叉神经纤维网密布，炎症时反应重，可引起剧烈的眼痛。

2. 睫状体

睫状体（ciliary body）为前接虹膜根部、后连脉络膜、宽 6~7 mm 的环状组织。其矢状面略呈三角形。睫状体前 1/3 肥厚称睫状冠，内表面有 70~80 个纵行放射状突起称睫状突（ciliary processes），主要功能是产生房水；后 2/3 薄而平坦称睫状体扁平部或睫状环。扁平部与脉络膜连接处呈锯齿状，称锯齿缘。睫状体借纤细的晶状体悬韧带与其内侧的晶状体联系。睫状体内有睫状肌（ciliary muscle），含有纵行、放射状和环行三种平滑肌纤维，受副交感神经支配。睫状肌收缩时，悬韧带松弛，晶状体借助于本身的弹性变凸，增加屈光力，以看清近处物体，称眼的调节作用。睫状体也富含三叉神经末梢，炎症时眼痛明显。

3. 脉络膜

脉络膜（choroid）占中层的后 2/3，前起锯齿缘，和睫状体扁平部相连，后止于视神经周围，介于视网膜与巩膜之间。脉络膜有丰富的血管，约占眼球血液总量的 65%，营养视网膜外层、晶状体和玻璃体；有丰富的色素细胞，起遮光作用。脉络膜无感觉神经分布，故炎症时不引起疼痛。

（三）内层

眼球壁内层为视网膜（retina），是一层透明的膜，前起锯齿缘，后止视盘（optic disc），外与脉络膜紧贴，内与玻璃体毗邻。

视网膜衬在中膜的内面，可分为盲部和视部两部分。盲部贴在虹膜与睫状体内面，无感光作用；视部贴在脉络膜内面，具有感光作用。在视网膜后部偏鼻侧处，有一白色圆盘状隆起，为视神经纤维汇集处，称为视盘。此处因无感光功能，称为生理性盲点。视网膜中央动脉从视盘中心进入眼球后发出许多分支供应视网膜。视盘的颞侧约 3.5 mm 处，有一黄色圆形小区，称为黄斑（macula lutea）。黄斑的中心略凹陷，称为中心凹（fovea centralis），是感光、辨色最敏锐的部位。

视网膜外层为色素上皮层，有使视细胞避免过强光线刺激的作用。内层为神经层，结构复杂，由外向内为视细胞、双极细胞和节细胞。在病理情况下，视网膜内外两层可彼此分离，称为视网膜脱离。

1. 视细胞

视细胞分为视锥细胞和视杆细胞，具有感光功能。视锥细胞主要分布于视网膜的中央部，能够感受强光，并具有辨色能力。在黄斑的中央凹处只有视锥细胞，无视杆细胞，该处是视觉分辨能力最强的部位。视锥细胞含有的感光物质是视色素，能感受强光和颜色。人和绝大多数哺乳动物有 3 种视锥细胞，分别含有红敏色素、蓝敏色素和绿敏色素。各种颜色的物体映入视网膜时，会使 3 种视锥细胞的感光色素按不同比例分解，从而产生神经冲动，这样的信息传入脑，就产生不同的色觉。正常视网膜可分辨约 150 种不同的颜色。如缺少感红光（或绿光）的视锥细胞，则不能分辨红（绿）色，为红（绿）色盲。完全不能分辨颜色，称为全色盲。全色盲较少见。色盲多为遗传性缺陷。色弱主要是对某种颜色的辨别力差，与视神经功能状态和机体健康状态有关。视杆细胞主要分布于视网膜的周边部，对光的敏感度较高，在暗环境中能够感受弱光刺激而引起视觉。视杆细胞不能辨色，只能在暗光下起作用。视杆细胞含有的感光物质，称为视紫红质，它由视黄醛和视蛋白结合而成。在光的作用下，视紫红质分解为视黄醛和视蛋白，同时放出能量，使视杆细胞发生电位变化，产生神经冲动。在感光的过程中，视紫红质不断地分解和合成。暗光下，合成大于分解，光线越弱，视杆细胞内处于合成状态的视紫红质越多，视网膜对弱光也越敏感，这是人在暗处能够连续工作的基础。在强光下，由于视紫红质分解大于合成，较多的视紫红质处于分解状态，视杆细胞几乎不能感受光的刺激。

从明亮的地方突然进入暗处，最初对任何东西都看不清楚，经过一定时间，在暗处的视觉才逐渐恢复，这种现象称为暗适应。暗适应的过程主要与视紫红质在暗处合成的速度有关，随着视紫红质的再合成增多，对暗光的感受能力增强，暗视力又逐渐恢复。相反，从暗处突然进入亮处，最初只感到耀眼的光亮，看不清物体，经过较短的时间即能恢复视觉，这种现象称为明适应。明适应的机制是，在暗处视杆细胞合成了大量的视紫红质，视紫红质遇到强光迅速分解，产生耀眼的光感，之后，由视锥细胞承担起在亮光下视物的工作。在视紫红质分解和合成的过程中，部分视黄醛被消耗，需要维生素 A 补充。若体内维生素 A 缺乏，则视紫红质合成减少，暗适应能力严重下降，会引起暗视觉障碍，称为夜盲症。

2. 双极细胞

双极细胞是连接视细胞和节细胞的联络神经元。

3. 节细胞

节细胞是长轴突的多极神经元，其轴突在视盘处集中，穿过眼球壁，构成视神经。

二、眼球内容物

眼球内容物包括房水、晶状体和玻璃体三种透明物质，与角膜一起构成眼的屈光系统。

（一）房水

房水（aqueous humor）是无色透明的液体，充满于前、后房。前房是角膜后面与虹膜和瞳孔区晶状体前面之间的空隙，中央部深 2.5~3 mm，周围部渐浅称前房角。后房是虹膜后面，睫状体和晶状体赤道部之间的环形间隙。房水总量为 0.25~0.3 mL，约占眼球内容物的 4%，处于动态循环中。其主要功能为屈光，营养角膜、晶状体和玻璃体，维持眼内压。

房水循环的主要途径为：由睫状突上皮细胞产生进入后房，经瞳孔到前房，再从前房角到小梁网入 Schlemm 管，然后经集液管和房水静脉汇入巩膜表层的睫状前静脉，回到血液循环。房水循环障碍，房水滞留在眼房内可致眼压升高，损伤视力，临床上称为青光眼。

（二）晶状体

晶状体（lens）为富有弹性的双凸透明体，位于虹膜与玻璃体之间，借晶状体悬韧带与睫状体联系并固定位置。晶状体直径 9~10 mm，厚 4~5 mm，由晶状体囊和晶状体纤维组成。晶状体纤维是构成晶状体的主要成分，人一生中不断生成，囊下较新的纤维称晶状体皮质。较旧的纤维被挤向中心密度增高而形成晶状体核，晶状体核随年龄增长而逐渐浓缩、增大，弹性减退而发生老视。晶状体无血管，其营养代谢主要来自房水。晶状体的主要功能为屈光，屈光力为+19D，并与睫状体共同完成眼的调节作用。晶状体因病变而混浊时，称为白内障。

（三）玻璃体

玻璃体（vitreous body）为无色透明的胶状物质，充填于晶状体和视网膜之间，具有屈光、维持眼内压和支撑视网膜的作用。如由于某些因素引起其支撑作用减弱，可导致视网膜脱离。

三、眼的屈光系统及其调节

（一）眼的屈光系统

角膜、房水、晶状体和玻璃体均无色透明，无血管分布，合称为眼的屈光系统。光线穿过屈光系统发生多次折射后，才能到达视网膜，形成倒置缩小的实像，经感光细胞转化为神经冲动，由视神经传入脑，最后经中枢神经系统的整合形成直立的视觉。

（二）眼的调节

当眼在观察不同距离的物体时，需要进行适当的调节。眼的调节包括晶状体的调节、瞳孔的调节和两眼会聚，但主要靠晶状体形状的改变来实现眼的调节。

当眼看远物（5 m 以外）时，从物体上各点发出的光线可认为是平行光线，经眼的屈光系统折射后，不需要调节，即可落在视网膜上形成清晰的物像。

当眼看近物时，从物体发出的光线不是平行的，而是呈不同程度的辐散状，光线通过眼的屈光系统成像在视网膜之后，产生模糊的物像。此时需要晶状体的调节才能看清近物。调节过程是：视近物时，在视网膜形成模糊的物像，该信息传入视觉中枢后，反射性地引起睫状肌收缩，睫状突向晶状体的方向靠近，使晶状体悬韧带松弛，晶状体则依靠自身的弹性凸度加大，屈光力增强，使物像前移聚焦于视网膜上。物体距眼越近，入眼光线的辐散程度越大，因而也需要晶状体更大限度地变凸。长时间看近物，睫状肌则一直处于紧张状态，眼睛容易感到疲劳。

晶状体的调节能力是有限度的，主要取决于晶状体的弹性。晶状体的弹性与年龄有关。随着年龄的增长，晶状体自身的弹性下降，看近物时眼的调节能力降低，此称为老视，看近物时可用凸透镜矫正。

除此之外，看近物时还会引起反射性的瞳孔缩小，以及两眼球向鼻侧会聚来提高视觉的清晰度。

（三）眼的屈光异常

当眼球的形态发生改变或屈光系统异常，使平行光线不能在视网膜上聚焦成像时，称为眼的屈光异常或屈光不正。常见的有近视、远视和散光。

1. 近视

近视是由眼球的前后径过长，或角膜和晶状体的曲率过大，使远物发来的平行光线聚焦于视网膜的前方所致，故近视时视远物模糊。近视眼看近物时，成像的焦点向后移，落在视网膜上，所以能看清近物。矫正近视可用凹透镜。

2. 远视

远视主要是由眼球的前后径过短，或屈光系统的曲率过小所致。远视眼看远物，物像聚焦于视网膜的后方，经过适当的调节，可以看清物体；但看近物时，物像更加向后，晶状体的调节即使达到最大限度也难看清。矫正远视用凸透镜。

3. 散光

散光一般指角膜不呈正球形，即角膜表面不同方位的曲率不一致，造成视物不清或物像变形。矫正散光用柱面镜，以纠正角膜某一方位的曲率异常。

四、视力与视野

（一）视力

视力是指眼分辨物体两点之间最小距离的能力，通常以视角的大小为指标。视角是物体两点发出的光线进入眼球通过节点交叉时所形成的夹角。夹角越小，视力越好，视力表就是根据这个原理设计的。正常眼能分辨的两点最小视角为1′。此时，在视网膜上形成物像的两点，分别刺激两个视锥细胞，其间还隔着一个未受刺激的视锥细胞，这样即可区分为两点。此时的视力用对数视力表定为5.0。由于中央凹处的视锥细胞较密集，直径较小，所以视力可大于此数值。

（二）视野

视野是指单眼固定注视正前方某一点时，所能看到的范围。一般颞侧与下侧视野大，鼻侧与上侧视野小。各种颜色的视野范围亦不一致，白色最大，黄、蓝、红色次之，绿色最小。用视野计可绘出视野图。检查视野有助于诊断视神经、视网膜和视觉传导通路的病变。

第二节　眼副器的应用解剖与生理

眼副器（accessory organs of eye）包括眼睑、结膜、泪器、眼外肌和眼眶等结构，有保护、运动和支持眼球的作用。

一、眼睑

眼睑（eyelids）位于眼球前方，分为上睑、下睑，具有保护眼球的作用。上、下睑之间的裂隙称为睑裂，睑裂的内、外侧端分别称为内眦和外眦。睑的游离缘称为睑缘，长有睫毛，睫毛根部有皮脂腺及汗腺。上、下睑缘近内眦处各有一米粒般大小的突起称为泪乳头（lacrimal papilla），其顶部有一针尖样小孔称为泪点（lacrimal punctum），是泪小管的开口。

眼睑自外向内依次为皮肤、皮下组织、肌层、睑板和睑结膜。其皮肤细而薄，皮下组织疏松，容易形成水肿。肌层包括眼轮匝肌和提上睑肌。睑板由致密结缔组织构成，呈半月形，硬似软骨，其内有许多睑板腺（tarsal gland），与睑缘呈垂直排列，开口于睑缘。睑板腺分泌类脂质，有润滑眼表、防止泪液外溢的作用。

眼睑的主要生理功能是保护眼球，反射性闭睑可防止各种损伤，瞬目运动则可使泪液均匀地分布于眼表。眼睑的组织学结构从外向内分五层。

（一）皮肤层

皮肤层是人体最薄柔的皮肤之一，易形成皱褶。

（二）皮下组织层

皮下组织层为疏松结缔组织和少量的脂肪，易引起水肿和皮下淤血。

（三）肌层

此层包含眼轮匝肌、提上睑肌、Müller 肌。眼轮匝肌呈环形，由面神经支配，司眼睑闭合；提上睑肌由动眼神经支配，司开启眼睑；Müller 肌受交感神经支配，兴奋时睑裂特别开大。

（四）睑板层

睑板层是由致密结缔组织构成的半月状结构，是眼睑的支架。其内含有与睑缘垂直排列的睑板腺，开口于睑缘，分泌类脂质，参与构成泪膜，对眼表起润滑作用。

（五）睑结膜层

睑结膜层为紧贴于睑板后面的透明黏膜。上睑结膜距睑缘约 2 mm 处，有一与睑缘平行的浅沟，称睑板下沟，常为细小异物存留之处。

二、结膜

结膜（conjunctiva）是一层薄而透明的黏膜，富有血管。结膜按覆盖部位可分为三部分。衬于眼睑后面的部分，称为睑结膜（palpebral conjunctiva）；衬于眼球巩膜表面的部分，称为球结膜（bulbar conjunctiva），与巩膜表面的球筋膜疏松相附，易推动，球结膜下注射即在此部位进行。结膜穹隆（conjunctiva fornix）位于睑结膜与球结膜相互移行处，分别称为结膜上穹隆和结膜下穹隆，松弛、多皱褶，便于眼球转动。睑裂闭合时，整个结膜围成囊状腔隙，称为结膜囊（conjunctiva sac）。

结膜上有副泪腺分泌浆液，有杯状细胞分泌黏液，共同参与构成泪膜。

三、泪器

泪器（lacrimal apparatus）包括泪腺和泪道两部分（图 1-3）。泪腺（lacrimal gland）位于眼眶外上方的泪腺窝内，通过 10~12 根排泄管，开口于外上穹隆部结膜。泪道（lacrimal passage）包括上、下泪点，泪小管，泪囊和鼻泪管。其中，泪小管先垂直于睑缘行走 1~2 mm，然后再转水平向鼻侧走行，上、下泪小管可连合成泪总管，亦可分别注入泪囊。

泪液经排泄管进入结膜囊，靠瞬目运动分布于眼球前表面，大部分被蒸发，多余部分通过泪小管虹吸作用进入泪道，排向鼻腔。

泪液为弱碱性透明液体，含有溶菌酶、免疫球蛋白 A（IgA）、补体系统、I 型溶素和乳铁蛋白、电解质等成分。泪液除具有湿润眼球作用外，还具有清洁和杀菌作用。

四、眼外肌

眼外肌（extraocular muscles）是司眼球运动的横纹肌，每只眼有上、下、内、外四条直肌和上、下两条斜肌（图 1-4）。四条直肌和上斜肌均起自于眶尖部视神经孔周围的总腱环，分别止于距角膜缘不同距离的前部巩膜上。下斜肌则起源于眶壁的内下侧，止于眼球赤道部后外方巩膜上。除上斜肌受滑车神经支配、外直肌受外展神经支配外，其余四条眼外肌均受动眼神经支配。各眼外肌相互配合与协调，共同保证正常眼位和完成眼球运动，以实现双眼单视功能。若眼外肌功能障碍，则可导致斜视或复视。

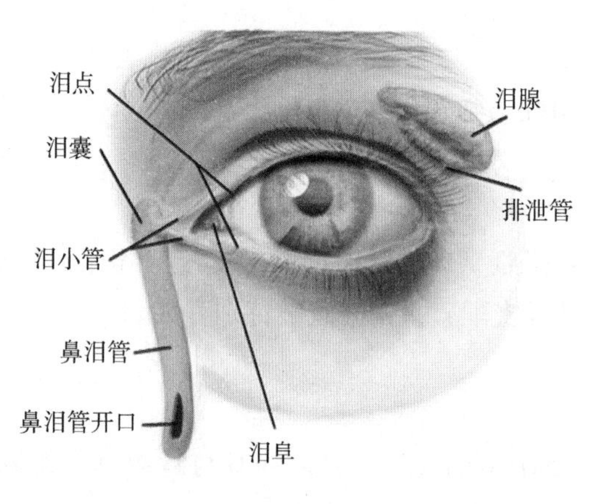

图 1-3　泪器结构图

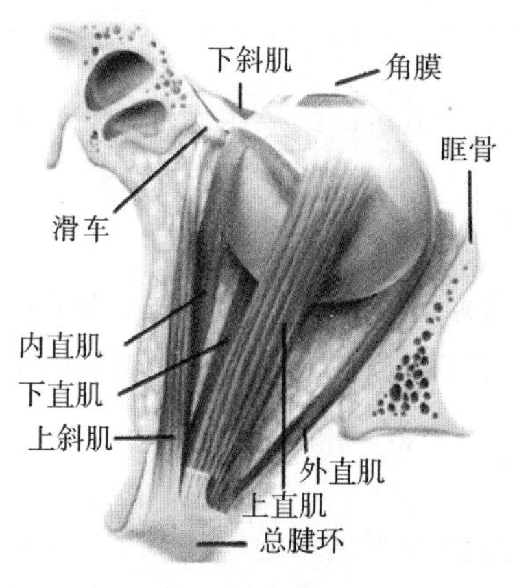

图 1-4　眼外肌

五、眼眶

眼眶（orbit）为四边锥形的骨性空腔，底朝前，尖向后。成人眶深 4~5 cm。眼眶除容纳眼球、视神经、眼外肌、泪腺、血管、神经外，还有眶脂肪填充，对眼球起软垫样保护作用。

眼眶壁上有以下主要结构。

（一）视神经孔

视神经孔位于眶尖部，内有视神经和眼动脉经过。

（二）眶上裂

眶上裂在眶上壁与眶外壁之间，与颅中窝相通。第Ⅲ、Ⅳ、Ⅵ脑神经和第Ⅴ脑神经第一支、眼上静脉及交感神经纤维等由此裂通过。若此处受损，则出现眶上裂综合征。

（三）眶下裂

眶下裂位于眶外壁与眶下壁之间，有眶下神经、第Ⅴ脑神经第二支、眶下动脉及眶下静脉等通过。

（四）眶上切迹

眶上切迹在眶上缘内 1/3 处，有眶上神经、第Ⅴ脑神经第一支和眶上静脉等通过。

（五）眶下孔

眶下孔位于眶下缘内 1/3、距眶缘约 4 mm 处，有第Ⅴ脑神经第二支、眶下神经通过。

在眼眶深部，距眶尖 1 cm 处的视神经与外直肌之间，有一睫状神经节。它由感觉根、运动根和交感根组成，眼球手术时常施行球后阻滞麻醉该神经节，有镇痛和略降眼压的作用。

第三节　眼部血管、神经与视路的应用解剖与生理

一、眼部血管

眼的血液供应来自眼动脉。眼动脉（ophthalmic artery）是颈内动脉在颅内的分支，经视神经管入眶，分支分布于眼球、泪器和眼外肌等。眼动脉还发出视网膜中央动脉，穿入视神经内，至视盘处分为数支，分布于视网膜。视网膜中央动脉及其分支均有同名静脉并行。临床上，用检眼镜能直接观察这些结构，以协助某些疾病的诊断。眼的静脉血由眼静脉收集，向后注入颅内的海绵窦，向前与面部的内眦静脉相交通。

二、眼部神经

分布于眼的神经有视神经、三叉神经、动眼神经、滑车神经、展神经和内脏运动神经。视神经传导视觉冲动。三叉神经的眼神经和上颌神经传导眼睑、结膜、角膜和泪腺的一般感觉。动眼神经支配上直肌、下直肌、内直肌和下斜肌。展神经支配外直肌。副交感神经支配睫状肌和瞳孔括约肌。交感神经支配瞳孔扩大肌。

三、视路

视路（visual pathway）是指视觉信息从视网膜到大脑枕叶视觉中枢的传导通路，包括视神经、视交叉、视束、外侧膝状体、视放射和视觉中枢。

视网膜神经节细胞的轴突汇集成视神经，入颅后在蝶鞍处形成视交叉。来自两眼视网膜鼻侧的纤维在此处相互交叉到对侧，与同侧的视网膜颞侧的纤维合成视束。视束终止到外侧膝状体，更换神经元后发出的纤维形成视放射，再经过内囊、颞叶到达大脑皮质枕叶纹状区的视觉中枢。

由于视网膜不同部位的纤维在视路各段排列不同，当视觉传导在某部位受损时，可出现特定的视野改变。临床上检查视野，有助于中枢神经系统病变的定位诊断。

思考题

1. 试述房水的循环途径。
2. 试述晶状体的调节机制。

考试系统

第二章 眼科患者护理概述

学习目标

1. 掌握眼科疾病的常见症状及体征，眼科患者常用护理诊断及医护合作。
2. 熟悉眼科常用检查，眼科常用护理技术操作。
3. 了解防盲治盲相关知识。

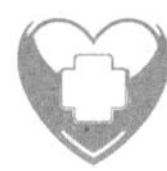

思维导图

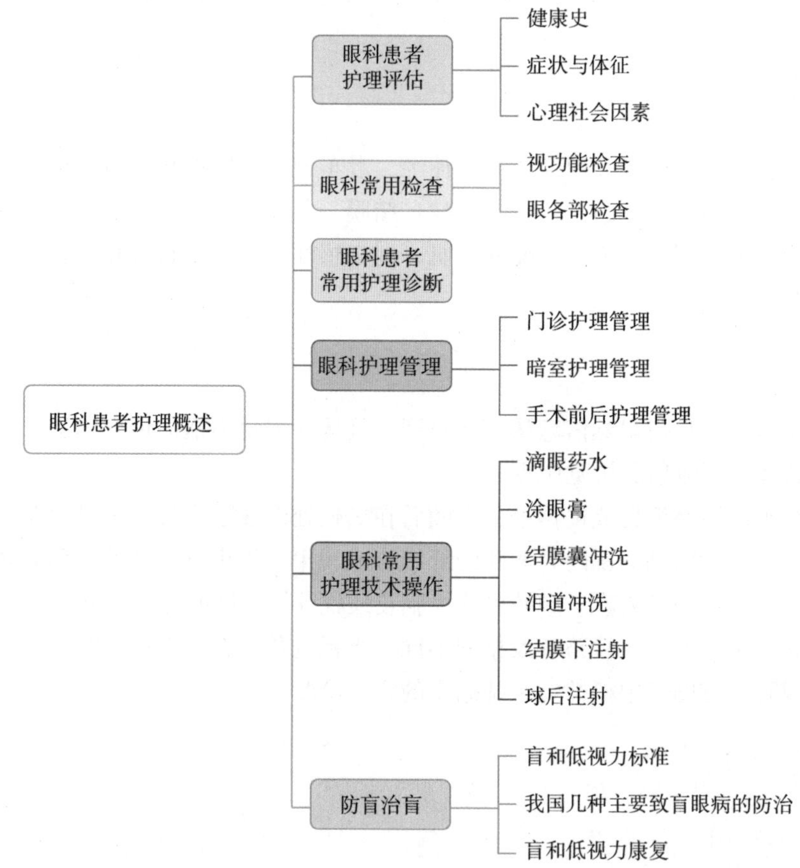

导学视频

第一节　眼科患者护理评估

一、健康史

搜集患者过去的健康状况及工作、生活环境等资料，评估眼部疾病的影响因素。

（一）既往史

充分了解眼病和全身疾病的既往史，有助于对目前眼病进行诊断和治疗。许多眼病常是全身疾病的局部表现，如糖尿病可引起视网膜病变、白内障，高血压动脉硬化易引起眼底出血，颅内占位性病变可引起视盘水肿和视神经萎缩等。眼病亦可互为因果，如高度近视眼可并发孔源性视网膜脱离，虹膜睫状体炎可并发白内障、继发青光眼，眼球穿孔伤后健眼可能发生交感性眼炎等。

（二）家族遗传史

许多眼病与遗传有关，如先天性色盲、视网膜色素变性、原发性青光眼、视网膜母细胞瘤等。

（三）药物史

某些药物全身或局部长期使用可导致药物性眼病，如长期滴用皮质类固醇眼液可引起青光眼、白内障，亦可诱发局部真菌感染。

（四）生活史

生活史包括：①职业因素，长期接触三硝基甲苯及红外线（如玻璃厂锅炉工）可引发白内障，接触紫外线可引发电光性眼炎等；②生活方式，日常工作、生活起居、饮食有无规律等。

（五）发病诱因

情绪激动可诱使闭角型青光眼急性发作；高度近视伴视网膜退行性病变者，过度的头部震荡可导致视网膜脱离；角膜外伤或戴被污染的角膜接触镜可导致感染性角膜炎等。

二、症状与体征

1. 视功能障碍

视功能（尤其是视力）的改变反映眼部病情的变化，反映治疗及护理的效果，为最重要的评估项目。①视力下降：突然视力障碍不伴眼痛，常见于视网膜中央动、静脉栓塞，视网膜脱离，眼底出血等；突然视力障碍伴眼痛，见于急性闭角型青光眼、角膜炎、虹膜睫状体炎等；逐渐视力下降而无眼痛，见于白内障、屈光不正、开角型青光眼等；视力下降而眼部检查（包括眼底检查）正常，可见于球后视神经炎、弱视、癔症等。②视野缺损：见于眼底病、青光眼、视路及视觉中枢病变等。③夜盲：见于维生素 A 缺乏、视网膜色素变性等。④色盲：先天性者多属性染色体隐性遗传，男性较多；后天性者见于视网膜、视神经疾病等。

2. 眼痛

了解疼痛的性质、部位、程度和伴随情况。角膜炎、青光眼、急性虹膜睫状体炎等眼痛明显；阅读后轻度眼胀痛，伴头痛、恶心等，应考虑屈光不正或老视等引起的视力疲劳；眼部异物感、刺痛则见于急性结膜炎等。

3. 感知异常

结膜炎常有眼痒、干涩、灼热、异物感等；视网膜病变除视力下降外，可出现视物变形、变大变小、变色及夜盲等；斜视、外伤、晶状体病变等可引起复视。

4. 流泪和溢泪

泪液分泌增多而溢出眼睑外，称为流泪，见于情感因素、异物、外伤、眼前部组织炎症等；泪液分泌正常而排出受阻溢出眼睑外，称为溢泪，见于各种类型的泪道狭窄或阻塞等。

5. 眼部充血

眼部充血分为结膜充血、睫状充血（表 2-1）和混合充血三种类型。若结膜充血和睫状充血同时存在，则为混合充血，其临床意义同睫状充血，但病情更为严重。

表 2-1　结膜充血与睫状充血的鉴别

鉴别点	结膜充血	睫状充血
血管来源	结膜血管	睫状前血管
颜色	鲜红	暗红
部位	愈靠近穹隆部，充血愈明显	愈靠近角巩膜缘，充血愈明显
形态	分支、网状	放射状
移动性	推动球结膜血管，可随之移动	推动球结膜血管，不随之移动
常见疾病	结膜炎	角膜炎、虹膜睫状体炎、青光眼等

6. 眼部分泌物

了解眼部分泌物的性状和量的多少。黏液性或脓性分泌物多见于急性细菌性结膜炎；浆液性分泌物多见于病毒性结膜炎；呈黏稠丝状的分泌物多见于过敏性结膜炎。

7. 角膜混浊

角膜混浊可见于角膜水肿、炎症和瘢痕。角膜水肿多见于眼压急剧升高时，角膜呈雾状混浊。炎症性混浊包括角膜浸润和角膜溃疡。角膜瘢痕性混浊按厚薄程度可分为云翳、斑翳和白斑。

三、心理社会因素

眼是人体最重要的感觉器官之一。眼病患者的症状及体征显著，对工作、学习和生活影响极大，低视力和目盲者可丧失生活自理能力，给个人、家庭、社会带来不幸和痛苦。因此，此类患者易出现焦虑、失眠、悲观、失望等心理状态，也可表现为孤僻、多疑等性格异常。全社会有无增强助残意识，健全各种社会、医疗保险制度，加强导盲公共设施建设，以及家人亲友是否给予关爱与支持等，可直接影响视力障碍者的心理、康复情况及生活质量。改善工厂的作业环境及工人的劳动条件，加强对职业眼病的预防与监测，搞好眼部常见病、多发病的卫生宣教，群防群治等，则可预防或减少诸如传染性眼病、青光眼、近视眼、眼外伤等眼病的发生；一旦发病，也可得到及时、正确、有效的诊治，最大限度地保护人群的视力健康。

第二节　眼科常用检查

一、视功能检查

视功能检查包括形觉（视力和视野）、色觉和光觉三个方面。

（一）视力检查法

视力即视锐度（visual acuity），亦称中心视力，是眼辨别最小物像的能力，反映视网膜黄斑部中心凹的视功能。视力检查分为远视力检查和近视力检查，后者为阅读视力，主要反映眼的调节功能，远、近视力结合检查可初步判断眼的屈光状态。世界卫生组织规定：患者的双眼矫正视力均低于 0.3 为低视力；有读写困难，矫正视力低于 0.05 为盲。

1. 远视力检查

远视力检查常用国际标准视力表或对数视力表。视力表的高度以“1.0”行视标与被检眼同高为宜，自然光线或人工照明充足，检查距离为 5 m 或在被检者眼前 2.5 m 处置一平面反光镜。检查前向被检者说明方法、要求，一般按先右后左、从上到下的顺序仔细检查。另一只眼用遮眼板或手掌遮盖，但勿压迫眼球。嘱被检者说出或用手势指出 E 字缺口方向。如被检者能辨认“0.6”行视标，则记录视力为 0.6；如对“0.6”行视标有 3 个能辨认，2 个不能辨认，则记录为 0.6^{-2}，依此类推。1.0 以上即为正常视力。戴镜者应记录裸眼视力及镜片的屈光度和矫正视力。

若被检者在 5 m 处不能辨认“0.1”行视标，可让其逐步向视力表走近至看清“0.1”行视标为止，并按以下公式计算视力：

$$视力=被检者与视力表的距离（m）/5\ m\times0.1$$

如被检者在距离视力表 3 m 处认出“0.1”行视标，则其视力为 0.06（3/5×0.1）。

如被检者在距离视力表 1 m 处仍看不清“0.1”行视标，则检查指数，嘱被检者背光，检查距离从 1 m 开始，逐渐移近，记录能辨清指数的距离，如指数/30 cm。如不能辨认指数，在被检者眼前 1 m 开始，摆动检查者的手，并记录能辨清手动的距离，如手动/20 cm。对于不能辨认眼前手动者，应在暗室检查光感和光定位，另一只眼严密遮盖，以烛光或手电光，自 5 m 开始让被检者辨认，并记录其看到光亮的距离，如 5 m 光感。对有光感者还要检查光定位，将点状光源置于距离被检眼（固视前方不动）1 m 处，在 9 个方位检查其对光源的分辨力。分别以“+”“-”表示光定位的“阳性”“阴性”。如眼前不能辨认光感，即为无光感。

关于视力表示方法，我国一般采用如上所示的小数表示法，也有缪氏对数视力的 5 分记录法，每排视标的增进率恒定。国际上还有分数、LogMAR 等级记录法等。

婴幼儿可通过视动性眼球震颤的检测，了解其视力情况；学龄前儿童可采用幼儿视力表或简单的图形检查其视力；优先观看法或视觉诱发电位检查可客观定量检查小儿视力。

2. 近视力检查

近视力检查常用标准近视力表或对数视力表。检查距离一般为 30 cm，方法及注意事项与远视力检查基本相同，但可以调整距离。近视力记录时应同时记录视力和距离。如 1.0/20 cm、1.0/40 cm 等。

（二）视野检查法

被检眼向正前方固视时所见的空间范围称视野，亦称周边视力。距注视点 30°以内的范围称为中心视野，30°以外的为周边视野。世界卫生组织规定，视野小于 10°者，即使中心视力正常也属于盲。视野检查分中心视野检查和周边视野检查。常用的视野检查方法有以下几种。

1. 对照法

对照法是最为简单的检查方法。检查者与被检者相对而坐，眼位等高，相距约 0. 5 m。检查右眼时，被检者右眼与检查者左眼相对注视，并各遮盖另一只眼；检查左眼则相反。检查者伸出手指，置于两人等距离处，在各个方向由外向内移动，嘱被检者发现手指出现时即告之，这样检查者就能以自己的正常视野比较被检者视野的大致情况。此法要求检查者的视野正常，缺点为不够精细，不便记录。

2. 弧形视野计法

弧形视野计法是比较简单的动态检查周边视野的方法。

3. 中心视野检查法

中心视野检查法用平面视野计进行检查。黑色屏布置于距被检者 1 m 处，以其中心为注视点，可查出生理盲点和病理性暗点。

4. Goldmann 半球形定量视野计法

Goldmann 半球形定量视野计法（图 2-1）既可查周边视野又可查中心视野，除了动态检查以外，还可做静态检查，增强了视野检查的准确性、可重复性。

5. 自动视野计法

由电脑控制的静态定量视野计，有针对青光眼、黄斑疾病等的特殊检查程序，能对多次随诊的视野进行统计学分析，提示视野缺损是改善还是恶化。

正常视野的颞侧最大，上方最小，如用白色视标检查，上方视野约 55°，鼻侧约 60°，下方约 70°，颞侧约 90°。中心视野范围内，除正常大小的生理盲点外，无异常暗点或缺损。

（三）色觉检查法

色觉（color vision）为视网膜视锥细胞的功能之一。视锥细胞含有红、绿、蓝 3 种原色的感光色素（图 2-2）。如感光色素缺乏，则出现色觉障碍。按其程度不同可分为色盲与色弱，以红、绿色盲为多，能够认出但辨认时间延长者为色弱。色盲多为先天性性连锁隐性遗传病，男性多见，后天性者多为视网膜或视神经等疾病所致。色觉障碍者不宜从事军事、交通、美术、医学、化学、计算机等工作。

色觉检查时将色盲本置于明亮的自然光线下，距离 50 cm，嘱被检者双眼同时注视图表，让其在 5 s 内读出图中的数字或图案，对照检查图所附说明书来判断其色觉障碍的种类和程度，记录检查结果。

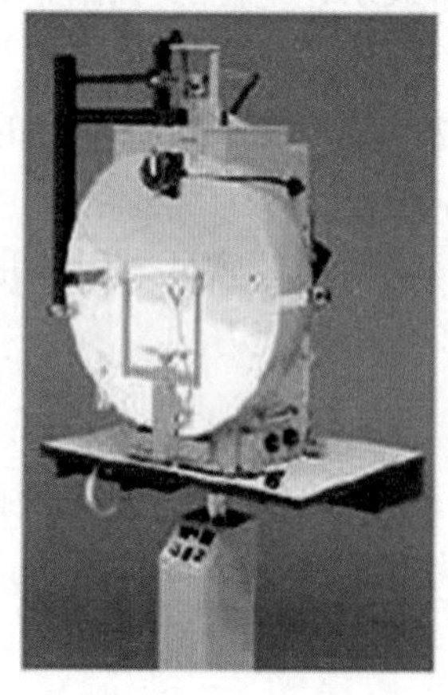

图 2-1 Goldmann 半球形定量视野计

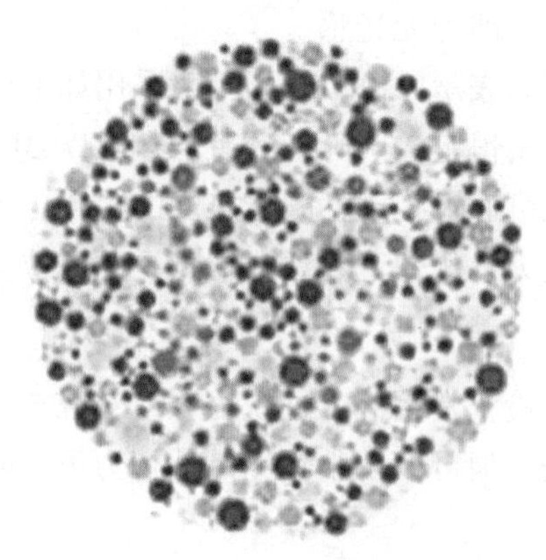

图 2-2 色觉图谱示例

（四）暗适应检查

当从强光下进入暗处时，眼起初一无所见，随后能逐渐看清暗处物体，并达到最佳状态的过程称为暗适应（dark adaptation）。其检查可对夜盲进行量化评价。暗适应检查最简单的方法是读夜光表上的时针，与检查者进行对比。如需准确测定，可选用暗适应计。

（五）立体视觉检查

立体视觉（stereoscopic vision）也称深度视觉，是眼感知物体立体形状及不同物体相互远近关系的能力。立体视觉须以双眼单视为基础。许多职业要求从业者具有良好的立体视觉，如驾驶、精细加工、绘画雕塑等。

立体视觉检查可采用同视机，或 Titmus 主体图、颜少明立体检查图谱等。

（六）对比敏感度检查

视力检查反映了高对比度（黑白反差明显）时的分辨能力，而日常生活中物体间明暗对比并非如此强烈。对比敏感度检查是根据灰度调制曲线的变化，制成不同宽窄、明暗的条栅图作为检查表，以反映空间、明暗对比二维频率的形觉功能。

此外，临床上还常用各种电生理检查，如眼电图（EOG）、视网膜电图（ERG）、视觉诱发电位（VEP）等客观评价视功能。

二、眼各部检查

（一）眼副器和眼前段检查

一般应按先右后左、由表及里的顺序进行，但遇特殊情况，应灵活掌握。如有传染性眼病，应按先健眼后患眼的顺序进行；若有眼球穿孔伤，切忌压迫眼球、翻转眼睑。眼副器和眼前段检查的顺序及要领如下。

1. 眼睑

观察眼睑有无红肿、皮下有无结节，注意两侧睑裂大小是否对称，眼睑运动是否正常，睑缘有无内、外翻及倒睫等。

2. 泪器

注意泪腺有无肿大，泪点有无外翻或闭塞，泪囊区有无红肿及挤压有无分泌物排出。必要时，可行泪道冲洗以判断有无阻塞及其部位。

3. 结膜

观察球结膜有无充血、水肿、出血、干燥、色素、异物、新生物、睑裂斑等；睑结膜有无充血、乳头肥大、滤泡增生、瘢痕形成或睑球粘连等。

翻转眼睑法：检查下睑结膜及下穹隆部时，检查者用拇指或食指将下睑向下牵拉，同时嘱被检者向上看。翻转上睑时嘱被检者眼向下看，检查者以左手拇指及食指轻轻捏起上睑中央部皮肤，并轻轻向前下方牵拉使眼睑略离开眼球，食指向下轻压，拇指上推，并将上睑固定于眶上缘，上睑即可翻转。再用右手拇指或食指从下睑皮肤面轻轻推压眼球，上穹隆部即可暴露（图 2-3）。

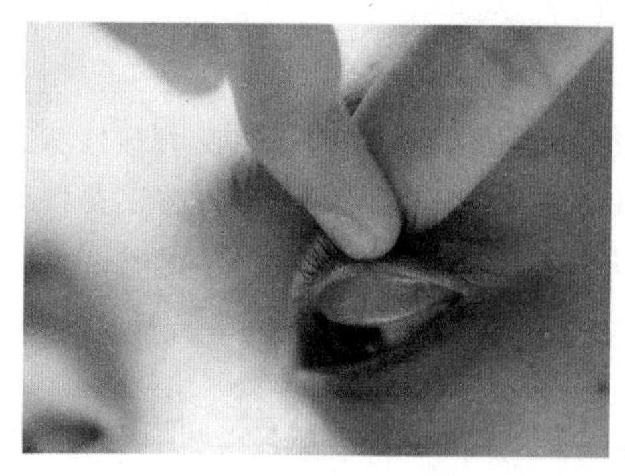
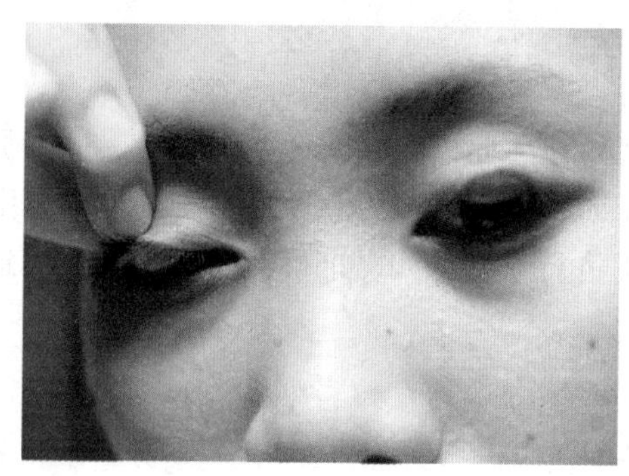

图 2-3　上睑翻转法

4. 眼球位置及运动

观察眼球位置是否对称，有无突出、内陷、增大、变小、偏斜、震颤，向各方向转动是否正常等。

角膜映光法是检查斜视的最简单的方法之一。方法是被检者双眼注视正前方 33 cm 处的手电灯光，检查者从手电筒后端观察两眼角膜映光点的位置，正常者位于两眼角膜中央。若映光点落在患眼瞳孔缘，斜视 10°~15°；落在角膜缘，约 45°；落在角膜缘和瞳孔缘中间，25°~30°。映光点偏鼻侧者为外斜视，偏颞侧者为内斜视。

5. 眼眶

观察眼眶两侧是否对称，触诊眶缘有无骨质缺损、肿物等。

6. 角膜

注意角膜大小、光泽、透明度、弯曲度和知觉；有无新生血管、异物，有无混浊（炎症或瘢痕）。

角膜荧光素染色法：角膜上皮有损伤或溃疡时，可被荧光素染色。方法是将荧光素钠试纸置于结膜囊下穹窿处，或滴 2%荧光素钠溶液于结膜囊内，角膜上皮缺损区会被染成黄绿色。必须注意的是，荧光素钠溶液易受铜绿假单胞菌的污染，因此，必须定期消毒或更换。

角膜知觉检查法：将消毒棉签头部捻出一条纤维，用其尖端从被检眼外侧轻触角膜，正常者应立即瞬目，如反射迟钝或不发生则为感觉减退，可见于单纯疱疹病毒性角膜炎或三叉神经麻痹等。

7. 巩膜

观察巩膜有无充血、黄染、结节及压痛。

8. 前房

观察前房深浅，房水有无混浊、积血或积脓等。

9. 虹膜

观察虹膜纹理、颜色，有无新生血管、结节、萎缩、震颤，与角膜或晶状体有无粘连。

10. 瞳孔

观察瞳孔大小、形状、位置，两侧是否对称，检查瞳孔直接对光反射、间接对光反射与集合反射等。

11. 晶状体

观察晶状体有无混浊和脱位。

（二）眼底检查

通过直接或间接检眼镜可以检查眼后段。观察玻璃体有无混浊、积血；视盘大小、形状、颜色、边界和 C/D 比值；黄斑部及中心凹光反射情况；视网膜有无出血、渗出及动静脉比例等。

（三）眼压检查

眼压是青光眼的重要诊断依据之一。正常眼压范围为 10~21 mmHg（1.33~2.79 kPa）。

1. 指测法

嘱被检者双眼向下看，检查者以两手食指尖置于上睑皮肤上，中指和无名指固定于额部，两食指交替轻按眼球，借指尖触知的硬度估计眼压的高低。双眼应进行对比测量。眼压正常者如鼻尖硬度，记录为 T_n；眼压增高依次记录为 T_{+1}、T_{+2} 和 T_{+3}；眼压降低者依次记录为 T_{-1}、T_{-2} 和 T_{-3}。指测法简便粗略，在没有眼压计或眼部情况不允许时可运用。

2. 眼压计测量法

眼压计有压陷式、压平式和非接触式等多种仪器（图 2-4）。压陷式（Schiotz）眼压计目前在我国仍较为常用。测量前先校准眼压计，用 75%乙醇消毒眼压计足板待干。向被检者讲明测量目的及注意事项，使其能放松与配合。嘱被检者低枕仰卧，松开颈部纽扣，用 1%丁卡因滴眼 2~3 次，表面麻醉后嘱被检者双眼睁开注视正上方一目标或自己的食指，使角膜保持水平正中位置。检查者用左手拇指、食指分开被检者上下眼睑并固定于上下眶缘，右手持眼压计柄，轻捷地将眼压计足板放于角膜中央，迅速读出指针刻度。如读数小于 3 应更换 7.5 g 或 10 g 砝码重复测量一次，以资对照，两眼分别测量。对照换算表，查出眼压值。测量完毕，滴抗生素眼液，预防感染。嘱被检者不要揉眼，以免损伤角膜上皮。记录方法用分数式表示，如砝码为 5.5 g，刻度读数为 5，则记录为 5.5/5 = 17.3 mmHg（2.3 kPa）。注意眼压计在角膜上停留时间不宜过长，连续测量不得超过 3 次。测毕用消毒干棉球擦干足板，放回盒中。

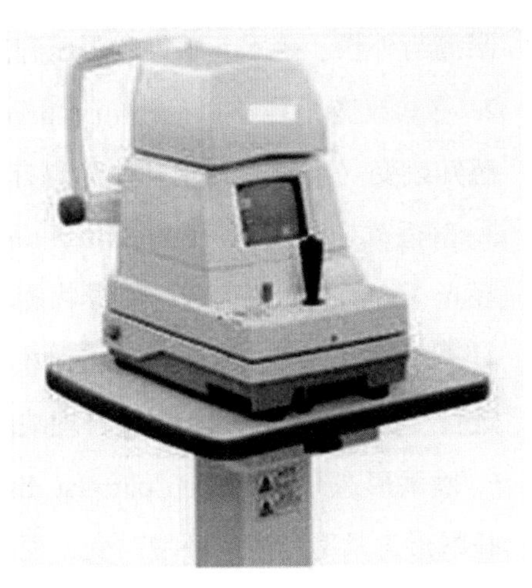

图 2-4 非接触式压平眼压计

压平式眼压计有 Goldmann 压平眼压计和 Perkins 掌上型压平眼压计等。用非接触式压平眼压计（图 2-4）测量时，不接触眼球，故无须行表面麻醉和消毒，无交叉感染。

（四）特殊检查

1. 裂隙灯显微镜检查

裂隙灯显微镜是眼科医师必不可少的检查设备。检查在暗室进行，主要用于检查眼前段。若此设备加上附件，就可以用于检查前房角及眼后段；若加上激光凝固器，还可用于各种眼科疾病的治疗。

2. 眼压描记检查

眼压描记检查法可用于测定房水动力学的状况，对青光眼的诊断、治疗观察和研究有一定的价值。

3. 前房角镜检查

前房角镜检查是诊断青光眼的一种常规检查项目，主要检查前房角的宽窄及其开放状态。此外，前房角镜还用于发现前房角的病变、眼外伤及眼前段手术等。

4. 眼底荧光血管造影

通过眼底荧光血管造影得到的荧光素进入眼底的速度及消失时间、视网膜血管有无荧光素渗漏，眼底有无异常的荧光素显影等，可作为某些眼底病的临床诊断和基础研究的依据。

5. 眼科影像学检查

近年来，眼科影像学检查发展很快，已成为眼科临床诊断的常用方法，如眼超声检查、电子计算机断层扫描（CT）、磁共振成像（MRI）等。而眼科计算机图像分析则是现代眼科发展的重要标志，如角膜拓扑仪、角膜共焦显微镜、光干涉断层扫描仪（OCT）、活体超声生物显微镜（UBM）等，为眼科诊断及研究提供了更为先进和精密的检查方法。

第三节　眼科患者常用护理诊断

1. 疼痛（pain）

眼痛与外伤、手术、感染和眼压升高有关。

2. 感知改变（视觉）（sensory/perceptual alterations，visual）

感知改变（视觉）与视功能障碍有关。

3. 舒适改变（comfortable alterations）

畏光、流泪、干燥、痒、有异物感、视疲劳等与炎症、异物、泪道阻塞、屈光不正等有关。

4. 自我照顾缺陷（self care deficit）

进食、沐浴、卫生、如厕等自理缺陷与视力下降、术后双眼包盖、年老体弱或年幼等有关。

5. 睡眠形态紊乱（sleep pattern disturbance）

睡眠形态紊乱与生活环境改变、视力下降、眼痛、焦虑等有关。

6. 有感染的风险（risk for infection）

有感染的风险与不良卫生习惯、术后预防感染措施不当或机体抵抗力下降等有关。

7. 潜在并发症（potential complication）

眼压升高、创口出血、创口裂开等与术后活动不当或用药监测不力有关。

8. 知识缺乏（knowledge deficit）

缺乏特定的有关眼病的各种知识。

9. 焦虑（anxiety）

焦虑情绪与知识缺乏、担心预后、经济负担等有关。

10. 恐惧（fear）

恐惧心理与不了解病情、视力下降、不适应住院环境等有关。

第四节　眼科护理管理

导学视频

一、门诊护理管理

眼科患者大部分都是在门诊接受诊断和治疗的，因此，门诊的护理工作意义重大。其主要任务如下：

1. 开诊前准备

认真做好门诊室和治疗室的卫生整理和物品准备工作。做到诊室和治疗室清洁、整齐、明亮、通风。备好洗手消毒水和擦手毛巾。整理、添补诊疗桌上的物品和药品，包括各种表格、聚光手电筒、近视力表、色盲检查图谱，2%荧光素钠、1%丁卡因、散瞳及缩瞳滴眼液、抗生素滴眼液，以及消毒玻璃棒、干棉球、棉签、眼垫、酒精棉球等。同时做好诊疗器械、药品的定期消毒与更换工作。

2. 安排就诊，维持秩序

按病情特点和挂号顺序先后进行分诊。急诊患者应随到随诊，老弱幼残患者可优先就诊，对低视力和目盲患者应给予有效的护理帮助。

3. 协助检查治疗

应先给每个眼科患者检查视力，再遵医嘱给患者滴散瞳或缩瞳剂，或表面麻醉剂，然后查视野、测眼压、冲洗泪道、冲洗结膜囊、球结膜下注射、上眼垫、包扎等。

4. 健康教育

利用板报、墙报、电视、讲座、个别指导等形式，宣传眼科常见病、多发病的发病原因及防治知识。

二、暗室护理管理

暗室是眼科的特殊检查环境，其墙壁要求为深灰色或墨绿色，窗户应设置遮光窗帘以保证室内的黑暗状态，但又必须保证患者安全，因此地面应不打滑，各种仪器安放合理、使用方便。同时引导和帮助患者，协助医生检查。

暗室内有各种精密光学仪器，要注意保持室内干燥和空气流通。应制定严格的精密仪器使用、保养规程，如切忌用手触摸光学仪器的镜头、镜片，可用擦镜纸轻拭。每天下班前切断仪器电源、加盖防尘罩，关好水龙头、门窗等。

三、手术前后护理

（一）外眼手术护理

外眼手术通常是指眼睑、泪器、结膜、眼外肌、眼眶等部位的手术。

1. 术前护理

①选择手术时期：应避免在感冒发热期、女性月经期及眼部急性炎症期或全身有手术禁忌证时施行手术。②术前手术野准备：术前三天滴抗生素眼液（门诊手术者嘱其自行滴眼液），遵医嘱剃眉、剪睫毛、消毒、包扎手术野等。泪道手术还需充分冲洗泪道。③心理护理：外眼手术虽为小手术，但有些患者仍会焦虑和恐惧。应安抚患者，向其介绍手术目的、效果及术中注意事项，消除其恐惧心理，增强信心，配合手术。同时，亦应向患者讲明可能发生的并发症，避免术后纠纷。④其他：如遵医嘱术前用药，做普鲁卡因、青霉素过敏试验等。

2. 术后护理

①告知患者术后的注意事项。②病情观察：注意敷料有无松动、脱落，伤口有无渗血或感染，发现后及时处理。③行新生物切除术后，常规送病理学检查。④配合医生换药、拆线。⑤加强生活护理：对术后双眼包扎者应加强生活护理，维护其行动上的安全。

（二）内眼手术护理

内眼手术通常是指角膜、巩膜、虹膜、晶状体、玻璃体、视网膜等部位的手术。

1. 术前护理

①基本护理同“外眼手术前护理”。②协助检查：协助医生进行全面细致的眼部、全身及各项实验室检查。如对于高血压、心脏病及糖尿病患者，应根据病情采取必要的治疗和护理措施。③术前指导：嘱患者做好洗头、洗澡及更换干净衣服等个人卫生；术后需卧床的患者，应训练其仰卧进食、大小便等；教会患者眼球向各方转动，以配合手术操作。④手术野准备：术前三天滴抗生素眼液，3 次/日，术前一天冲洗结膜囊和泪道，可酌情剪睫毛，常规消毒手术眼周围皮肤，并包盖眼部。⑤遵医嘱术前用药。⑥进手术室前嘱患者排空大小便，摘掉义齿，贵重物品交家属保管。

2. 术后护理

①体位：妥善移放患者，避免头部震动，遵医嘱采取一定体位和头位。②术后指导：嘱患者安静卧床休息，不得用力闭眼、咳嗽或用手揉眼；未经医生许可，不得下床活动或自行拆开眼垫；注意保暖，防止感冒；鼓励患者多吃水果蔬菜，保持大便通畅。③观察病情、巡视患者：注意眼垫有无松动移位或渗血等情况，若有情况及时处理；眼部疼痛时，可酌情给予镇静、止痛药；若突然发生剧烈眼痛、发热、恶心呕吐、视力下降等情况，应警惕术后眼内出血、感染及伤口裂开等并发症的产生，必须及时报告医生，协助处理。④协助医生换药。

第五节　眼科常用护理技术操作

一、滴眼药水

1. 目的

检查或治疗眼部疾病，如滴入抗生素眼液、散瞳或缩瞳剂、表面麻醉剂等。

2. 物品

眼药水、滴管或滴瓶、消毒干棉球及棉签。

3. 方法

先查对（包括眼别），向患者解释滴眼药水的目的和方法，以取得配合。嘱患者取坐位或仰卧位，头稍后仰，眼睑放松勿紧张，眼球向上注视。操作者站在患者对面或头侧，用左手拇指或棉签轻轻向下拉开下眼睑，右手持眼药瓶或滴管，先挤掉 1~2 滴眼药水，再于距眼 1~2 cm 处，将药水滴入下穹隆部 1~2 滴，然后轻提上睑并覆盖眼球，使药液均布于结膜囊内，若有溢出可用干棉球拭去，嘱患者轻轻闭眼 2~3 min（图 2–5）。

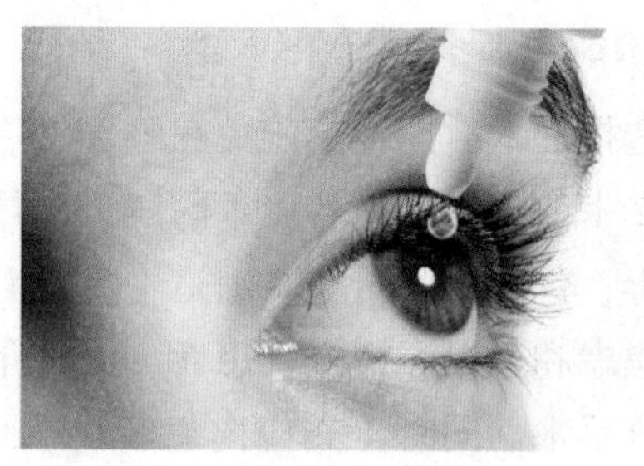

图 2–5　滴眼药水

4. 注意事项

①严格查对，切忌滴错，尤其是散瞳剂和缩瞳剂，以免造成严重后果。②滴阿托品、毒扁豆碱等毒性较大的药物后，须压迫泪囊 2~3 min，防止发生吸收中毒。③操作时注意动作轻巧，勿压迫眼球，尤其是对眼外伤、角膜溃疡及术后的患者。④双眼用药时，一般先滴健眼后滴患眼。若要滴数种药水时，

应稍有间隔。滴混悬液（如可的松）前，应先摇匀。⑤滴管勿倒置，每次吸入的药液不可过多，滴药时避免接触睫毛或眼睑，以防污染。⑥眼药水应定期消毒、更换，如丁卡因、荧光素等易被铜绿假单胞菌污染。

二、涂眼膏

1. 目的

眼药膏比眼药水在结膜囊内保留时间更长，作用更持久，因此，涂眼膏为一种常用的治疗眼病的给药方法。

2. 物品

眼药膏、消毒圆头玻璃棒、消毒干棉球、棉签等。

3. 方法

患者体位及暴露下穹隆部同滴眼药水法，操作者将管型眼膏挤出一小段弃去，再直接将眼膏由左向右挤入下穹隆部。或用玻璃棒蘸取绿豆大的一团眼膏，水平放入下穹隆部，嘱患者轻闭眼睑，然后转动玻璃棒水平抽出。最后用棉签按摩眼睑片刻，使眼膏在结膜囊内分布均匀。

4. 注意事项

①使用玻璃棒前应先检查其圆头是否光滑、完整，以免损伤角膜和结膜。②玻璃棒使用后要消毒，以防交叉感染。③若同时使用眼药水和眼膏，应先滴眼药水后涂眼膏。

三、结膜囊冲洗

1. 目的

清除结膜囊内化学物质、脓性分泌物及异物，手术前常规清洁消毒结膜囊。

2. 物品

洗眼壶或冲洗吊瓶、受水器、消毒干棉球及冲洗液（常用生理盐水、3%硼酸溶液、2%碳酸氢钠溶液等）、治疗巾等。

3. 方法

嘱患者取坐位，头稍后仰并偏向患侧，自持受水器紧贴于面颊部；若取仰卧位，则受水器置于颞侧。将治疗巾铺于患者肩部，以防冲洗液污染衣物。操作者左手翻转上下眼睑并固定于眼眶上，右手持洗眼壶，距眼 2~3 cm，先以少量冲洗液冲洗颊部皮肤，再移向眼部冲洗，并嘱患者转动眼球，以便彻底冲洗结膜囊各部。冲洗完毕，用消毒干棉球擦干眼睑及周围皮肤，取下受水器，洗净并置消毒液中浸泡。

4. 注意事项

①冲洗液温度要适宜，可先在手背上试温。②冲洗距离要适当，过近易触及眼部而被污染，过远则冲力太大，易致眼部不适。亦不可直接冲洗角膜。③深层角膜溃疡及眼球穿通伤者切勿冲洗。④ 传染性眼病患者冲洗时，注意勿使冲洗液流至健眼，使用过的冲洗用具应严格消毒。

四、泪道冲洗

1. 目的

泪道冲洗用于泪道疾病的诊断、治疗及行内眼手术前的泪道清洁。

2. 物品

注射器、泪道冲洗针头（针尖磨钝）、泪点扩张器、受水器、1%丁卡因溶液、生理盐水、抗生素滴眼液、消毒干棉球、棉签等。

3. 方法

患者取坐位或卧位，将蘸有1%丁卡因的小棉签，夹于患眼内眦部上下泪点之间，麻醉约5 min。患者自持受水器紧贴面颊部，操作者用左手拇指拉开下眼睑暴露下泪点（若泪点太小，可用泪点扩张器将其扩大），右手持装有冲洗液的注射器，将针头垂直插入下泪点1～2 mm，然后转向鼻侧，顺泪小管水平推进5～6 mm，固定并缓慢注入冲洗液。若冲洗液顺利流入鼻腔或咽部，则说明泪道通畅，否则为泪道狭窄或阻塞，若伴黏液或脓液反流，则为慢性泪囊炎。冲洗完毕，滴入抗生素滴眼液，并记录冲洗情况。

4. 注意事项

①有慢性泪囊炎者，先挤压泪囊部，排出分泌物后再冲洗。②操作要轻柔、准确、平稳，持注射器之手在面部应有支点固定，以防损伤结膜及眼球。③进针应顺泪小管的方向，如遇阻力不可强行推进，以免损伤泪道。若冲洗时出现皮下肿胀，应立即停止操作，通知医生酌情处理。

五、结膜下注射

1. 目的

将药物注入球结膜下疏松组织内，可提高药物在眼内的浓度，延长其作用时间，常用于治疗眼前段疾病。

2. 物品

1～2 mL注射器、4～5号针头、注射药物、1%丁卡因溶液、抗生素眼药水、消毒棉球、眼垫、棉签、胶布、治疗盘等。

3. 方法

先严格查对，并向患者解释，以取得配合。患者取坐位或仰卧位，滴1%丁卡因溶液3次。操作者用左手拇指、食指分开上、下眼睑，嘱患者眼球向上方转动，充分暴露下方近穹隆部的球结膜，右手持注射器，水平方向与眼球呈10°～15°，避开血管挑起球结膜，刺破后缓慢推药0.3～1 mL，该处结膜即呈鱼泡状隆起（图2-6）。注射完毕，拔出针头，滴抗生素眼药水，用眼垫包盖，留观片刻。

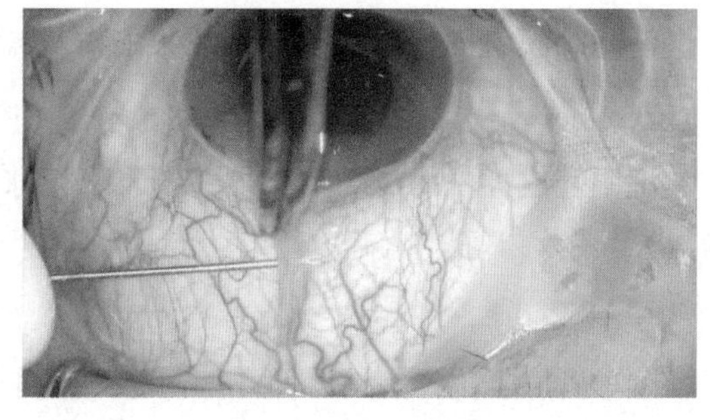

图2-6　结膜下注射

4. 注意事项

①注射前应询问患者有无药物过敏史，必要时做皮试。②进针时要避开血管，若出血，可用棉签压迫止血。③注射时嘱患者勿转动眼球，以免刺伤角膜。④需多次注射时，应更换注射部位，以免形成瘢痕。

六、球后注射

1. 目的

将药物注入球后肌锥内，常用于内眼手术的球后麻醉、治疗各种眼底病及青光眼急性发作时的封闭止痛等。

2. 物品

5 mL注射器、5号注射针头、注射药物、消毒棉签及纱布、络合碘、治疗盘等。

3. 方法

患者取仰卧位，用络合碘消毒下睑皮肤，患眼注视鼻上方。操作者戴手套，左手固定注射处皮肤，右手持注射器在眶下缘中外 1/3 交界处进针，沿眶缘皮肤垂直刺入 1 cm，再将针头稍斜向内、上、后方，朝眶尖方向缓慢推进 3~3.5 cm，回抽无血后，方可注入药物。拔针后用消毒纱布压迫进针部位片刻，以防球后出血。

4. 注意事项

①注射前应向患者解释，并固定好头部位置，以消除患者的恐惧，使其配合操作。②进针时动作要轻，深度不宜超过 3.5 cm，不要过于偏向鼻侧，以免伤及视神经和血管。③注射后如遇急剧眼胀痛、眼球突出、运动受限等，则为球后出血，应立即拔针，再用绷带加压包扎 1~2 天。④若注射治疗性药物，进针可浅些，以免刺激睫状神经节引起强烈反应。

第六节 防盲治盲

一、盲和低视力标准

世界卫生组织（WHO）于 1973 年提出了盲和视力损伤的分类标准（表 2-2），我国于 1979 年在全国第二届眼科学术会议上决定采用这一标准。

表 2-2 视力损伤的分类标准（WHO 1973）

视力损伤类别	级别	最好矫正视力	
		较好眼	较差眼
低视力	1 级	<0.3	≥0.12
	2 级	<0.1	≥0.05（指数/3 m）
盲	3 级	<0.05	≥0.02（指数/1 m）
	4 级	<0.02	光感
	5 级	无光感	

二、我国几种主要致盲眼病的防治

根据 1980 年以后我国各地陆续进行的盲和视力损伤流行病学调查，估计盲患病率为 0.5%~0.6%，双眼低视力患病率为 0.99%。其主要致病原因有白内障、角膜病、沙眼、青光眼、视网膜脉络膜病变等。

（一）白内障

白内障是致盲的主要原因，目前，我国白内障患者在我国盲人中约占半数，且每年新增白内障盲人约 40 万人。因此，白内障是防盲治盲工作最优先考虑的眼病，大多数患者通过手术可以恢复到接近正常的视力。

（二）沙眼

沙眼是最为常见和可以预防的感染性致盲眼病。对于沙眼防治，“视觉 2020”行动已制订出“SAFE”（即手术、抗生素、清洁脸部和改善环境）的防治策略。只要积极实施这一防治策略，致盲性沙眼是可以根治的。

（三）儿童盲

儿童盲主要由维生素A缺乏、麻疹、新生儿结膜炎、先天性或遗传性眼病和早产儿视网膜病变等引起，是“视觉2020”行动提出的防治重点。应加强初级眼保健，如孕期保健、遗传咨询、教育儿童不随意燃放鞭炮、使用利器等，以有效减少先天性或遗传性、外伤性儿童眼病的发生；手术“可治疗的”眼病；建立光学和低视力设施。

（四）屈光不正和低视力

据WHO估计，目前有3 500万人需要低视力保健服务，我国是近视的高发地区。“视觉2020”行动将通过初级保健服务、学校中视力普查和提供低价格的眼镜，提供低视力保健服务，努力让大多数人负担得起屈光服务和矫正眼镜。

（五）角膜病

在我国，角膜病引起的角膜混浊是致盲的主要原因，其中以感染所致的角膜炎症为多见。因此，积极防治细菌性、病毒性、真菌性角膜炎是减少角膜病致盲患者的重要手段，角膜移植术则是治疗角膜病致盲患者的有效手段，加强角膜病的防治研究也是减少角膜病致盲患者的重要措施。

（六）青光眼

青光眼是我国主要致盲原因之一。其视功能损害是不可逆的，后果极为严重。通过开展青光眼的筛查和知识普及，可早发现、早诊治；大多数青光眼患者通过合理治疗可终身保持有用的视功能；加强青光眼的诊疗研究，特别是视神经保护的研究，将有助于防治青光眼盲。

三、盲和低视力康复

盲和低视力康复的目的是尽可能地使这些患者能过着接近正常人的生活。

对于盲人的康复，应采取个体化措施，根据需要开展适应家庭生活、社会生活、学习、工作等方面的训练。

对仍有部分视力的盲人和低视力患者来说，通过使用光学和非光学助视器，可以提升他们的生活质量。光学助视器有近用和远用两种，根据工作、学习及生活的不同需求使用。常用的远用光学助视器为望远镜，可用于看清远方景物；常用的近用光学助视器有放大镜、眼镜式助视器、电子助视器等。非光学助视器包括大号字印刷品、照明改善设备、阅读支架及滤光镜等。

声呐眼镜、障碍感应发生器、激光手杖、文字发声机、触觉助视器等现代科技成果给盲人带来了更多的便利。现研究的人工视觉有可能重建盲人的视觉系统。

盲人的教育和就业也是很重要的问题。通过设立盲童学校、给予就业优惠政策，全社会都关心盲人，可使他们能像健康人一样幸福地生活。

思考题

考试系统

1. 简述光感和光定位检查的方法。
2. 列表鉴别结膜充血与睫状充血。
3. 视力不足0.1者如何检查?
4. 请写出一份眼科检查的实验报告。

第三章　眼科常见疾病患者的护理

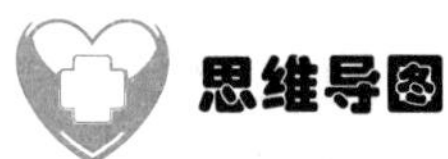

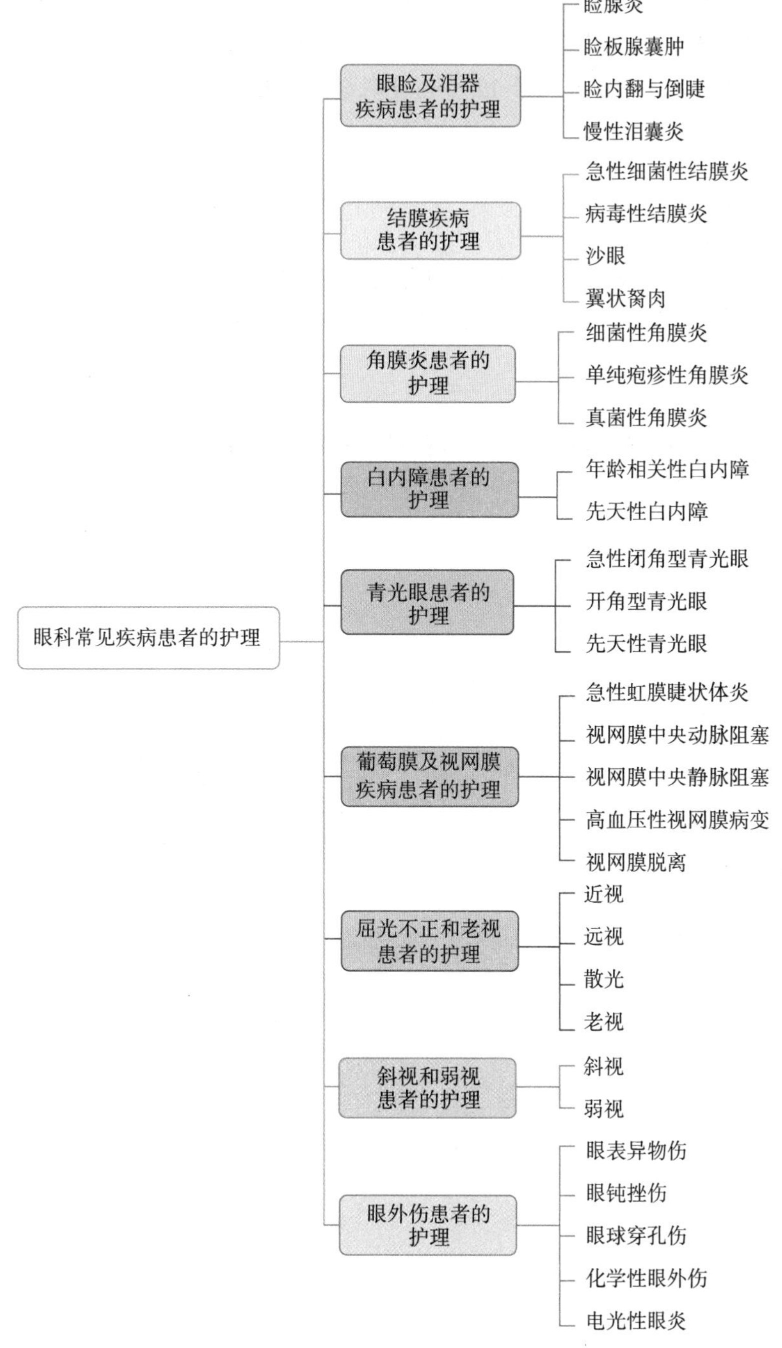

第一节　眼睑及泪器疾病患者的护理

导学视频

素质拓展

全国爱眼日

1992 年 9 月 25 日，来自天津医科大学的教授首次向全国倡议在国内设立爱眼日，并在天津召开了全国爱眼日第一次研讨会。这一倡议得到眼科学界和眼科专家们的响应，他们将每年 5 月 5 日定为“全国爱眼日”。1993 年 5 月 5 日，天津首次举办爱眼日宣传活动。此后，从 1994 年开始，北京、上海、广州等国内大中城市相继在 5 月 5 日举办义诊咨询活动，同时宣传爱眼日的意义。1996 年，卫生部（现国家卫健委）、教育部、团中央、中国残联等 12 个部委联合发出通知，将爱眼日列为国家节日之一，并重新确定每年 6 月 6 日为“全国爱眼日”。

学习目标

1. 掌握睑腺炎、睑板腺囊肿的护理评估、护理诊断和护理措施。
2. 能对睑内翻、慢性泪囊炎患者的身体状况进行评估并实施护理措施。

一、睑腺炎

睑腺炎（hordeolum）又称麦粒肿，是眼睑腺体的急性化脓性炎症，多见于青少年。睫毛毛囊或其附属腺体的感染，称外睑腺炎，俗称“针眼”；睑板腺的感染，称内睑腺炎。

【疾病概况】

（一）病因与发病机制

常为金黄色葡萄球菌感染，当身体抵抗力降低、营养不良、屈光不正时容易发生。

（二）治疗原则

早期热敷、理疗，局部使用抗生素滴眼液、眼膏，脓肿形成后切开排脓。

【护理评估】

（一）健康史

询问患者有无糖尿病、营养不良等慢性病史，有无慢性结膜炎、睑缘炎或者屈光不正的病史；询问患者用眼卫生习惯、诊疗情况及效果。

（二）身体状况

1. 症状

患侧眼睑有红、肿、热、痛等急性炎症的典型表现，可伴有同侧耳前淋巴结肿大。

2. 体征

（1）外睑腺炎：炎症反应集中在睫毛根部的睑缘处（图 3-1），初始红肿弥散，有硬结，触痛明显。

3~5 天后硬结软化，在睫毛根部附近出现黄白色脓点，可于皮肤面自行破溃，排脓后逐渐痊愈。

（2）内睑腺炎：炎症局限于睑板腺内（图 3-2），红肿局限，疼痛明显，可扪及硬结，睑结膜局限性充血、微隆起。脓肿形成后睑结膜可见黄白色脓点，脓点破溃于结膜面。

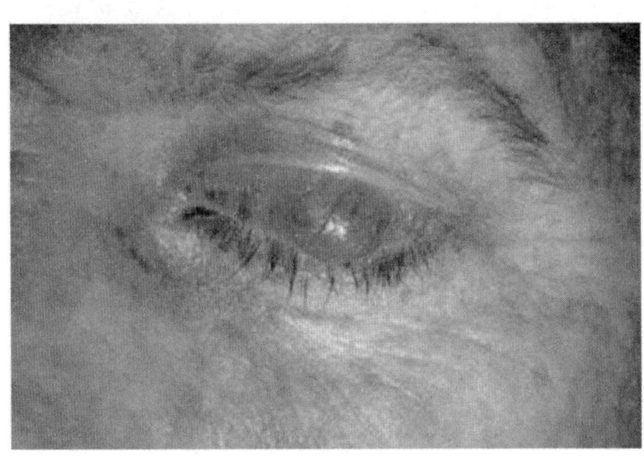

图 3-1 外睑腺炎

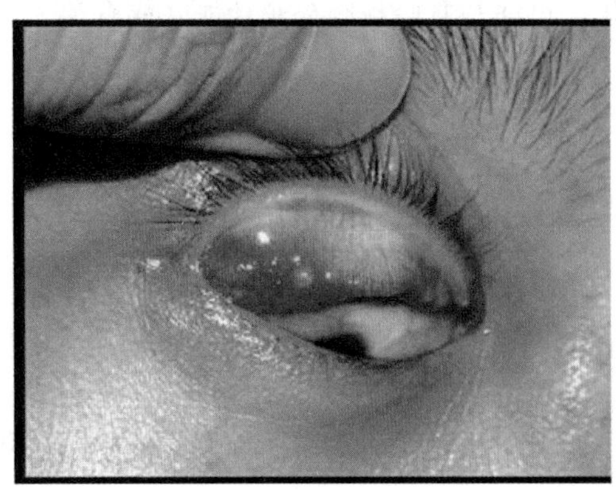

图 3-2 内睑腺炎

3. 并发症

眼睑蜂窝织炎、海绵窦血栓性静脉炎、败血症。

【护理诊断】

1. 疼痛

与睑腺炎症反应有关。

2. 潜在并发症

眼睑蜂窝织炎、眼睑脓肿、海绵窦血栓性静脉炎、败血症，与处理不当致炎症扩散有关。

3. 知识缺乏

缺乏护理和预防睑腺炎的相关知识。

【护理措施】

（一）一般护理

早期指导患者局部热敷，每日 3 次，每次 15~20 min，有助于炎症消散，缓解症状。

（二）治疗配合

（1）脓肿形成前，指导患者正确应用抗生素滴眼液及眼膏。重症患者遵医嘱全身应用抗生素。

（2）脓肿形成后，未破溃或引流排脓不畅者，配合医生切开排脓。外睑腺炎应在皮肤面与睑缘平行切开，内睑腺炎则在睑结膜面与睑缘垂直切开。

（3）防止并发症：禁止挤压排脓或在脓肿形成前过早切开，以免感染扩散。

【健康教育】

（1）养成良好的卫生习惯，不用脏手或不洁手帕擦眼，保持眼部清洁。

（2）向患者讲解睑腺炎的相关知识，嘱患者在脓肿未成熟前切忌挤压或用针挑，以免感染扩散。

（3）反复发作者，应增强体质，提高免疫力，并彻底治疗原发病。

二、睑板腺囊肿

睑板腺囊肿（chalazion）又称霰粒肿，是睑板腺特发性无菌性慢性肉芽肿性炎症，常见于青少年及中壮年，可能与其睑板腺分泌功能旺盛有关。

【疾病概况】

（一）病因与发病机制

由于睑板腺排出口阻塞，腺体分泌物潴留在睑板内，刺激周围组织而产生慢性炎性肉芽肿。

（二）治疗原则

小而无症状者无须治疗，较大的可行手术刮除。

【护理评估】

（一）健康史

询问患者的年龄，肿块发现的时间，有无反复发作史，是否进行过病理检查及治疗经过等。

（二）身体状况

1. 症状

好发于上睑，可反复发生，可单发也可多发，多无自觉症状。

2. 体征

眼睑皮下可触及无痛性肿块，大小不一，与皮肤无粘连，相应睑结膜面有局限性微隆起的紫红色充血。如破溃后可在睑结膜面形成肉芽组织，继发细菌感染时对身体状况的评估与患内睑腺炎时相似。

（三）辅助检查

对于复发性或老年患者，应将切除标本送病理检查，以排除睑板腺癌。

【护理诊断】

1. 有感染的危险

与未及时就医、用眼卫生不良有关。

2. 知识缺乏

缺乏睑板腺囊肿的预防和护理知识。

【护理措施】

（1）小而无症状的睑板腺囊肿，可不处理或通过热敷促进其吸收。

（2）大而有症状者应配合医生行睑板腺囊肿刮除术。手术护理：①按外眼手术前常规准备：查凝血功能、滴抗生素、清洁睑部皮肤等；②在睑结膜面作与睑缘垂直的切口，刮净囊肿内容物，并将囊壁完整摘除；③术后用手掌压迫眼部 10～15 min，观察局部有无出血等变化；④对于复发性或老年患者，应将标本送病理检查，以排除睑板腺癌。

(3) 如继发感染，处理措施同内睑腺炎。

【健康教育】

(1) 青少年睑板腺分泌旺盛者，应嘱咐其注意眼部卫生，及时清洁，养成良好的卫生习惯。
(2) 介绍术后用药方法，嘱患者按时换药，门诊随访。

三、睑内翻与倒睫

睑内翻（entropion）是指睑缘向眼球方向翻转，部分或全部睫毛倒向眼球的一种眼睑位置异常。有瘢痕性睑内翻、痉挛性睑内翻及先天性睑内翻三种类型。倒睫（trichiasis）是指睫毛倒向眼球，并刺激到角膜或球结膜的睫毛位置异常。睑内翻与倒睫常同时存在，倒睫亦可单独存在。

【疾病概况】

（一）病因与发病机制

1. 瘢痕性睑内翻

由睑结膜或睑板瘢痕收缩所致，常见于沙眼、眼外伤患者。

2. 痉挛性睑内翻

多发生于下眼睑，常见于老年人，又称为老年性睑内翻。眼睑皮肤松弛及皮下脂肪组织减少，失去对眼轮匝肌收缩作用的牵制，致使眼轮匝肌收缩时易沿睑板向前上滑动而压迫睑板的上缘，使下睑上部向内翻卷。也可由炎症刺激眼轮匝肌引起痉挛性收缩导致。

3. 先天性睑内翻

多发生于肥胖的幼儿，以下眼睑为主。常伴有内眦赘皮过长、眼轮匝肌过度发育、睑板发育不良及鼻根发育不良等异常，上述发育异常导致下睑内翻。

（二）治疗原则

少量倒睫可电解，倒睫较多者通过矫治睑内翻消除；睑内翻应根据病因治疗。

【护理评估】

（一）健康史

评估患者年龄、体型，询问患者有无沙眼病史、眼外伤史及诊治经过。

（二）身体状况

患眼有异物感、畏光、流泪、眼睑痉挛，角膜受损后可伴有不同程度的视力障碍。检查可见：睑缘向眼球方向内卷，睫毛倒向眼球，并摩擦角膜、结膜，引起结膜充血，角膜上皮脱落，重者可形成角膜溃疡。

（三）心理社会状况

眼部疼痛不适、视力下降等可影响患者的工作和生活，需手术的患者因担心手术效果又易出现焦虑、烦躁情绪。

【护理诊断】

1. 舒适改变

眼部疼痛、畏光、流泪、有异物感，与睫毛刺激角膜、结膜有关。

2. 感觉紊乱

视力下降，与角膜受损发生混浊甚至溃疡有关。

3. 潜在并发症

角膜混浊、角膜溃疡，与倒睫损害角膜有关。

4. 知识缺乏

对睑内翻和倒睫的危害性认识不足。

【护理措施】

（1）遵医嘱指导患者使用抗生素滴眼液，防治角膜炎症。

（2）倒睫：少数倒睫可用倒睫镊拔除，较彻底的治疗方法是电解倒睫，以免再生。倒睫较多者可通过矫正睑内翻来消除倒睫。

（3）睑内翻：根据病因治疗。老年痉挛性睑内翻可行手术矫正；眼轮匝肌痉挛性收缩所致者应治疗原发病；瘢痕性睑内翻须手术矫正；先天性睑内翻随年龄增长可自行消失，若患儿长至5~6岁，倒睫仍然存在，可行睑内翻矫正术。需手术者按医嘱做好外眼手术护理。

【健康教育】

（1）向患者及其家属介绍睑内翻与倒睫的病因、危害及防治措施。

（2）告知患者应积极矫正睑内翻和倒睫，以免损害角膜。

四、慢性泪囊炎

慢性泪囊炎（chronic dacryocystitis）是因鼻泪管狭窄或阻塞，导致泪液在泪囊内滞留，伴发细菌感染引起的泪囊慢性炎症。其以溢泪为主要表现，多发生于中老年妇女，单侧发病多见。

【疾病概况】

（一）病因与发病机制

致病菌多为肺炎球菌、链球菌和葡萄球菌等。常由沙眼或鼻腔疾病致鼻泪管狭窄或阻塞引起。

（二）治疗原则

以手术治疗效果最佳，局部可应用抗生素滴眼液及行泪道冲洗。

【护理评估】

（一）健康史

了解患者的病情发展史、治疗经过及效果，询问患者有无沙眼及鼻腔疾病史。

(二) 身体状况

1. 症状与体征

以溢泪为主要症状。检查见下睑近内眦部有皮肤潮红、糜烂等湿疹样改变，结膜充血。泪囊区有囊性包块隆起（图 3-3），指压有黏液或黏脓性分泌物自泪小点溢出（图 3-4）。泪道冲洗时，冲洗液及分泌物自泪小点反流。

慢性泪囊炎的分泌物中含有大量细菌，反流至结膜囊，使结膜囊处于被污染状态，成为眼部的一个感染病灶。行角膜外伤或内眼手术时，极易造成细菌性角膜溃疡或化脓性眼内炎。

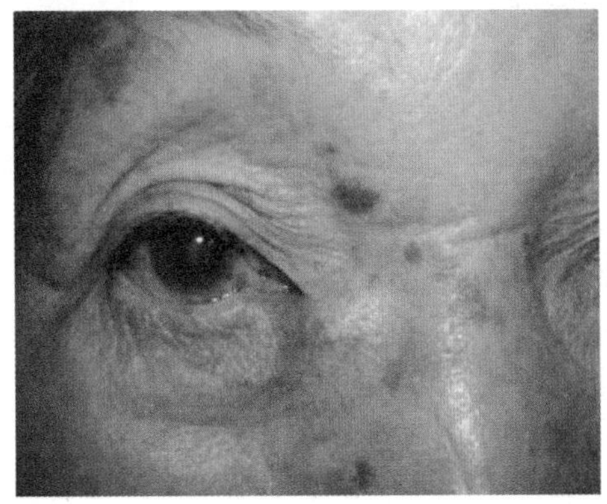

图 3-3　泪囊黏液性囊肿

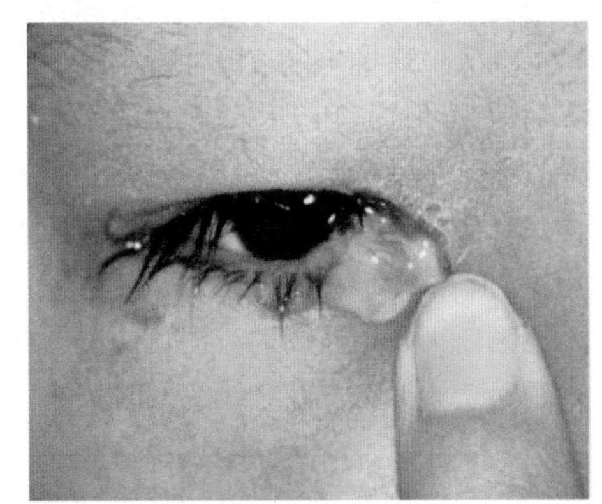

图 3-4　按压泪囊区有分泌物溢出

2. 并发症

结膜炎、角膜炎、眼内炎。

(三) 辅助检查

分泌物涂片染色可鉴定病原微生物；X 线泪道造影检查可了解泪囊的大小及阻塞部位。

(四) 心理社会状况

慢性泪囊炎不直接影响视力，部分患者缺乏对其潜在危害的认识，没有坚持治疗。

【护理诊断】

1. 舒适改变

溢泪与泪道狭窄或阻塞有关。

2. 潜在并发症

角膜炎、眼内感染。

3. 知识缺乏

缺乏慢性泪囊炎的防治知识并对其潜在危害认识不足。

【护理措施】

(一) 治疗配合

(1) 指导患者正确滴用抗生素滴眼液，滴滴眼液前，先用手指按压泪囊区，挤出泪囊内分泌物。常用抗生素滴眼液有0.3%氧氟沙星、0.25%氯霉素等，每日4~6次。

（2）泪道冲洗：用生理盐水进行泪道冲洗，每周1~2次，冲洗后可向泪囊内注入抗生素。

（3）手术治疗：为最有效的治疗方法，首选的术式是泪囊鼻腔吻合术或鼻内镜下鼻腔泪囊造口术。年老体弱不能承受上述手术的患者可考虑泪囊摘除术，但会终身溢泪。如鼻泪管仅部分狭窄，可试行泪道探通术。

（二）泪囊炎手术前后护理

做好泪囊鼻腔吻合术、泪囊摘除术或鼻内镜下鼻腔泪囊造口术的围手术期护理。

（1）向患者解释手术目的、方式，消除其紧张、恐惧心理。

（2）术前3天应用抗生素溶液冲洗泪道、1%麻黄碱滴鼻。

（3）术后取半卧位，利于伤口积血的引流，减少出血。切口加压包扎2天，观察伤口渗血情况，出血量较多时，可行面颊部冷敷。

（4）注意鼻腔填塞物和引流管的位置应正确，嘱患者勿牵拉填塞物及用力擤鼻。

（5）用1%麻黄碱滴鼻，以收敛鼻腔黏膜，利于引流。

（6）术后第3天开始连续进行泪道冲洗，保持泪道通畅。

（7）术后第7天拆除皮肤缝线，同时拔去引流管，嘱患者定期复查。

【健康教育】

（1）加强健康宣传，提高患者对疾病的认识，及早治疗沙眼、睑缘炎、睑内翻及慢性鼻炎、鼻中隔偏曲等疾病，预防慢性泪囊炎。

（2）嘱患者积极治疗慢性泪囊炎，防止角膜炎和眼内感染等并发症的发生。

1. 简述睑腺炎成熟后切开排脓的注意事项。
2. 为什么内眼手术前要常规冲洗泪道？

第二节　结膜疾病患者的护理

国士无双

汤飞凡，杰出的微生物学家。1954年以后，汤飞凡致力于对沙眼病原体的研究。1955年，他和助手黄元酮一起，经过几百次试验，终于通过采用鸡胚卵黄囊接种和链霉素抑菌的方法，分离出世界上第一株沙眼病毒。他将沙眼病毒接种在自己的眼里，结果引起典型的沙眼症状与病变，随后又从自己眼里分离出这株病毒。1956年，他发表分离沙眼病毒成功的报告，得到世界医学界的认可，该病毒被称为“汤氏病毒”。由于有了病原体可供系统研究，微生物学界才正式确定沙眼的病原体，将其命名为沙眼衣原体。此外，汤飞凡还建立起中国第一支防疫队伍，他参与生产了中国自己的青霉素、狂犬疫苗、白喉疫苗、牛痘疫苗、卡介苗、丙种球蛋白和世界首支斑疹伤寒疫苗，被称为“中国疫苗之父”。

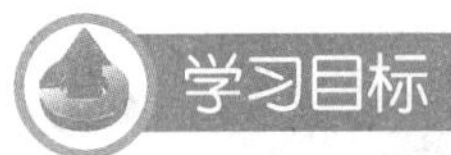

1. 掌握急性细菌性结膜炎、病毒性结膜炎的护理评估、主要护理诊断及护理措施。
2. 熟悉沙眼的护理评估、护理诊断和护理措施。
3. 了解翼状胬肉患者的身体状况、治疗要点和护理措施。

一、急性细菌性结膜炎

急性细菌性结膜炎（acute bacterial conjunctivitis）为细菌感染引起的急性结膜炎症的总称，以结膜明显充血和大量黏脓性或脓性分泌物为主要特点，可通过接触传染，具有流行性，常以手、水、毛巾、手帕等为传播媒介。临床上以急性卡他性结膜炎和淋球菌性结膜炎常见。

【疾病概况】

（一）病因与发病机制

（1）急性卡他性结膜炎，俗称“红眼病”，常见的致病菌有肺炎双球菌、葡萄球菌、Koch-Weeks 杆菌等。多见于春秋季节，常散发或在中小学、幼儿园等集体生活环境中流行。

（2）淋球菌性结膜炎是一种传染性极强、破坏力很大的超急性化脓性结膜炎，又称“脓漏眼”，致病菌为淋球菌。淋球菌性结膜炎成年患者多因眼部直接或间接接触淋球菌性尿道炎患者（自己或他人）的分泌物所致，新生儿淋球菌性结膜炎患儿多在分娩出时通过患有淋球菌性阴道炎的母体产道时感染。

（二）治疗原则

冲洗结膜囊；局部或全身使用敏感抗生素；做好消毒隔离，避免交叉感染。

【护理评估】

（一）健康史

评估患者的个人卫生习惯，询问患者有无“红眼病”接触史、有无进入过疫区，询问患者或患儿母亲有无淋菌性尿道炎病史。

（二）身体状况

1. 急性卡他性结膜炎

起病急，潜伏期 1~3 天，双眼同时或先后发病。患眼有明显异物感，自觉流泪、刺痒、灼热感。检查见眼睑肿胀，结膜明显充血水肿（图 3-5），以穹隆部及睑结膜充血最为明显。分泌物呈黏脓性，量多，常于夜间将上、下睫毛粘住以致晨起睁眼困难。白喉杆菌感染者睑结膜上可出现假膜（图 3-6）。

2. 淋球菌性结膜炎

多双眼发病，起病急，潜伏期为 10 h 至 2~3 天。眼睑高度红肿、疼痛，结膜高度充血、水肿，重者球结膜可突出于睑裂外，并伴有耳前淋巴结肿大。早期分泌物为浆液性，后转为大量脓性分泌物并不断从睑裂溢出，故称“脓漏眼”（图 3-7）。严重病例可并发角膜溃疡、穿孔和眼内炎。成人患者症状较小儿略轻。

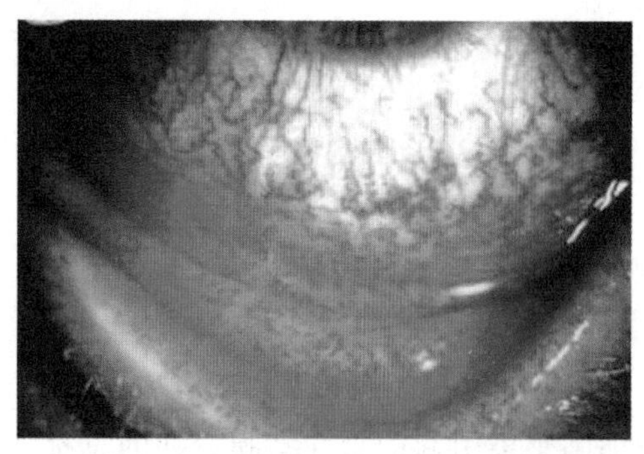

图 3-5　急性卡他性结膜炎（结膜充血）

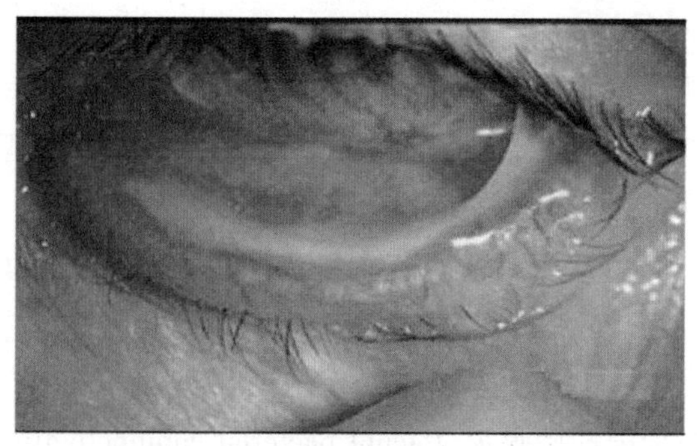

图 3-6　急性卡他性结膜炎（假膜形成）

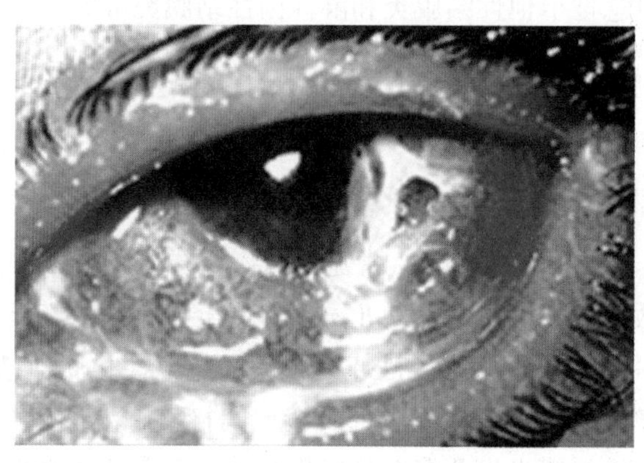

图 3-7　淋球菌性结膜炎（脓漏眼）

（三）辅助检查

结膜刮片、分泌物涂片可发现相应的病原体，必要时还可做细菌培养及药物敏感试验。

（四）心理社会状况

多数患者因结膜高度充血、分泌物多等改变而焦虑，并因周围人的恐惧和远离而感到孤独；又因缺乏传染性结膜炎相关防治知识，患病期间易造成家庭成员或集体感染。

【护理诊断】

1. 舒适改变

患眼异物感、刺痒、灼热感，与结膜炎症反应有关。

2. 自我形象紊乱

结膜充血、分泌物增多，与结膜炎症反应有关。

3. 潜在并发症

角膜炎症、溃疡及穿孔。

4. 知识缺乏

炎症期间缺乏治疗及护理知识，以及与结膜炎有关的预防知识。

【护理措施】

（一）一般护理

本病具有传染性，应做好消毒隔离措施。严禁包扎或热敷患眼，可局部冷敷，出门可佩戴墨镜以减少光线刺激。健眼可用眼罩保护。

（二）治疗配合

（1）结膜囊冲洗：常用生理盐水或3%硼酸溶液冲洗，淋球菌性结膜炎患者选用1∶5000单位青霉素溶液。注意冲洗时让患者取患侧卧位，避免冲洗液流入健眼造成交叉感染；嘱患者不停转动眼球以将分泌物充分洗出；冲洗时动作要轻，以免损伤角膜；如有假膜形成，应先除去假膜再进行冲洗。

（2）药物护理：遵医嘱选用敏感抗生素滴眼液滴眼，睡前涂眼膏。常用药物有0.25%氯霉素、0.1%利福平、0.3%氧氟沙星、0.3%妥布霉素、0.5%红霉素眼膏等。淋球菌性结膜炎患者局部和全身并用大剂量青霉素、头孢曲松钠（菌必治）或阿奇霉素等；睡前遵医嘱使用抗生素眼膏。

（3）遵医嘱留取结膜分泌物送检做细菌培养及药物敏感试验。

（三）病情观察

严密观察患者有无角膜损害情况及畏光、流泪、疼痛等角膜刺激征表现。

【健康教育】

（1）患者应隔离治疗，勿出入游泳池、理发店及人群密集的公共场所，以免引起流行。

（2）做好消毒隔离措施：患者的医护用品应专人专用；被患眼分泌物污染的医疗器具应严格消毒；用过的敷料要集中收集并烧毁；医护人员接触患者前后都应洗手消毒，避免交叉感染；患者的毛巾、手帕及面盆等生活用品应经常消毒，并避免他人使用。

（3）对单眼患病者，实行一眼一瓶眼药；双眼患病者实行一人一瓶眼药。进行眼部检查时，应先查健眼，后查患眼。

（4）严格注意个人卫生，勿用脏手揉眼，不与他人共用洗脸用具。淋球菌性尿道炎患者，便后应立即洗手。

（5）患有淋菌性尿道炎的孕妇，婴儿出生后应常规用1%硝酸银溶液或红霉素眼膏涂眼，以预防新生儿淋球菌性结膜炎。

二、病毒性结膜炎

病毒性结膜炎（viral conjunctivitis）是由多种病毒引起的急性传染性眼病，通过接触传播，传染性强，曾在世界各地引起过多次大流行，好发于夏秋季。临床上以流行性角膜结膜炎、流行性出血性结膜炎最常见。

【疾病概况】

（一）病因与发病机制

流行性角膜结膜炎由多种腺病毒引起。流行性出血性结膜炎由肠道病毒70型引起，偶可由柯萨奇病毒A24型引起，传染性极强，可暴发性流行。

（二）治疗原则

以局部抗病毒和对症支持治疗为主。

【护理评估】

（一）健康史

评估患者的个人卫生习惯，询问患者有无同类眼病接触史、有无去过病毒性眼病流行区域。

（二）身体状况

1. 症状

起病急，两眼同时或先后发病，流行性角膜结膜炎潜伏期多为5~7天，流行性出血性结膜炎潜伏期为18~48 h。患眼疼痛、畏光、流泪、灼热、有异物感。

2. 体征

眼睑红肿，结膜高度充血、水肿。结膜滤泡形成，以上下穹隆部为主。分泌物量少，呈水样。可伴有耳前淋巴结肿大、压痛。流行性角膜结膜炎发病数天后出现浅层点状角膜浸润，并致症状加重，角膜损害可持续数月至数年，而后消失。流行性出血性结膜炎早期即有球结膜下点状或片状出血，角膜损害出现早，以角膜上皮细胞点状脱落最常见，角膜损害持续时间长短不一，愈后不遗留瘢痕。

（三）辅助检查

分泌物涂片或结膜刮片见单核细胞增多，培养可分离出病毒。

（四）心理社会状况

患者因结膜高度充血，患眼疼痛、畏光、流泪等异常而焦虑，并因周围人的恐惧和远离而感到孤独；又因缺乏传染性结膜炎相关防治知识，患病期间易造成家庭成员或集体感染。

【护理诊断】

1. 疼痛

与病变损害角膜有关。

2. 舒适改变

畏光、流泪、有异物感与结膜炎症及角膜损害有关。

3. 知识缺乏

急性炎症期间缺乏治疗及护理知识，以及与结膜炎有关的预防知识。

【护理措施】

（一）一般护理

因传染性极强，注意消毒隔离。局部可冷敷以减轻充血和疼痛，可戴墨镜以减少强光刺激。

（二）治疗配合

（1）用生理盐水冲洗结膜囊。

（2）遵医嘱选用抗病毒药物滴眼：如干扰素滴眼液、0.1%阿昔洛韦、0.15%更昔洛韦、4%吗啉双胍、0.5%利巴韦林等，合并细菌感染时联合使用抗生素滴眼液。

（3）出现严重的假膜或真膜、上皮下角膜炎时可考虑使用糖皮质激素滴眼液。

（三）病情观察

注意观察角膜损害情况。一旦发现本病，应及时按丙类传染病的要求，向当地疾病预防与控制中心报告。

【健康教育】

同"急性细菌性结膜炎"。

三、沙眼

沙眼（trachoma）是由沙眼衣原体感染引起的一种慢性传染性结膜角膜炎，可反复感染。因其在睑结膜面形成粗糙不平的沙粒样外观，故称沙眼。

【疾病概况】

（一）病因与发病机制

沙眼是由A、B、C或Ba抗原型沙眼衣原体感染结膜所致。我国的汤飞凡等于1955年用鸡胚培养法首次成功分离出沙眼衣原体。沙眼多为双眼发病，可通过直接或间接接触患眼分泌物引起，常见的传播媒介为水、手、苍蝇、衣物等。其发病率和严重程度与环境卫生条件及个人卫生习惯密切相关，影响其传播的因素还有居住拥挤、通风不良、尘埃多、营养不良、医疗条件差等。目前，随着我国生活水平的提高、卫生知识的大力宣传、医疗条件的有效改善，沙眼的发病率已大大降低。

（二）治疗原则

以局部应用抗生素滴眼液为主；急性沙眼或重症患者，全身应用抗生素；有严重并发症及后遗症者可选择手术治疗。

【护理评估】

（一）健康史

询问患者有无沙眼患者接触史、个人卫生习惯、环境卫生条件、居住状况等，询问患者既往诊疗情况及效果、有无反复发作，评估患者病变程度。

（二）身体状况

自然感染起始于儿童及青少年时期，常双眼发病，潜伏期5~14天。急性期如未愈则经1~2个月进入慢性期，反复感染，病程可迁延数十年。临床所见沙眼通常为慢性期。

1. 症状

急性期可有刺痒、异物感、畏光、流泪及黏脓性分泌物表现。进入慢性期后症状不明显，晚期常因发生并发症和后遗症而出现明显刺激症状，视力不同程度下降，甚至失明。

2. 慢性期体征

上睑结膜充血、肥厚，血管模糊。乳头增生、滤泡形成，以上睑及上穹隆部结膜为主。角膜缘滤泡破溃修复后形成浅小点状凹陷的 Herbet 小凹。有角膜血管翳形成，为上方角膜缘新生血管呈垂帘状生长进入角膜，此为沙眼特异性改变，早期即可出现，重者可侵及全角膜。随病程发展，乳头、滤泡逐渐发生退行性改变，形成瘢痕。

3. 分期与诊断

1979 年中华医学会全国眼科学术会议制定了沙眼诊断标准和分期方法。

沙眼诊断标准：①上穹隆和上睑结膜血管模糊充血，乳头增生或滤泡形成，或二者兼有；②用放大镜或裂隙灯显微镜检查可见角膜血管翳；③上穹隆部或（和）上睑结膜出现瘢痕；④结膜刮片做染色检查可见沙眼包涵体。在第一项的基础上有其他三项之一者即可确诊。

分期方法：Ⅰ期（进行期）：上穹隆和上睑结膜血管模糊充血，上睑结膜乳头增生、滤泡形成，有角膜血管翳。Ⅱ期（退行期）：除活动性病变外，兼有瘢痕形成。Ⅲ期（完全瘢痕期）：活动性病变完全被瘢痕取代，无传染性。

（三）辅助检查

结膜刮片检查可找到沙眼包涵体；荧光抗体染色法或酶联免疫法可测定沙眼衣原体抗体。

（四）心理社会状况

本病治疗时间长，容易复发，部分患者对治疗丧失信心或缺乏坚持治疗的恒心。在慢性期并发症出现前，有些患者因无明显不适而对治疗不重视，导致病情加重。

【护理诊断】

1. 舒适改变

与沙眼衣原体感染有关。

2. 感知改变

视力障碍与沙眼的并发症和后遗症有关。

3. 潜在并发症

睑内翻、倒睫、慢性泪囊炎、睑球粘连、上睑下垂、角膜混浊、实质性角结膜干燥症等。

4. 知识缺乏

缺乏与沙眼相关的防治知识。

【护理措施】

（一）一般护理

因并发症损害角膜致明显视力障碍者，应协助患者做好生活护理。

（二）治疗配合

1. 局部用药

常用0.1%利福平、10%~15%的磺胺醋酰钠、0.3%氧氟沙星等滴眼液滴眼，每天4~6次，睡前用红霉素或金霉素眼膏涂眼，疗程至少10~12周。

2. 全身用药

沙眼急性期或重症沙眼患者，可口服强力霉素、阿奇霉素、螺旋霉素、红霉素等，一般疗程3~4周，用药期间应注意药物副作用。

3. 机械疗法

乳头、滤泡较多者，可行乳头摩擦术或滤泡挤压术。

4. 并发症的手术治疗

针对沙眼的后遗症和并发症，应选择相应的手术治疗。

（三）病情观察

注意观察患眼病变程度和病变所处阶段，注意有无并发症发生，尤其注意有无角膜损害及损害程度。

（四）心理护理

向患者介绍沙眼并发症的危害性，嘱患者要及时治疗，坚持用药，树立战胜疾病的信心，争取早期治愈，并防止并发症发生。

【健康教育】

（1）加强卫生宣教，教育个人培养良好的卫生习惯，保持面部清洁，经常洗手，搞好家庭和个人卫生。提倡一人一盆一巾，不用脏手和不洁物擦眼。

（2）改善环境卫生条件，合理处理垃圾，改善厕所环境，消灭苍蝇，并注意保持水源清洁。

（3）加强理发店、浴室和旅馆等服务行业的卫生监督管理，要求面巾、浴巾用后应严格消毒，以防止发生交叉感染。

（4）被病眼分泌物污染的物品应洗净，并煮沸或用75%酒精消毒。

（5）积极治疗现症患者，以控制传染源。

（6）向患者说明坚持长期用药的重要性，一般要用药10~12周，重症者需要用药半年以上。

知识链接

沙眼是世界上导致传染性盲目的主要原因，在发展中国家，如亚非贫穷偏僻的地区、中东、拉丁美洲和澳洲的一些地区仍有很高的发病率。据世界卫生组织（WHO）估计，全球大约有8400万人感染沙眼，有800万人因沙眼而发生视觉损害，约590万人因此失明或者视力下降严重。WHO针对沙眼的临床特征，提出了有效控制沙眼的4个要素，即“SAFE”战略，包括S（surgery），手术矫正沙眼性倒睫；A（antibiotics），抗生素治疗活动性沙眼感染人群；F（facial cleanliness），洗面和清洁眼部；E（environmental improvements），改善环境，通过改进水的供应、卫生条件和居住环境来预防沙眼。

四、翼状胬肉

翼状胬肉（pterygium）为睑裂区球结膜及结膜下组织增生肥厚，呈三角形朝向角膜侵袭生长，形如昆虫翅翼。常双眼患病，多见于鼻侧。

【疾病概况】

（一）病因与发病机制

病因及发病机制不明确，一般认为与长期在户外工作，受外界沙尘、阳光照射、干燥气候等因素的慢性刺激有关，紫外线可能是主要的致病因素。在地球赤道和户外工作的人（如渔民、农民）发病率较高。

（二）治疗原则

小而静止的胬肉无须治疗；胬肉侵袭瞳孔区影响视力或影响美观者，可进行手术治疗。

【护理评估】

（一）健康史

询问患者的年龄、职业及工作环境、诊治经过及效果。

（二）身体状况

1. 症状

常双眼患病，好发于鼻侧。多无自觉症状，或仅有轻度异物感；侵及角膜时可引起散光；进展至瞳孔区时将严重影响视力；肥厚挛缩的胬肉可限制眼球运动。

2. 体征

睑裂部球结膜充血肥厚，呈三角形，逐渐生长进入角膜。胬肉可分为三部分：伸入角膜内的尖端部分为头部，跨越角膜缘处的部分为颈部，位于球结膜上的宽大部分为体部。

按病变进展情况分为进行期和静止期。进行期翼状胬肉（图 3-8）发展快，组织充血肥厚，表面不平，上有粗大扩张的血管，其头部隆起，附近角膜呈灰白色浸润混浊。静止期翼状胬肉（图 3-9）一般不发展或发展很慢，无明显充血，组织菲薄，光滑，头部附近角膜透明。

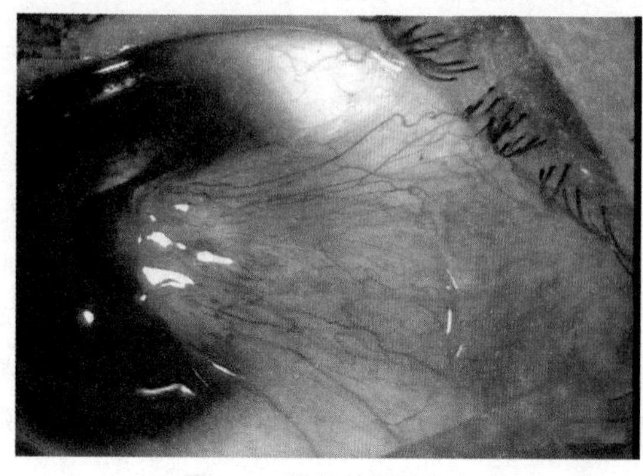

图 3-8　进行性翼状胬肉

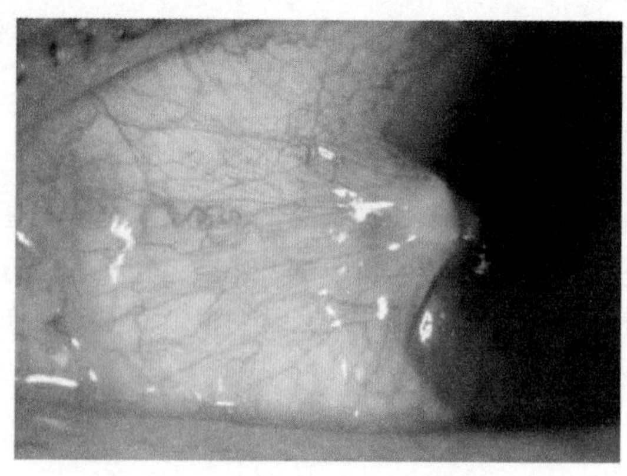

图 3-9　静止性翼状胬肉

【护理诊断】

1. 感知改变

视力障碍，与翼状胬肉生长进入角膜遮盖瞳孔有关。

2. 知识缺乏

缺乏防治翼状胬肉的相关知识。

【护理措施】

（1）小而静止的胬肉一般无须手术，但应减少局部刺激，防止其发展，做好病情解释，嘱患者定期复诊。

（2）对于需进行手术治疗的患者，术前向患者介绍手术过程和配合方法，消除其紧张心理。术中应彻底清除胬肉组织，可在翼状胬肉切除后局部使用丝裂霉素 C 以防术后复发。

【健康教育】

（1）指导患者尽量避免长期接触相关致病因素，户外活动时，可戴防护眼镜，减少风沙、紫外线等对眼部的刺激。

（2）嘱已行手术者注意眼部卫生，一般 7~10 天后拆除缝线。定期复查，观察胬肉有无复发。

思考题

1. 如何预防沙眼？
2. 细菌性结膜炎患者的护理诊断可有哪些？

第三节　角膜炎患者的护理

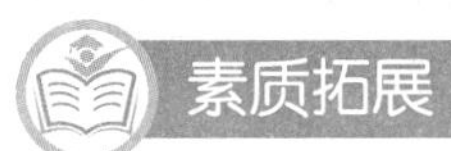

素质拓展

人间大爱

2015 年 1 月 16 日，著名歌手姚贝娜病逝于北京大学深圳医院，年仅 33 岁。姚贝娜昏迷前，其父代表她签下角膜捐献书。姚父接受媒体采访时说：“她有捐献遗体的愿望，经过考虑，我们选择了捐献角膜的方式，这很平常，她本来就是一个阳光的人，充满了光明的愿望。”据统计，我国目前有超过 200 万角膜盲患者，但每年仅有不到 5000 人能接受移植手术。姚贝娜只是捐献了角膜，原因是，她身体的其他器官基本上都受到了癌细胞扩散的影响。但是，一对小小的角膜却充满着巨大的正能量，姚贝娜主动承担起作为公众人物的最后一份责任，发挥了公众人物的道德示范作用。

学习目标

1. 掌握细菌性角膜炎、单纯疱疹性角膜炎患者的护理评估、护理诊断及护理措施。
2. 熟悉真菌性角膜炎患者的护理评估、治疗配合和护理措施。

角膜炎是我国常见的致盲性眼病之一，按病因可分为感染性、外伤性、免疫性、先天异常和营养不良性角膜炎，其中以感染性角膜炎最为常见，病原体有细菌、真菌、病毒、棘阿米巴、衣原体等。角膜炎最常见的症状有眼痛、畏光、流泪、眼睑痉挛，视力下降。典型体征为睫状充血、角膜浸润、角膜溃疡形成。角膜炎可致视力损害，甚至摧毁眼球。

角膜炎的治疗原则：积极控制感染，减轻炎症反应，促进溃疡愈合，减少瘢痕形成。经药物治疗如无明显疗效，有角膜穿孔危险者应及早行角膜移植等手术。

一、细菌性角膜炎

【疾病概况】

细菌性角膜炎（bacterial keratitis）为细菌感染角膜所引起的急性化脓性角膜炎，又称细菌性角膜溃疡。临床常见的有匍行性角膜溃疡和铜绿假单胞菌（绿脓杆菌）性角膜溃疡。

（一）病因与发病机制

病前多有角膜外伤史，铜绿假单胞菌性角膜溃疡多见于角膜异物取出术后。好发于慢性泪囊炎、倒睫、佩戴角膜接触镜、长期使用糖皮质激素及免疫抑制剂者。常见的致病菌有表皮葡萄球菌、铜绿假单胞菌、金黄色葡萄球菌、肺炎双球菌等。该病起病急，发展快，预后较差，如不及时控制感染，将发生角膜穿孔、眼内感染等严重并发症。

（二）治疗原则

积极控制感染，减轻炎症反应，促进溃疡愈合，减少瘢痕形成，防止并发症的发生。如经药物治疗无明显疗效，有角膜穿孔危险者应及早行角膜移植手术。

【护理评估】

（一）健康史

询问患者有无角膜外伤史、角膜异物取出史，有无慢性泪囊炎、倒睫、糖尿病，有无长期戴角膜接触镜、长期使用糖皮质激素或免疫抑制剂等。

（二）身体状况

1. 匍行性角膜溃疡

起病急，进展快，常在角膜外伤后 1~2 天发病。患眼剧烈疼痛、畏光、流泪、眼睑痉挛、视力下降。眼睑肿胀，结膜混合充血或睫状充血。早期角膜病变部位出现灰白色或黄白色浸润（图 3-10），呈圆盘状混浊，常位于角膜中心。溃疡形成后，其一侧边缘向周边及深部呈潜行性扩展（图 3-11）。溃疡周围炎性浸润，边界不清，表面有坏死组织和分泌物附着。前房积脓（图 3-11），脓液多呈黄白色。重者可导致角膜穿孔。

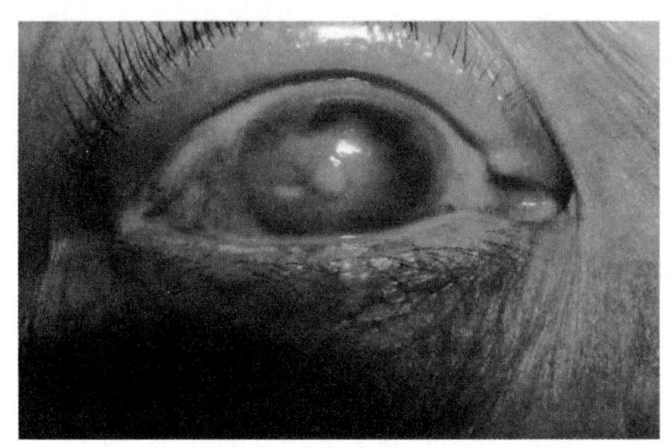

图 3-10 匍行性角膜溃疡

（早期病灶周围浸润）

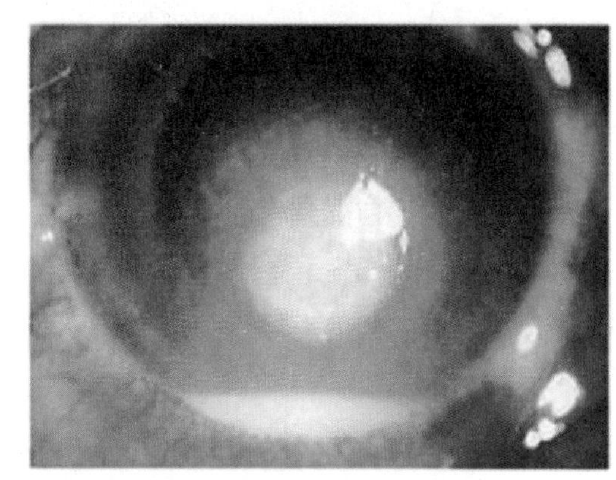

图 3-11 匍行性角膜溃疡

（溃疡一侧边缘呈潜行性扩展，有前房积脓）

2. 铜绿假单胞菌性角膜溃疡

起病急，进展迅猛，为最剧烈的角膜炎症，预后差。患眼剧烈疼痛、畏光、流泪、眼睑痉挛、视力急剧下降。眼睑高度红肿，结膜严重混合充血。角膜伤处发生灰白色浸润，并迅速向四周及深层扩展，周围有一环形浓密的浸润圈。角膜很快坏死形成大面积溃疡，其表面附有大量黄绿色黏稠脓液。前房积脓（图 3-12），呈淡绿色，量多。重者可在 1~2 天内全角膜坏死、穿孔、眼内容脱出，甚至发生全眼球炎（图 3-13）。

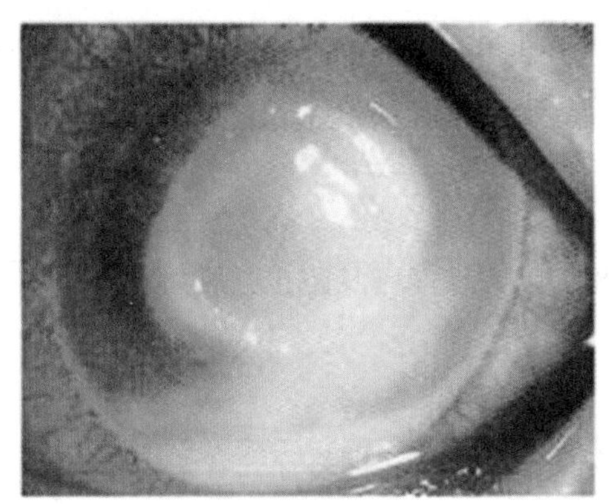

图 3-12 铜绿假单胞菌性角膜溃疡

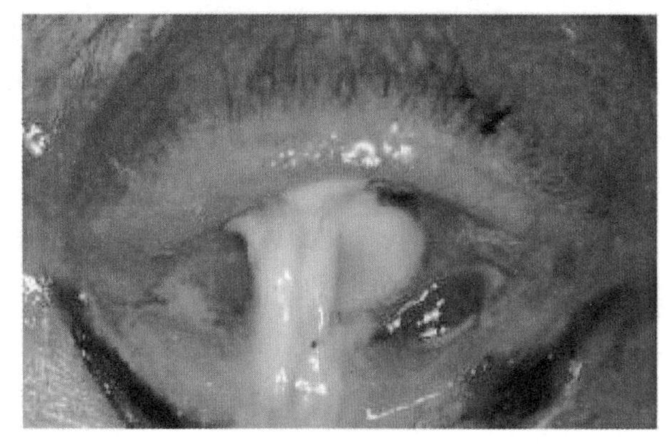

图 3-13 铜绿假单胞菌性角膜溃疡（角膜已穿孔）

（三）辅助检查

角膜溃疡刮片、镜检、细菌培养和药物敏感试验，可明确致病菌及敏感抗生素。

（四）心理社会状况

细菌性角膜炎起病急骤，患者疼痛剧烈，有严重视力障碍，易产生紧张、焦虑、悲伤等情绪，对其工作、学习和生活造成明显影响。

【护理诊断】

1. 疼痛

眼痛与角膜炎症刺激有关。

2. 感知改变

视力下降与角膜溃疡有关。

3. 焦虑

与担心疾病难以治愈有关。

4. 潜在并发症

角膜溃疡穿孔、眼内炎等。

5. 知识缺乏

缺乏防治细菌性角膜炎的相关知识。

【护理措施】

（一）一般护理

保证充足的休息，提供安静、舒适的环境，病房要适当遮光，避免强光刺激。外出应佩戴有色眼镜或用眼垫遮盖。多食富含营养、易消化的食物，避免便秘。

（二）治疗配合

1. 遵医嘱给予积极抗感染治疗

急性期选择高浓度敏感抗生素如0.3%妥布霉素、0.3%氧氟沙星滴眼液频繁滴眼，每15~30 min滴眼1次，炎症减轻后逐渐减少滴药次数，重者可在球结膜下注射妥布霉素、庆大霉素，以提高角膜和前房的药物浓度。

2. 散瞳

并发虹膜睫状体炎时，予以1%阿托品滴眼液或眼膏散瞳，以减轻疼痛及防止虹膜后粘连。滴药后应压迫泪囊区3~5 min，防止吸收中毒。

3. 冲洗结膜囊

用生理盐水冲洗结膜囊，清除溃疡表面分泌物，但角膜深部溃疡或溃疡即将穿孔者禁止冲洗。

4. 局部热敷及用眼垫包盖患眼

有助于减轻症状、促进炎症吸收及保护溃疡面。

5. 配合医生行治疗性角膜移植术

药物治疗无效、接近或已经穿孔者，可考虑施行治疗性角膜移植术，按内眼手术前后护理常规进行护理。

6. 其他辅助治疗

局部应用胶原酶抑制剂，可延缓角膜溃疡发展。口服大量维生素C、维生素B促进溃疡愈合。

7. 严格执行消毒隔离制度

患者所用医护用品专人专用，并及时消毒；用过的敷料应集中烧毁；对患者进行护理前后均应洗手、消毒，避免交叉感染。对于铜绿假单胞菌性角膜溃疡患者，应安排隔离病房。

8. 预防角膜穿孔的护理

①进行眼部护理操作及检查时动作要轻柔，勿压迫眼球。②嘱患者避免用力排便、咳嗽、打喷嚏及

屏气用力等行为，禁止挤眼及揉按眼部。③深层角膜溃疡者，采用绷带加压包扎，必要时，应用降眼压药物。④可用眼罩保护患眼，避免受到碰撞。

（三）病情观察

严密观察患者角膜刺激征、病灶分泌物、结膜充血、视力及角膜有无穿孔等情况，如出现异常，立即通知医生并协助处理。

（四）心理护理

向患者介绍角膜炎的病变特点、转归过程以及防治知识，消除其紧张、焦虑心理。鼓励患者表达自己的感受，及时给予安慰并对其表示理解。对有明显视力障碍者，应给予生活护理。

【健康教育】

（1）预防角膜外伤，如有外伤，应及时就诊。积极治疗慢性泪囊炎、消除倒睫。

（2）角膜异物剔除时应严格无菌操作，次日复诊。

（3）严格管理眼科诊断和治疗用滴眼液，定期消毒更换，妥善保管，避免污染。如1%荧光素钠及0.5%丁卡因眼液，每周定期消毒一次，避免铜绿假单胞菌污染。

（4）佩戴角膜接触镜者，戴取时注意操作仔细、卫生无菌，避免角膜划伤及感染。

（5）可佩戴有色眼镜，避免强光刺激。

二、单纯疱疹性角膜炎

单纯疱疹性角膜炎（herpes simplex keratitis，HSK）是由单纯疱疹病毒Ⅰ型感染引起的角膜炎症，在角膜病中致盲率居首位。单眼多见，好发于青壮年，病程长，易反复发作。

【疾病概况】

（一）病因与发病机制

单纯疱疹性角膜炎多系原发感染后的复发，病变类型多样，以树枝状角膜炎最为常见。原发感染常发生于幼儿，当幼儿头面部皮肤或眼、唇、口腔黏膜感染病毒后，病毒在三叉神经节内长期潜伏。当机体抵抗力下降，如发生感冒、发热、使用糖皮质激素或免疫抑制剂、过度疲劳等时，潜伏的病毒被激活，并沿三叉神经释放至角膜，导致复发感染。如此反复发作，可使角膜损害逐渐加重而导致失明。

（二）治疗原则

积极抗病毒治疗，减轻角膜损害；必要时可行治疗性角膜移植术。

【护理评估】

（一）健康史

询问患者有无上呼吸道感染等发热病史、有无全身或局部使用糖皮质激素、免疫抑制剂史等，以及有无疲劳、饮酒、紫外线照射等情况发生。询问患者有无反复发作史、诊治过程、用药情况及疗效。

（二）身体状况

1. 原发感染

多见于6个月至5岁的小儿，常在上呼吸道感染后发病。眼部表现为眼睑皮肤疱疹、急性滤泡性结膜炎、点状或树枝状角膜炎等。伴有发热、耳前淋巴结肿大，病程有自限性。

2. 复发感染

（1）树枝状角膜炎：是最常见的类型，初起角膜上皮呈灰白色小点状浸润，排列成行或成簇，继而形成小水泡，水泡破裂后相互融合形成表浅的树枝状角膜溃疡，称树枝状角膜炎。病程有自限性，愈后极少遗留瘢痕。

（2）地图状角膜炎：树枝状角膜炎反复发作或使用糖皮质激素后，炎症逐渐向角膜病灶四周及基质层扩展，树枝状溃疡互相融合形成不规则的地图状角膜溃疡，边缘参差不齐，称地图状角膜炎。

（3）盘状角膜炎：角膜表面粗糙、上皮完整，角膜中央部基质层有一以水肿为主的圆盘状致密混浊，灰白色、边界清楚。角膜知觉减退，刺激症状轻微，但视力显著下降。

（4）坏死性角膜基质炎：以炎性浸润和组织坏死为主要病变。重者可侵犯整个角膜基质，甚至发生溃疡穿孔，也可呈散在的灶性分布，伴有新生血管形成。愈后遗留致密瘢痕。

（三）辅助检查

角膜上皮刮片可见多核巨细胞及病毒包涵体；角膜病灶分离培养可发现单纯疱疹病毒；酶联免疫法检测病毒抗原；分子生物学方法如PCR可检测病毒DNA等。

（四）心理社会状况

单纯疱疹性角膜炎反复发作，病程较长，严重影响视功能，患者易出现烦躁及悲伤等情绪，有的可能放弃治疗。注意评估患者对疾病的认知程度。

【护理诊断】

1. 疼痛

眼痛与角膜炎症反应有关。

2. 感知改变

视力障碍与角膜混浊程度及病变部位有关。

3. 焦虑

与疾病反复发作、病程持续时间长，患者担心预后不良有关。

4. 知识缺乏

缺乏防治病毒性角膜炎的相关知识。

【护理措施】

（一）治疗配合

1. 遵医嘱使用抗病毒药物

常用的有0.1%阿昔洛韦、0.15%更昔洛韦等滴眼液及3%阿昔洛韦、0.15%更昔洛韦眼膏。急性期每 1~2 h 滴眼 1 次，白天滴眼液，晚上涂眼膏。严重者需口服阿昔洛韦。

2. 应用糖皮质激素

盘状角膜炎患者在使用抗病毒药物的同时，可局部加用糖皮质激素。树枝状和地图状角膜炎患者禁用糖皮质激素，否则会加重病情，甚至发生角膜穿孔。

3. 散瞳

常使用阿托品滴眼液或眼膏。

4. 手术治疗

反复发作、药物治疗无效或有穿孔危险者，可行治疗性角膜移植术。

(二) 病情观察

严密观察病情变化，注意病变的类型和进展，尤其是角膜溃疡的形态、范围和深度。

(三) 心理护理

安慰患者并解释病情，以消除患者的悲观情绪，坚定治疗的信心。

【健康教育】

(1) 嘱患者注意休息，避免疲劳和精神过度紧张，鼓励患者参加体育锻炼，增强体质，预防感冒，以降低复发率。

(2) 嘱患者合理饮食，多食水果、蔬菜，保持大便通畅，避免摄入刺激性食物和饮酒。

(3) 应用散瞳剂的患者，外出可戴有色眼镜，以减少光线刺激。

三、真菌性角膜炎

真菌性角膜炎（fungal keratitis）是由致病真菌引起的感染性角膜炎。近年来，由于广谱抗生素和糖皮质激素的广泛应用，真菌性角膜炎的发病率呈明显升高趋势。该病起病慢、病程长、症状轻而组织损害严重，致盲率高。

【疾病概况】

(一) 病因与发病机制

夏秋收割季节好发，多见于农业工作者。常发生于植物性角膜外伤后，也可见于长期局部或全身应用抗生素、糖皮质激素以及免疫抑制剂等。常见致病菌为曲霉菌（最常见）、镰刀菌、白念珠菌、酵母菌等。

(二) 治疗原则

以抗真菌药物治疗为主，必要时可行治疗性角膜移植术。

【护理评估】

(一) 健康史

询问患者职业和工作环境，有无眼部外伤史尤其是植物性眼球外伤史，有无长期使用抗生素、糖皮质激素或免疫抑制剂史，询问患者的诊治情况及疗效。

（二）身体状况

1. 症状

发病缓慢，病程长，呈亚急性。自觉症状较轻，患眼轻度疼痛、畏光、流泪、有异物感，伴视力下降。

2. 体征

球结膜混合充血。病变初起为灰白色的浸润灶，一周或更长时间后形成溃疡。病变早期角膜后壁有沉着物（内皮斑）。溃疡形状不规则，边界清楚，表面粗糙不平微隆起、干燥易碎，外观似牙膏样或苔垢样斑块（图3-14）。溃疡进展时，可呈羽毛状向外突伸，称为伪足，或向周围呈“卫星”状浸润蔓延，形成卫星灶。前房积脓，为灰白色黏稠脓液，无典型的液平面。由于真菌穿透力强，如不及时治疗或治疗无效，可发生角膜穿孔、眼内炎。

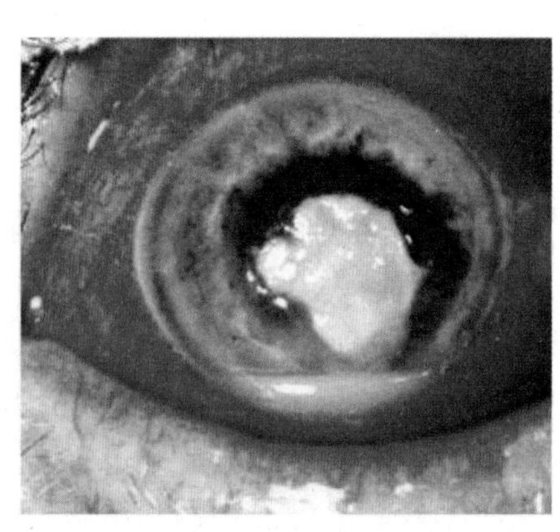

图3-14 真菌性角膜溃疡

本病应与细菌性角膜炎相鉴别（表3-1）。

表3-1 真菌性角膜炎与细菌性角膜炎的鉴别

鉴别项目	真菌性角膜炎	细菌性角膜炎
诱因	多为植物性角膜外伤	一般性角膜外伤
起病	起病缓，进展慢	起病急，发展快
刺激症状	溃疡严重，刺激症状轻，黏液性	轻重与溃疡一致，脓性
溃疡形态	不规则，表面粗糙干燥，质脆易刮下，边缘清楚，坏死组织如苔垢状	圆形，表面光滑、湿润，边缘模糊，坏死组织呈黏性，不易剥下
病原体检查	刮片可见孢子或菌丝，培养有真菌生长	细菌培养阳性
治疗	抗真菌药物	抗细菌药物

（三）辅助检查

角膜溃疡刮片可发现真菌菌丝，尤其是病变区活检可提高培养和分离的阳性率；共焦显微镜检查是非侵入性检查，可直接发现病原微生物，又可指导临床治疗。

（四）心理社会状况

患者早期因角膜刺激症状较轻、视力损害不突出而不予以重视，导致耽搁治疗，角膜损害加重。后期溃疡范围增大，视力严重下降，患者易出现紧张、焦虑甚至恐惧心理。了解患者对疾病的认知程度、工作环境等。注意患者有无紧张、焦虑、害怕等心理变化。

【护理诊断】

1. 感知改变

视力障碍与角膜炎症影响有关。

2. 潜在并发症

角膜穿孔、眼内炎与严重溃疡或治疗不及时有关。

3. 焦虑、恐惧

与视力障碍严重、病程长、愈合慢及患者担心预后不良有关。

4. 知识缺乏

缺乏防治真菌性角膜炎的相关知识。

【护理措施】

（一）治疗配合

1. 遵医嘱局部应用抗真菌药

常用药物有 0.25%两性霉素 B、0.5%咪康唑、0.5%~1%氟康唑、2.5%那他霉素等，每 0.5~1 h 滴眼一次，睡前涂眼膏。病情严重者可在结膜下注射咪康唑或两性霉素 B。痊愈后仍要坚持用药一段时间，减少复发。禁用皮质类固醇激素。

2. 扩瞳

应用复方托吡卡胺滴眼液或 1%阿托品滴眼液扩瞳。

3. 全身用药

病情严重者可口服伊曲康唑或静脉滴注氟康唑等药物，全身补充大量维生素。

4. 手术治疗

对长期不愈或角膜有穿孔危险者，可行治疗性角膜移植术。

（二）病情观察

密切观察视力和结膜充血有无改善，角膜溃疡有无进一步发展，有无角膜穿孔，注意有无药物副作用出现，如发现异常应及时报告医生。

（三）心理护理

认真做好患者的心理护理疏导工作，消除焦虑情绪，并向传授患者防护知识，充分调动患者治疗疾病的积极性，争取早日康复。

【健康教育】

（1）防止角膜外伤，尤其是农业外伤，亦应警惕佩戴角膜接触镜所致损伤。

（2）避免滥用抗生素和激素，对长期应用抗生素和糖皮质激素的患者要注意眼部病情变化，避免发生真菌性角膜炎。

思考题

1. 为防止角膜溃疡患者发生角膜穿孔，护理上要特别注意什么？

2. 患者，男，42 岁。因取除左眼角膜铁屑异物后眼痛伴视力下降 2 天入院。查：视力左眼手动，左眼结膜混合充血，结膜囊可见黄绿色脓液，角膜中央可见一直径 5 mm 的圆形溃疡灶，边缘呈灰白色浓密浸润，溃疡表面有大量黏稠分泌物附着，前房可见约 2 mm 的积脓。

（1）对该病最可能的诊断是什么？

（2）对该病的护理措施有哪些？

（3）如何预防该病？

第四节　白内障患者的护理

导学视频

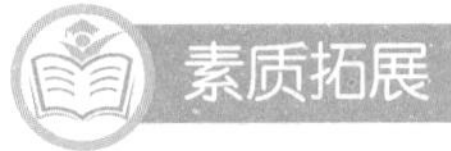

关爱盲人

我国曾进行过视力残疾状况调查。结果显示，14 岁以下儿童盲及低视力的主要病因为先天性遗传性眼病，如先天性白内障等。60 岁以上老年人盲或低视力的主要病因为白内障。1984 年，在沙特阿拉伯首都利雅得召开的世界盲人联盟成立大会上，每年的 10 月 15 日被定为“国际盲人节”，这使盲人在国际上第一次有了统一的组织和自己的节日。在这以前，盲人节没有固定的日子，一些欧洲国家的盲人们经常在秋天举行文艺活动，并把这项活动的纪念日称为“白手杖节”。1989 年 9 月 18 日，中国残疾人联合会发出通知，要求各地在每年的国际盲人节时，由省（市）盲人协会出面，业务部门协助，结合当地情况，举行适当的庆祝活动，以丰富盲人的生活，体现国家和社会对盲人的关怀。

学习目标

1. 掌握白内障的概念和主要症状；年龄相关性白内障的类型，皮质性白内障的临床分期、治疗要点、护理措施。

2. 能熟练运用护理程序评价年龄相关性皮质性白内障患者，正确书写护理计划，提出护理诊断，采取正确的护理措施。

白内障（cataract）指由各种因素导致的晶状体混浊。白内障已成为首位致盲性眼病，全世界盲人中有 46%是由白内障致盲，我国每年新增白内障盲人约 40 万人。白内障的发病机制比较复杂，与年龄、遗传、营养、代谢、环境、全身性疾病、机体外伤等多种因素有关。根据发病原因，白内障可分为年龄相关性白内障、外伤性白内障、并发性白内障、代谢性白内障、先天性白内障、辐射性白内障、药物及中毒性白内障及后发性白内障等。本节选择其中的年龄相关性白内障和先天性白内障进行介绍。

一、年龄相关性白内障

年龄相关性白内障（age-related cataract）又称老年性白内障，占白内障发病率 50%以上，为最常见的白内障类型。多发生于 40 岁以上中老年人，且随着年龄的增加，患病率明显升高，80 岁以上患病率为 100%。目前，我国人口老龄化形势严峻，该病发病率呈逐年增高趋势。根据晶状体初发混浊的部位，年龄相关性白内障分为皮质性、核性和后囊下性三种类型，其中以皮质性最为常见，约占 70%。

【疾病概况】

（一）病因与发病机制

病因为晶状体老化后的退行性病变，具体发病机制尚不明确，可能是年龄、遗传、营养、代谢、环境等综合因素对晶状体长期作用的结果，与紫外线照射、生育过多、吸烟、饮酒有关。

(二) 治疗原则

目前尚无疗效肯定的药物，仍以手术治疗为主。

【护理评估】

(一) 健康史

评估患者的年龄、遗传、营养、代谢、环境、全身性疾病（如糖尿病、高血压、动脉硬化等）、生活习惯等综合因素。

(二) 身体状况

主要症状为双眼同时或先后发病，呈渐进性、无痛性视力下降，直至眼前手动或仅有光感。患者早期表现为眼前固定不动的黑影，随病情发展可有单眼复视或多视、屈光改变等表现。

1. 皮质性白内障

按发展过程，皮质性白内障分为初发期、膨胀期、成熟期和过熟期四期：

(1) 初发期（图 3-15）：晶状体周边部皮质出现灰白色楔形混浊，尖端指向晶状体中央，混浊在瞳孔区还不明显，常需散瞳才能发现，视力多正常。此期发展缓慢，可长达数年。

(2) 膨胀期（图 3-16）：又称未成熟期，混浊逐渐向中央发展，并伸入瞳孔区，晶状体有不均匀的灰白色混浊，视力明显下降。晶状体皮质吸收水分而肿胀，推虹膜前移，使前房变浅，易诱发急性闭角型青光眼。用斜照法检查时，在患眼瞳孔区出现新月形投影，称虹膜投影阳性。视力明显下降，眼底难以看清。

(3) 成熟期（图 3-17）：晶状体完全均匀混浊，呈乳白色，皮质水肿消退，体积和前房深度恢复正常，虹膜投影消失。视力降至手动或光感，眼底无法窥见。

(4) 过熟期（图 3-18）：晶状体皮质溶解液化呈乳白色颗粒，棕黄色核失去支撑，直立时核下沉，可使患眼视力有所提高。由于核下沉，上方前房变深，虹膜失去支撑而出现虹膜震颤。液化的皮质渗漏到囊膜外时，可引起晶状体过敏性葡萄膜炎和晶状体溶解性青光眼。晶状体悬韧带退行性变化，可导致晶状体脱位。

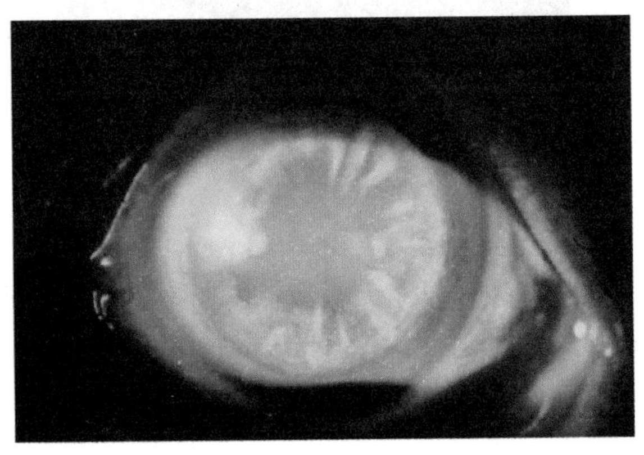

图 3-15　皮质性白内障初发期

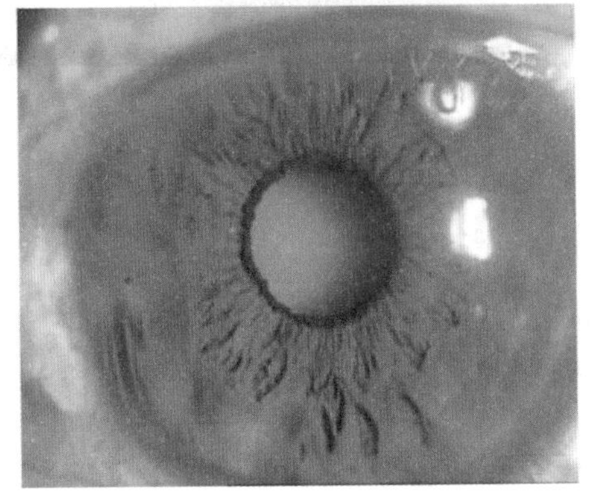

图 3-16　皮质性白内障膨胀期（虹膜投影阳性）

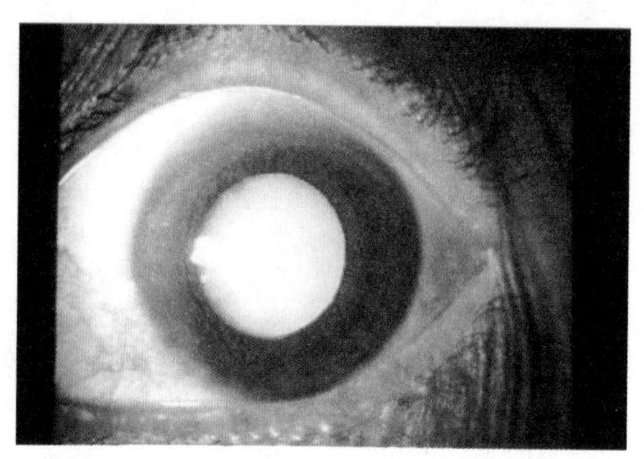
图 3-17　皮质性白内障成熟期

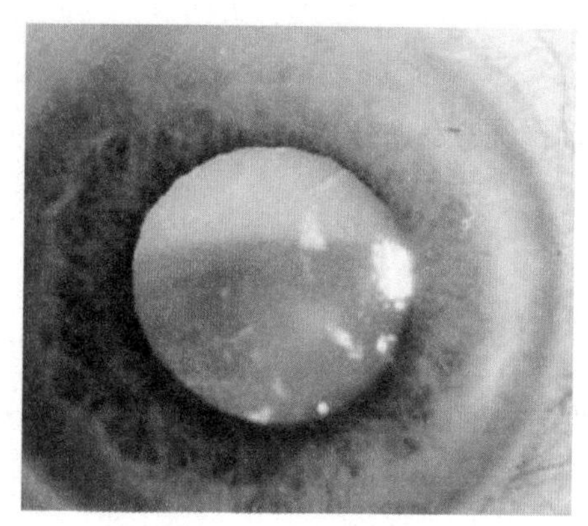
图 3-18　皮质性白内障过熟期

2. 核性白内障

核性白内障（图 3-19）较少见，发病早，40 岁左右发病，视力下降进展缓慢。早期晶状体核呈黄色，周边部透明，视力不受影响。随着晶状体核密度增加，屈光力指数明显增加，常表现为近视增加或老视减轻。后期晶状体核逐渐变为棕黄色、棕黑色，眼底不能窥见，严重视力障碍。

3. 后囊下性白内障

后囊下性白内障（图 3-20）是指在晶状体后囊膜下的皮质浅层出现棕黄色混浊，由许多致密小点组成，其间夹杂着小空泡和金黄色或白色结晶样颗粒，外观似锅巴状。因混浊位于视轴，早期即可出现明显视力障碍。

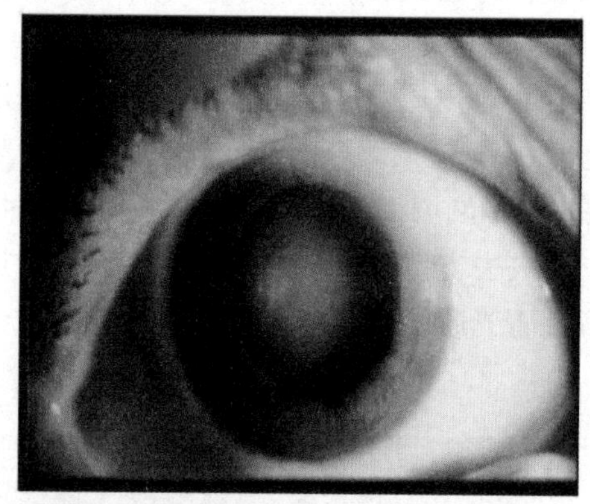
图 3-19　核性白内障

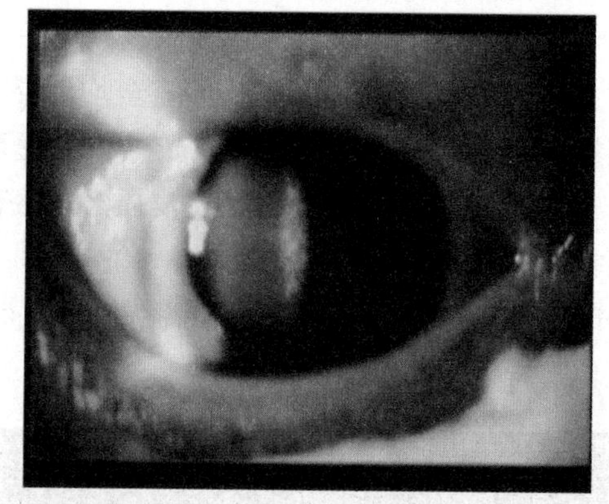
图 3-20　后囊下性白内障

（三）辅助检查

散瞳后进行检眼镜或裂隙灯显微镜检查，可确定晶状体混浊程度；进行眼电生理及光定位检查，可排除视网膜及视神经疾病；进行角膜曲率及眼轴长度检测，可计算手术植入人工晶状体的度数。

（四）心理社会状况

老年人因视力障碍，行动不便，工作、学习和生活受到影响，易产生孤独感，出现社交障碍。

【护理诊断】

1. 感知改变

视力障碍与晶状体混浊有关。

2. 潜在并发症

继发性闭角型青光眼、晶状体过敏性葡萄膜炎、晶状体溶解性青光眼、晶状体脱位、术后伤口感染等。

3. 生活自理缺陷

与视力下降及手术有关。

4. 知识缺乏

缺乏白内障自我保健知识。

【护理措施】

以手术治疗为主，目前尚无疗效肯定的药物用于治疗。当视力下降至影响患者工作或生活质量时即可考虑进行手术。通常采用的手术为超声乳化白内障吸除术（phacoemul-sification），这是目前被公认的最安全有效的白内障手术方法。近年来开展的激光乳化白内障摘除术，是继超声乳化术后切口更小、对组织损伤更小的手术方式。若无行超声乳化术条件者，可行白内障囊外摘除术（ECCE）。晶状体摘除后术眼呈高度远视状态，需植入人工晶状体或术后佩戴凸透镜以矫正视力，其中植入人工晶状体是目前最好最有效的矫正方法，已被普遍使用。

（一）一般护理

向患者及其家属介绍病区相关护理常识，使患者适应病区生活环境，预防意外损伤；指导患者做好个人卫生，洗头洗澡时，勿让脏水入眼；给予清淡易消化食物，保持大便通畅。

（二）治疗配合

1. 遵医嘱用药

白内障早期，可滴用谷胱甘肽、白内停等眼液，口服维生素 C、维生素 E 等药物，以延缓白内障的进展。在膨胀期慎用散瞳剂如阿托品，避免诱发青光眼。

2. 白内障手术患者的护理

（1）向患者讲明手术目的、方式及复明效果，解释术中、术后可能出现的问题、注意事项及采取的应对措施，消除患者的思想顾虑，使其积极配合治疗。

（2）术前眼部准备：术前 3 天滴抗生素眼药水，术日冲洗结膜囊及泪道、剪去眼睫毛；检查视功能、眼压、角膜曲率半径和眼轴长度。

（3）配合医生完善术前全身检查，包括血压、血糖、心电图、X 线、肝功能、血尿常规、凝血功能等检查。教患者学会转动眼球，用舌尖顶压上腭或用手指按压人中穴的方法来抑制咳嗽和打喷嚏，防止术后出血或伤口裂开。

（4）术后注意观察术眼有无疼痛、渗血、视力下降、分泌物增多等，如有异常应及时报告医生。术后进行眼部护理操作时严格执行无菌原则，动作轻柔，不要挤压眼球。嘱患者勿揉压术眼、剧烈活动及用力排便等，以免伤口出血或裂开。同时，加强生活护理，若患者术后不能自理，应协助其完成饮食、大小便、洗漱等。嘱患者出院后定期门诊复查。

（三）病情观察

（1）如患者术前突然出现眼胀、眼痛，提示发生青光眼。

（2）术后注意观察术眼敷料是否干燥、固定，如术眼持续疼痛、分泌物增多、视力突然下降等应警惕眼内感染；对于突然出现的术眼疼痛、敷料有渗血，提示手术伤口出血或裂开。

（四）心理护理

向患者及其家属介绍手术复明知识、预后效果及可能出现的问题，使患者能顺利接受手术并保持情绪稳定，避免因情绪激动而导致并发症发生。

【健康教育】

（1）宣传防盲治盲知识，白内障是我国当前防盲治盲工作的重点，积极宣传白内障防治知识，讲述其发病原因、治疗现状及预后，建立防治网络，做到群防群治。

（2）让早期患者定期门诊随访，教会患者学会自我监测病情变化，如出现虹视、眼疼、头痛、恶心、呕吐等，提示可能发生急性青光眼，应及时到医院就诊。

（3）避免紫外线、红外线、放射线等直接长时间照射眼部，外出时，可戴太阳镜保护。

（4）指导患者掌握人工晶状体植入术后的护理要点，提高自我保健能力，避免意外发生。术中未植入人工晶状体者，术后 3 个月配普通框架眼镜或角膜接触镜矫正视力。

二、先天性白内障

先天性白内障（congenital cataract）是指出生前后或出生后一年内发生的晶状体混浊，是儿童常见眼病。多数患儿出生前即已存在，少数患儿出生后才继续发展。本病表现为各种形态与部位的晶状体混浊，可为单眼或双眼发病。

【疾病概况】

（一）病因与发病机制

先天性白内障有内源性和外源性两种病因。内源性与染色体基因有关，有遗传性。外源性与患儿母亲妊娠前 3 个月感染病毒、滥用药物、接触放射线、营养缺乏及全身病变等影响胎儿晶状体的发育有关。

（二）治疗原则

视力影响不大者一般不需要治疗；有明显视力障碍者应尽早手术，以恢复视力，减少弱视和盲发生。

【护理评估】

（一）健康史

询问患儿母亲孕期有无病毒感染、用药、接触放射线等情况，有无家族遗传史等；询问发现患儿眼部和视力异常的时间及有无发展。

（二）身体状况

1. 症状

可双眼或单眼发病，多为静止性，少数患儿出生后继续发展。患儿视力障碍程度可因混浊发生部位和形态不同而异。有的可不影响视力，有的出生后只有光感。

2. 体征

根据晶状体混浊发生部位和形态，先天性白内障分为前、后极白内障，点状白内障，花冠状白内障，绕核性白内障和全白内障。其中，绕核性白内障为最常见的类型。先天性白内障常合并其他眼病如斜视、眼球震颤、先天性小眼球等。

（三）辅助检查

实验室检查如染色体、血糖、尿糖和酮体检查等，可以帮助了解病因。

（四）心理社会状况

一般情况下，患儿家长对孩子的视力障碍非常担心，对疾病的预后缺乏了解。应注意评估患儿家长的情绪状态、经济水平、文化程度、抗压能力等，有针对性地开展心理护理。

【护理诊断】

1. 感知改变

视力下降与晶状体混浊、视力障碍有关。

2. 自理缺陷

与视力障碍有关。

3. 潜在并发症

斜视、弱视和眼球震颤与晶状体混浊影响视网膜接受光线刺激而抑制视功能发育有关。

【护理措施】

（一）一般护理

帮助家属制订患儿生活自理计划，指导计划有效实施。

（二）治疗配合

（1）视力影响不大者，一般无须治疗，定期随访。

（2）视力影响明显者，应尽早给予手术治疗。手术愈早，获得良好视力的概率愈大。一般宜在患儿3~6个月时手术，最迟不超过2岁，以免发生形觉剥夺性弱视。

（3）无晶状体眼者需进行屈光矫正和视功能训练。屈光矫正方法有戴框架眼镜、角膜接触镜及植入人工晶状体。

（4）如已发生弱视，应尽快进行弱视训练治疗。对弱视患儿，应指导家长对其进行正确的弱视训练，如遮盖疗法、光学药物压抑疗法、精细动作训练等。

（三）心理护理

对于视力很差或术后效果不佳者，应给予低视力康复治疗和教育。将本病有关防治知识介绍给家庭主要成员，以便患者能够得到正确的家庭护理。

【健康教育】

（1）做好社区宣教工作，避免先天性白内障的发生。

（2）内源性先天性白内障具有遗传性，注意优生优育。外源性先天性白内障应做好孕妇早期保健护理，特别是孕妇妊娠头3个月的保健护理。

（3）对于视力极差或手术效果不佳者，应给予低视力健康教育及治疗。

思考题

1. 患者，女，60岁，因右眼流泪且伴有视物不清15年，近半年加重而入院。

眼科检查：右眼视力手动，左眼视力1.2。挤压右眼泪囊区可见黏脓性分泌物，结膜无充血，角膜透明，前房清亮，虹膜棕褐色，纹理清晰，瞳孔直径3 mm，对光反应灵敏，晶状体呈白色混浊，虹膜投影（-），眼底窥不清，指测眼压正常。左眼未见异常。

（1）请写出疾病诊断。

（2）应该先治疗何病？为什么？

（3）若需手术治疗，试制订手术前后护理计划。

2. 陈女士，82岁，家住农村，经济拮据。近10年来，右眼逐渐视物模糊不清，加重3月，只能分辨白天黑夜。眼部检查：右眼视力光感，左眼视力0.4；右眼晶状体呈乳白色完全混浊，虹膜投影消失，眼底窥不清。

（1）根据症状与体征，写出疾病诊断与分期。

（2）如果患者迟迟未做手术，可能会出现哪些并发症？

（3）对陈女士该做哪些手术前护理？

第五节　青光眼患者的护理

关注青光眼

世界上大约有8000万青光眼患者，各个年龄段都有患病可能，青光眼已成为人类致盲的“杀手”。青光眼是全球第二位致盲性眼病。但其具有隐匿性，在发达国家有一半的青光眼患者不知道自己患有青光眼，发展中国家中则有超90%的青光眼患者对自己的疾病一无所知，甚至从未听说过青光眼。青光眼可以发生于任何年龄，老年人更常见，其患病率随着年龄增长而增加。世界青光眼联合会（WGA）和世界青光眼患者联合会（WGPA）共同发起了一项全球性行动（世界青光眼日），宣传、普及青光眼的知识，旨在提高青光眼的知晓率。从2008年开始，每年的3月6日被定为“世界青光眼日”。

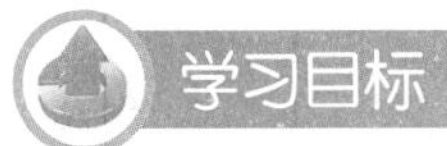

1. 掌握急性闭角型青光眼的发病机制、护理评估、护理诊断和护理措施。
2. 熟悉开角型青光眼患者身体状况的评估、主要护理诊断、护理措施。
3. 了解先天性青光眼、继发性青光眼患者身体状况的评估、治疗配合和护理措施。
4. 能理解青光眼患者及其家属对疾病反复发作表现出焦虑的心情，并能进行心理疏导。

青光眼（glaucoma）是以病理性眼压增高所导致的视神经凹陷性萎缩和视野缺损为特征的眼病。病理性眼压增高是其主要危险因素。青光眼是致盲的主要眼病之一，若能及早进行正确诊治和护理，多数患者可避免失明。

眼压是眼球内容物作用于眼球内壁的压力，亦称眼内压（intraocular pressure）。一般将正常人的眼压值定为10~21 mmHg（1 mmHg=0.133 kPa）范围。正常眼压具有双眼对称、昼夜压力相对稳定等特点，即24 h眼压波动范围≤8 mmHg（1.06 kPa），双眼眼压差≤5 mmHg（0.66 kPa）。一般来讲，眼压升高是引起视神经及视野损害的重要因素，但视神经对眼压的耐受程度有很大的个体差异。在临床上，部分患者的眼压已超过统计学的正常上限，长期随访观察并不出现视神经损害和视野缺损，称为高眼压症；也有部分患者眼压在正常范围内，却发生了青光眼典型的视神经萎缩和视野缺损，称为正常眼压性青光眼。因此，高眼压并不都是青光眼，正常眼压也不能排除青光眼。

正常眼压对维持正常视功能起着重要作用。眼压的稳定性主要通过房水的产生与排出之间的动态平衡来维持。房水生成率、房水通过小梁网流出的阻力和上巩膜静脉压是影响眼压高低的主要因素。对青光眼的治疗和护理也要遵循这一规律，即或增加房水排出，或减少房水生成，以达到降低眼压、保存视功能的目的。

根据前房角形态、病因及发病机制、年龄等因素，青光眼被分为原发性青光眼、继发性青光眼和先天性青光眼三大类。根据眼压升高时前房角的开放状态，原发性青光眼又分为闭角型青光眼和开角型青光眼。

一、急性闭角型青光眼

急性闭角型青光眼（acute angle-closure glaucoma，ACG），是一种以眼压急剧升高并伴有相应症状和眼前段组织改变为特征的眼病，又称急性充血性青光眼。本病多见于50岁以上女性，男、女发病比为1：2。可双眼同时或先后发病，与遗传因素有关。

【疾病概况】

（一）病因与发病机制

病因尚未充分阐明，具有遗传倾向的解剖变异是本病的主要因素，包括眼轴短、角膜小、前房浅、房角狭窄，以及晶状体较厚且位置靠前等。常见的诱发因素有情绪激动、暗室停留时间过长、局部或全身应用抗胆碱类药物、长时间阅读、过度疲劳和疼痛等，均可使瞳孔散大，周边虹膜松弛，与小梁网接触，导致房角关闭（图3-21），从而诱发急性闭角型青光眼。

（二）治疗原则

急性闭角型青光眼的基本治疗原则是手术。术前应积极采用综合药物治疗，以缩小瞳孔、开放房角，迅速控制眼压，减少组织损害，积极挽救视力。

【护理评估】

（一）健康史

询问患者发病前有无情绪剧烈波动或上述有关的诱发因素发生；疾病发作次数、有无规律性等；有无青光眼家族史。

（二）身体状况

急性闭角型青光眼有以下几个不同的临床阶段（分期），不同的病期各有其一定的特点。

1. 临床前期

当一眼已被确诊为本病，另一眼只要具有前房浅、房角狭窄等解剖因素，尚未发作，则该眼即为临床前期；或两眼虽均未发病，但有家族史且存在浅前房，做激发试验后眼压明显升高者，亦称双眼临床前期。

2. 先兆期

表现为一过性或反复多次的小发作，多出现在傍晚时分。表现为轻度的眼胀痛伴同侧偏头痛、视力减退、虹视、鼻根部酸胀疼痛和恶心，轻度睫状充血，角膜轻度雾状混浊，眼压一般不超过 40 mmHg，经充分休息后可自行缓解。

3. 急性发作期

起病急，表现出典型的急性闭角型青光眼的症状和体征（图 3-22）。

（1）症状：突然发作剧烈的眼胀、眼痛，伴剧烈的头痛、恶心、呕吐。有时易被误诊为胃肠道疾病、颅脑疾患等。视力急剧下降，常降到指数或手动，甚至仅存光感。

（2）体征：①眼睑肿胀，球结膜混合充血、水肿；②角膜水肿，呈雾状或毛玻璃状，角膜内皮可有色素性角膜后沉着物；③瞳孔中等散大，常呈竖椭圆形，对光反射迟钝或消失，有时可见局限性后粘连；④虹膜因水肿而纹理不清，后期可留有萎缩区；⑤前房极浅，周边部前房几乎完全消失，房角镜检查可见房角完全关闭；⑥眼压升高，多在 50 mmHg 以上，指测眼压时眼球坚硬如石。

高眼压缓解后，症状多减轻或消失，但视力仅部分恢复，眼前段常留下永久性组织损伤。如角膜后色素沉着、虹膜节段性萎缩及色素脱落、晶状体前囊下点、片状灰白色混浊（青光眼斑），统称为急性闭角型青光眼三联征，有诊断意义。

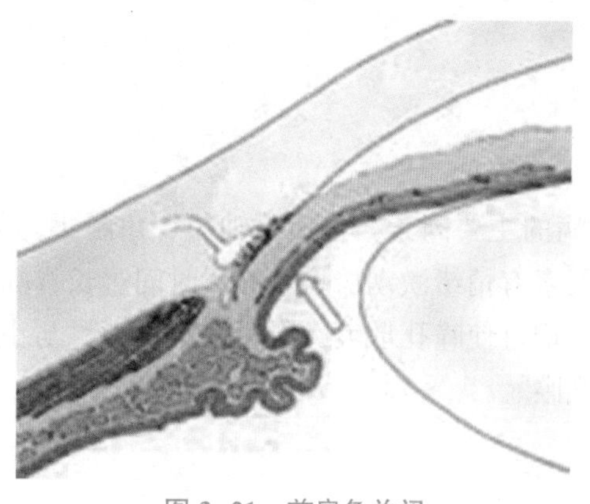

图 3-21　前房角关闭

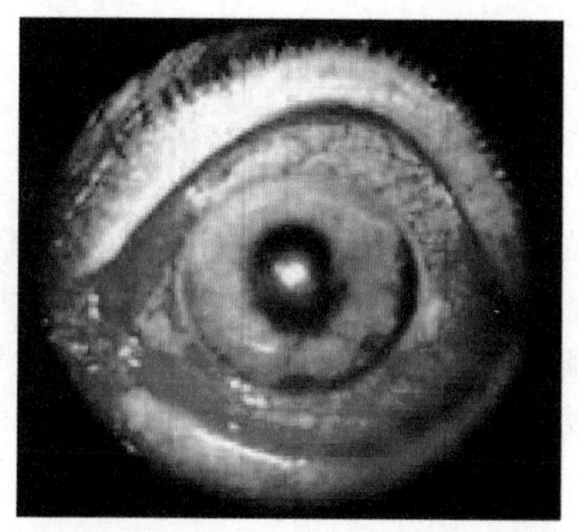

图 3-22　急性闭角型青光眼急性发作期

4. 间歇期

小发作缓解后，房角重新开放，症状和体征减轻或消失，不用药或仅用少量缩瞳剂就能将眼压维持在正常范围内。但瞳孔阻滞的解剖基础尚未解除，遇到诱发因素可再次急性发作。

5. 慢性期

急性大发作或反复小发作后，房角广泛粘连（通常>180°），小梁网功能严重受损，眼压持续中度升高，视力进行性下降。随病情发展，逐渐出现青光眼性视盘凹陷和萎缩，并有相应的视野缺损。

6. 绝对期

指眼压持续升高过久，眼组织特别是视神经遭到严重破坏，视力已降至无光感且无法挽救的晚期病例，偶可因眼压过高或角膜变性而出现顽固性眼痛。

（三）辅助检查

眼压检查、视野检查、前房角镜检查有相应阳性体征。可疑患者应进行相关的激发试验，如暗室试验、饮水试验等。暗室试验：在暗室内，患者在清醒状态下静坐 1~2 h，然后在暗光下测其眼压，如测得的眼压比试验前升高>8 mmHg，则为阳性。进一步的检查有眼底彩照、OCT 检查、视野检查等。

（四）心理社会状况

急性闭角型青光眼发病急骤，患者视力下降明显，并且反复发作后视力难以恢复。患者心理负担较重，情绪变化较大，表现为紧张、焦虑、暴躁、恐惧、绝望等。

【护理诊断】

1. 疼痛

眼痛伴偏头痛与眼压升高有关。

2. 感知改变

视力障碍、视野缺损与眼压升高致角膜水肿、视网膜及视神经损害有关。

3. 知识缺乏

与缺乏急性闭角型青光眼的相关防治及护理知识有关。

4. 焦虑

与对青光眼的预后缺乏信心、担心预后不良有关。

【护理措施】

（一）治疗配合

1. 药物治疗

遵医嘱迅速给予降眼压药物，并注意观察药物疗效及不良反应。

（1）拟副交感神经药（缩瞳剂）：使瞳孔缩小，解除周边虹膜对小梁网的堵塞，从而使房角重新开放，降低眼压。常用药以 1%~2%毛果芸香碱为代表。急性发作每隔 5~10 min 一次，瞳孔缩小、眼压降低后，改为 1~2 h 一次或每天 4 次。每次点药后应压迫泪囊区数分钟，以免药物通过鼻黏膜吸收而引起全身中毒。如果出现恶心、呕吐、流涎、出汗、腹痛、肌肉抽搐等症状，应及时停药，严重者可用阿托品解毒。

（2）碳酸酐酶抑制剂：能减少房水生成而降低眼压，常用药物有乙酰唑胺、醋甲唑胺。如服用后出现口周及手脚麻木，停药后症状即可消失。此药不可长期服用，可引起尿路结石、肾绞痛、血尿及小便困难、代谢性酸中毒、低血钾等不良反应。服药同时给予氯化钾和碳酸氢钠，以减少不良反应的发生，若发生上述症状，应嘱患者停药，并多次少量饮水。局部用药可用1%布林佐胺滴眼液，可减少全身不良反应。

（3）β-肾上腺素能受体阻滞剂：通过抑制房水生成而降低眼压。常用0.25%～0.5%噻吗洛尔或倍他洛尔滴眼液，每日滴眼2次。注意心率变化，心脏房室传导阻滞、窦性心动过缓和支气管哮喘者禁用。

（4）高渗剂：本类药能升高血浆渗透压，吸收眼内水分，使眼压迅速下降，但降压作用在2～3 h后消失，常用甘露醇注射液250 mL快速静脉点滴。用药期间应注意观察年老体弱或有心血管疾病者呼吸及脉搏变化，以防发生意外，糖尿病患者应慎用本类药。药物不良反应是使颅内压降低，部分患者可出现头痛、恶心等症状，用药后宜平卧休息。

（5）辅助药物：给予视神经保护性治疗，神经营养药物可起到一定保护视神经的作用。必要时，可给予止吐、镇静、安眠药物。

2. 手术治疗

待药物将眼压控制以后，可行手术治疗，以防复发。其目的是打通阻塞，建立房水向外引流的新通道。根据房角开放情况选择周边虹膜切除术、激光周边虹膜切开术，或滤过性手术如小梁切除术等。按内眼手术患者的常规护理做术前准备和术后护理。

（二）病情观察

密切观察患者眼压及症状的变化，在给予降眼压药物和缩瞳剂时，注意观察药物的副作用。如患者出现异常反应，应立即报告医生，及时处理。

（三）心理护理

青光眼患者性子急躁、易激动，医护人员应做好患者心理疏导，指导患者掌握放松技巧，如深呼吸、静坐放松，缓解急躁、紧张、焦虑情绪，以良好的心态接受治疗及护理。

【健康教育】

（1）闭角型青光眼是重要且常见的致盲眼病，要加强宣传。对疑似病例，有家族史者，或眼科检查前房浅、房角狭窄者应密切观察眼压，以便早期诊断与治疗。

（2）对已确诊的患者，解释坚持用药、定期复查的重要性。指导患者及其家属学会自我监测病情，一旦出现眼痛、头痛、虹视、视力下降等症状，要及时到医院诊治。

（3）保证充足的睡眠，避免情绪激动，如过度兴奋或忧郁等。

（4）避免在黑暗环境中停留太长时间，不看或少看电视。

（5）避免短时间内饮水量过多（一次饮水量以少于300 mL为宜），以免加重病情或引起急性发作。

（6）选择清淡易消化的饮食，保持大便通畅，忌烟酒、浓茶、咖啡和辛辣等刺激性食物。

（7）严重视功能障碍的患者外出时应有家人陪同，防止发生意外。

二、开角型青光眼

【疾病概况】

开角型青光眼（open-angle glaucoma，OAG）是一种眼压升高而致视神经损害、视野缺损，终至失明的眼病，亦称慢性单纯性青光眼。其特点为发病隐匿，进展缓慢，发作时眼压虽然升高，但房角始终开放。多见于中年人，双眼先后或同时发病。

（一）病因与发病机制

发病机制尚不明确，一般认为是由小梁网胶原纤维及弹力纤维变性，内皮细胞增生或者脱落，网眼变窄或闭塞，使房水排出的阻力增加所致。

（二）治疗原则

控制眼压升高，防止或延缓视功能进一步损害。以药物治疗为主，无效时再进行手术。

【护理评估】

（一）健康史

评估患者有无青光眼家族史、有无糖尿病、心血管疾病等病史。

（二）身体状况

1. 症状

早期自觉症状不明显或无自觉症状，可有轻度雾视、眼胀等症状。不易早期发现，患者多在视野严重受损甚至已经单眼失明时才注意到而就医。

2. 体征

（1）眼压：早期眼压不稳定，呈波动性升高，随病情发展，多在中等水平。早期通过测定 24 h 眼压曲线有助于诊断。24 h 眼压差≥8 mmHg 为病理状态。

（2）视野：早期的典型视野改变为旁中心暗点、弓形暗点。随着病情发展，可出现鼻侧阶梯、环形暗点，视野向心性缩小，晚期仅存颞侧视岛和管状视野。除视野改变外，黄斑功能也受损害，出现获得性色觉障碍、视觉对比敏感度下降及某些视觉电生理异常等现象。

（3）眼底：主要是视盘（视神经乳头）的改变。典型的眼底表现为：①视盘生理凹陷进行性扩大和加深，杯盘比（C/D）>0.6；②双眼凹陷不对称，C/D>0.2；③视盘上或其周围浅表线状出血；④视网膜神经纤维层缺损。

眼压升高、视盘损害、视野缺损是开角型青光眼的三大诊断指标，其中的两项为阳性，检查房角是开放的，即可诊断为开角型青光眼。

（三）辅助检查

24 h 眼压测定、眼压描记、饮水试验、Goldmann 视野计超阈值静点检查或计算机自动视野计阈值定量检查、眼底照相、对比敏感度检查、视觉电生理检查等。

（四）心理社会状况

开角型青光眼不仅引起视野改变，还可造成黄斑功能受损，严重影响患者的工作和生活，患者常表现出焦虑、烦躁心理，并因担心视力恢复不理想而悲观。

【护理诊断】

1. 感知紊乱

视野改变与眼压升高、视神经纤维受损有关。

2. 焦虑

与担心疾病预后不良有关。

3. 自理能力缺陷

与视神经损害导致视力和视野改变有关。

4. 知识缺乏

缺乏防治开角型青光眼的相关知识。

【护理措施】

（一）治疗配合

1. 药物治疗

（1）前列腺素衍生物为治疗开角型青光眼的一线用药，可促进房水经葡萄膜巩膜外流通道排出，但不减少房水生成。常用药物有0.005%拉坦前列素滴眼液，每天傍晚滴一次。

（2）常用的β-肾上腺素受体阻滞剂为0.25%～0.5%噻吗洛尔或倍他洛尔眼药水，每日滴眼两次。其通过抑制房水生成而降低眼压。

（3）碳酸酐酶抑制剂多用于局部用药的补充，不宜久用，以免引起全身副作用。

药物使用原则：浓度最低、次数最少、效果最好。如用一种药物不能控制眼压，可联合用药，常将前列腺素衍生物和β-肾上腺素受体阻滞剂联合使用。

2. 手术治疗

药物治疗不理想者可行氩激光小梁成形术等；无效者做滤过性手术（小梁切除术）。

（二）病情观察

应注意监测24 h眼压，以便了解眼压控制情况。观察患者的视野改变，视野缺损明显者，鼓励其寻求帮助。

（三）心理护理

注意心理护理，协助患者树立积极治疗疾病、战胜疾病的信心，克服自卑心理，并向患者传授有关本病的防治知识。

【健康教育】

（1）有开角型青光眼家族史者，嘱患者定期检查，便于及时发现病情，及早诊断与治疗。

（2）强调遵医嘱坚持用药和按时复诊的重要性，了解眼压和视功能变化，及时调整治疗方案。

（3）开角型青光眼经治疗后，即使眼压得以控制，仍应指导患者每3～6个月按时复查，包括眼压、眼底、视野和视力检查。

三、先天性青光眼

先天性青光眼（congenital glaucoma）是由胚胎发育时期，前房角发育异常，影响房水外流导致眼压升高。根据发病年龄的早晚，先天性青光眼分为婴幼儿型青光眼和青少年型青光眼。

【疾病概况】

（一）病因与发病机制

病因尚不完全清楚。一般认为，先天性青光眼属常染色体显性、隐性或多因素遗传病，常伴其他先天异常如虹膜缺损、白内障及心脏病等。青少年型青光眼为房角结构发育不全或未发育，或房角组织被一层中胚叶残膜覆盖，阻塞了房水排出通道，导致眼压升高而发病。多为双眼发病。

（二）治疗原则

手术是治疗的主要措施，一旦确诊应及早手术治疗。常用手术方式有房角切开术、小梁切开术等。术前用药物控制眼压。

【护理评估】

（一）健康史

评估患者发病时间、治疗经过、有无家族史等。

（二）身体状况

1. 婴幼儿型青光眼

婴幼儿型青光眼常于3岁以内发病，约50%的病例出生时就有身体状况，80%在1岁内得到确诊。常有畏光、流泪、眼睑痉挛等症状。检查：①眼球扩大，前房加深，呈轴性近视。②角膜直径增大，横径常>12 mm。角膜上皮水肿，外观呈雾状混浊。③眼压升高（常在全麻下测量）。④眼底可见青光眼性视盘凹陷，且出现早、进展快。

2. 青少年型青光眼

青少年型青光眼于6~30岁时发病。早期一般无自觉症状，发展到一定程度可出现虹视、眼胀、头痛等症状。多数患者的房角是开放的，视野、眼底表现与开角型青光眼相似；有轴性近视；眼压升高，且波动较大。

（三）辅助检查

超声波测量和随访眼轴长度变化，婴幼儿可在全麻下进行眼压测量、前房角镜检查等。

（四）心理社会状况

了解家庭成员对患儿疾病的认知程度，应注意较大儿童患先天性青光眼，会出现恐惧、孤单、悲哀等心理变化。

【护理诊断】

1. 感知改变

视力下降与眼压升高、视神经受损等有关。

2. 潜在并发症

前房积血、眼球破裂与眼球扩大、组织变薄易受外伤有关。

3. 家庭应对无效

与患者或其家属缺乏对该病的防治知识有关。

4. 功能障碍性悲哀

与视力下降有关。

【护理措施】

（一）治疗配合

1. 治疗原则

婴幼儿型青光眼患者经药物治疗无明显效果，一旦确诊应及早手术治疗，青少年型青光眼患者可用药物控制眼压，如出现进行性视盘及视野损害，则应及早手术。

2. 手术护理

参照内眼手术护理常规。

（二）病情观察

如遇眼球明显增大的患儿，应特别注意保护眼睛，避免受到意外的伤害而致眼球破裂。

（三）心理护理

向家庭主要成员介绍与本病有关的防治知识，对于年龄较大的患儿要正确引导，做好心理护理工作，使其摆脱自卑感，恢复与其他小朋友的正常交往。

【健康教育】

（1）向家庭成员介绍本病的有关知识，婴幼儿如出现畏光、流泪及不肯睁眼情况，应及时到医院检查；如确诊为本病，应积极进行手术治疗。

（2）婴幼儿型青光眼患儿的眼压得到控制后，还应尽早采取适当的措施防治弱视。

思考题

患者，女，60 岁，与邻居吵架后出现右眼痛、头痛、视力减退，伴恶心、呕吐。既往有类似病史，但可自行缓解。检查：右眼视力眼前手动，结膜混合充血，角膜上皮水肿，角膜后色素沉着，前房极浅，瞳孔中度大，对光反射消失，眼底窥不清，眼压指测坚硬如石。左眼视力 1.2，除前房略浅外，余均正常。

（1）请做出疾病诊断。

（2）对该患者的护理诊断有哪些？

（3）请为其制订护理措施。

第六节　葡萄膜及视网膜疾病患者的护理

导学视频

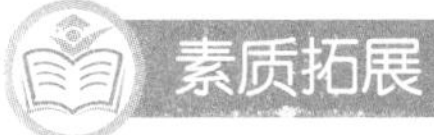

“玻切女王”的故事

“玻切女王”黎晓新教授，是我国现代玻璃体手术开拓者之一，被国内封为“眼科四把刀”之首。身为国际眼科科学院院士的她，几十年来所坚守的是一名普通眼科医生的执着和责任。

黎晓新曾做过一场闻名全国的手术。时间回到1999年，中国驻南斯拉夫联盟使馆武官曹荣飞在美机轰炸中眼睛严重受伤，左眼视网膜的黄斑部出现了外伤性黄斑裂孔，很多医生都束手无策。后来，黎晓新会诊后将曹荣飞转到北大人民医院。曹荣飞接受了由黎晓新主刀的玻璃体切割手术联合自体浓缩血小板封闭黄斑裂孔术。术后，曹荣飞的黄斑裂孔消失了，视力从0.3提高到了0.8。“很多人都说，那场手术太有压力了，一做不好怎么收场？可是我有这个技术，而且很熟练，为什么不做呢？我的想法很简单，就是尽自己的力量医治这个病人而已。”黎晓新说。

学习目标

1. 掌握虹膜睫状体炎和视网膜病变的护理评估、主要护理诊断和护理措施。
2. 熟悉各种视网膜病变的临床特点。
3. 了解葡萄膜炎和视网膜病变的病因、发病机制及防治原则。

一、急性虹膜睫状体炎

急性虹膜睫状体炎是虹膜、睫状体的急性炎症，多发生于青壮年，病程长，易反复发作，根据病因可分为感染性和非感染性两大类。

【疾病概况】

（一）病因与发病机制

（1）感染性：是由细菌、病毒、真菌、寄生虫等病原体感染所致。
（2）非感染性：又分为外源性和内源性。
①外源性主要是由外伤、手术等物理化学损伤所致。
②内源性主要是由免疫反应以及对变性组织、坏死肿瘤组织的反应所致。

（二）治疗原则

立即散瞳，防止虹膜后粘连；迅速抗炎，防止眼组织损伤和出现并发症。

【护理评估】

（一）健康史

询问患者有无虹膜睫状体炎反复发作史，有无风湿性疾病、结核病、溃疡性结肠炎、梅毒等全身相关性疾病史，有无眼外伤史或眼部其他感染史。

（二）身体状况

1. 症状

患眼疼痛、畏光、流泪、视力减退。

2. 体征

球结膜睫状充血或混合充血。由于炎症程度及渗出物的成分不同，角膜后沉着物（keratic precipitates，KP）的形态和色调也不同，一般分为尘状 KP、羊脂状 KP 和色素性 KP 三种类型。房水蛋白含量增加，裂隙灯下前房内光束增强，呈灰白色半透明带，称为房水闪光辉，或称 Tyndall 现象。虹膜充血水肿、纹理不清，慢性炎症时虹膜与周围组织发生粘连，如与角膜粘连称虹膜前粘连，与晶状体粘连称虹膜后粘连，若瞳孔缘完全后粘连，则称为瞳孔闭锁。瞳孔缩小、光反射迟钝或消失。晶状体前表面有色素沉积。玻璃体混浊，出现反应性黄斑水肿。

（三）辅助检查

血常规、血沉、HLA-B27 抗原分型等实验室检查，病原微生物感染者做病原学检查可发现病原体。

（四）心理社会状况

疾病反复发作致患者视力障碍、眼部疼痛，易产生焦虑、悲观等情绪，影响患者正常的生活、工作和学习。

【护理诊断】

1. 疼痛

与虹膜睫状体炎症刺激有关。

2. 感知改变

视力障碍与房水混浊、角膜后沉着物、继发性青光眼、并发性白内障及黄斑水肿等有关。

3. 焦虑

与视力下降、病程长易反复发作等有关。

4. 潜在并发症

继发性青光眼、并发性白内障、眼球萎缩等。

【护理措施】

（一）治疗配合

（1）遵医嘱应用散瞳剂，及时充分散瞳是治疗本病的关键。局部常用后马托品或阿托品眼膏，效果不理想者可在瞳孔未散开的部位结膜下注射散瞳合剂（1%阿托品、1%可卡因和 0.1%肾上腺素等量混合）0.1~0.2 mL。散瞳剂可避免虹膜后粘连，防止并发症发生；可解除瞳孔括约肌和睫状肌痉挛，减轻疼痛，增加睫状前动脉供血，改善血液循环，促使炎性渗出物吸收。

（2）遵医嘱应用糖皮质激素，常用 0.5%醋酸可的松、0.1%地塞米松滴眼液滴眼。

（3）遵医嘱应用非甾体消炎药如双氯芬酸钠滴眼液、普拉洛芬滴眼液，给予抗感染治疗，选择性使用安妥碘等促进炎症吸收的药物以及免疫抑制剂如环磷酰胺等。

（4）积极查找病因，进行病因治疗。

（二）病情观察

注意观察散瞳合剂、糖皮质激素的药物疗效及可能产生的副作用。

（三）心理护理

向患者介绍本病的特点，说明坚持用药的重要性，多关心患者，提供心理支持，帮助患者掌握本病的保健知识，树立战胜疾病的信心，积极配合治疗与护理。

【健康教育】

（1）嘱患者加强锻炼、增强体质、戒除烟酒，季节更替时注意预防流行性感冒，减少复发。
（2）散瞳期间避免强光刺激，外出可戴有色眼镜。
（3）出院后按医嘱用药，不可自行停药，定期复查，如有异常及时就医，避免并发症的发生。

二、视网膜中央动脉阻塞

【疾病概况】

（一）病因与发病机制

视网膜中央动脉属于终末动脉，分支间无吻合，一旦发生阻塞，视网膜内5层血供中断，引起急性缺血缺氧，严重损害视功能，视力急剧下降。

（二）治疗原则

迅速恢复血流，局部和全身给予扩张血管药物，降低眼压。

【护理评估】

（一）健康史

询问患者有无高血压、动脉硬化、静脉周围炎、糖尿病、红细胞增多症等病史。

（二）身体状况

患眼突然发生无痛性完全失明，在阻塞之前，可先有血管痉挛，患者有一过性黑矇，为时几秒钟或几分钟。患眼瞳孔直接光反射消失，间接光反射存在。视网膜呈灰白色，黄斑区呈现“樱桃红斑”（图3-23），是本病的典型体征。视网膜中央动脉及其分支变细，管径不规则。

（三）辅助检查

眼底检查及眼底荧光血管造影。

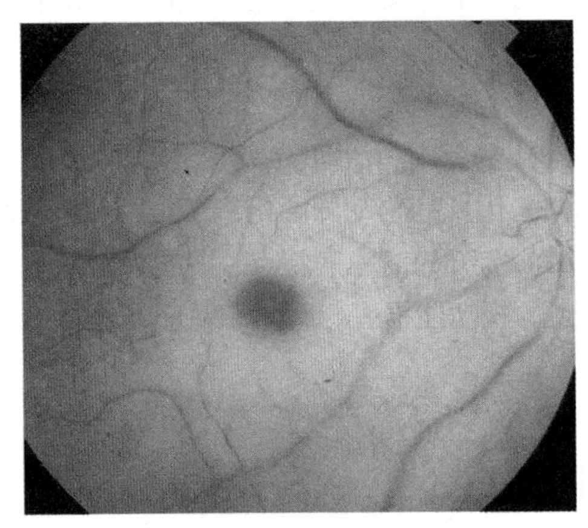

图3-23　右眼视网膜中央动脉阻塞（中心凹呈樱桃红斑）

（四）心理社会状况

视力突然完全丧失或视野缺损，患者难以接受现实，悲观、郁闷，外出活动减少，出现社交障碍。

【护理诊断】

1. 焦虑、恐惧

与患者突然无痛性视力下降、担心视力能否恢复有关。

2. 感知改变

与视力下降有关。

3. 有外伤的危险

与视力下降有关。

4. 部分生活自理能力缺乏

与视力突然下降有关。

5. 知识缺乏

缺乏眼底疾病和全身病变防治知识。

【护理措施】

（一）治疗配合

视网膜缺血超过 90 min，光感受器细胞死亡不可逆转，应配合医生实施紧急救治。遵医嘱协助患者尽快吸入亚硝酸异戊酯或舌下含服硝酸甘油等扩张血管药物。球后注射阿托品或山莨菪碱，注射后按压注射点 5~10 min；前房穿刺、口服醋甲唑胺或静脉注射甘露醇降低眼压；用 95%氧与 5%二氧化碳混合气体吸氧；反复按摩眼球，每次按摩至少 15 min；进行全身检查，特别注意颈动脉及心血管系统的异常体征，以寻找病因，积极治疗全身疾病，预防另一只眼发病。

（二）病情观察

观察患者视力变化，急救期（12 h 内）应 1~2 h 检查一次，急救期后每天检查 2 次。视力改变时，及时报告医生并做好相应处理。治疗过程中注意观察药物不良反应。

【健康教育】

（1）避免剧烈活动、疲劳、精神紧张及各种不良刺激。

（2）因此病与动脉硬化、高血压、糖尿病紧密相关，故应积极治疗并注意相关用药情况。

（3）告知患者本病特点，教会患者预防和自救的方法。告诉患者本病发病后，超过 90 min，会出现不可逆的视功能损害。因此，一旦出现相关症状，应立即就诊。

三、视网膜中央静脉阻塞

【疾病概况】

（一）病因与发病机制

视网膜中央静脉阻塞（central retinal vein occlusion，CRVO）主要是由视网膜中央动脉粥样硬化压迫筛板或其后的视网膜中央静脉，造成静脉血流淤滞、血管内皮损伤、血栓形成而引起。本病比视网膜中央动脉阻塞更多见，常为单眼发病，左、右眼发病率无差别。

（二）治疗原则

积极治疗，对大面积毛细血管无灌注区或已产生新生血管者，应采用激光全视网膜光凝术，玻璃体积血者可考虑玻璃体切割术或经结膜冷凝术。

【护理评估】

（一）健康史

询问患者有无心脑血管疾病、高血压、动脉硬化、血液黏滞度增高、糖尿病、青光眼等病史。

（二）身体状况

患眼视力多有明显下降。各象限的视网膜静脉扩张、迂曲，视网膜内水肿，视网膜布满火焰状的出血斑（图 3-24），其间有灰白色渗出斑，黄斑区弥漫性或囊样水肿。

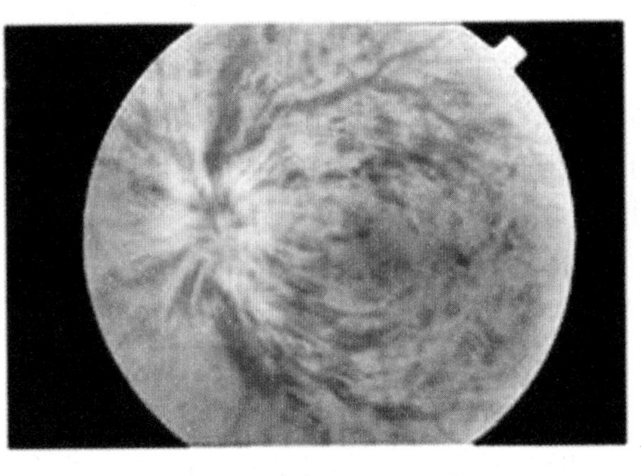

图 3-24　视网膜中央静脉阻塞

（三）辅助检查

眼底检查；荧光血管造影可发现视网膜毛细血管无灌注区，有助于分型和指导选择治疗方法。

（四）心理社会状况

患者视力下降，悲观、郁闷，影响正常的生活、工作和学习，出现社交障碍。

【护理诊断】

1. 感知改变

与视力下降、视网膜出血有关。

2. 部分生活自理能力缺乏

与视力突然下降有关。

3. 焦虑恐惧

与视力下降、担心视力能否恢复有关。

4. 有外伤的危险

与视力下降有关。

5. 知识缺乏

缺乏防治视网膜中央静脉阻塞的相关知识。

【护理措施】

（1）遵医嘱用药，可用糖皮质激素，长期小剂量应用阿司匹林，疾病恢复期可用碘剂促进吸收，根据全身情况，必要时应用扩张血管和维生素类药物，眼压高者应行降眼压治疗。

（2）广泛毛细血管无灌注者，应采用全视网膜光凝术，治疗前注意充分散瞳。

（3）玻璃体积血者应考虑玻璃体切割术，按内眼手术常规护理。

四、高血压性视网膜病变

高血压性视网膜病变（hypertensive retinopathy）是指由高血压导致视网膜血管内壁损害的总称。

【疾病概况】

（一）病因与发病机制

长期高血压作用使视网膜动脉管壁硬化、管径狭窄，血管管壁渗漏，致使视网膜水肿、渗出等。

（二）治疗原则

积极控制血压。控制血压是防治眼底病变最根本的措施，其通过卫生宣育、控制体重、运动和内科药物治疗实现。原发性高血压在得到有效的控制后，视盘水肿和视网膜水肿、出血及渗出等均可吸收、消退，生命预后也较前为好。服用维生素 C、芦丁、碘剂及血管扩张剂，可促进视网膜水肿、渗出和出血的吸收。

【护理评估】

（一）健康史

询问患者有无高血压及嗜铬细胞瘤等病史。

（二）身体状况

1. 症状

患眼可有不同程度的视力下降。

2. 体征

高血压性视网膜病变分为四级：Ⅰ级，视网膜小动脉反光带加宽，管径不规则，动静脉交叉处压迹虽不明显，但透过动脉管壁见不到其深面的脉血柱；Ⅱ级，动脉光带加宽，呈铜丝或银丝状外观，动静脉交叉处压迹明显，深面的静脉血管有改变，视网膜可见硬性渗出或线状小出血；Ⅲ级，动脉管径明显变细，视网膜水肿，可见棉绒斑及片状出血；Ⅳ级，Ⅲ级眼底改变加视盘水肿。

【护理诊断】

1. 感知改变

视力下降与视网膜及视神经损害有关。

2. 自理缺陷

与视力下降有关。

3. 焦虑

与视力下降、病程长、反复发作等因素有关。

【护理措施】

(1) 积极治疗高血压，使血压稳定在正常范围之内。

(2) 遵医嘱应用维生素 C、芦丁、碘剂及血管扩张剂，以促进视网膜水肿、渗出及出血的吸收。

五、视网膜脱离

视网膜脱离（retinal detachment，RD）是指视网膜神经上皮层和色素上皮层之间的脱离，可分为孔源性（原发性）、牵拉性及渗出性（又称继发性）三类。

【疾病概况】

（一）病因与发病机制

(1) 孔源性视网膜脱离最常见，主要是由于视网膜变性或玻璃体的牵拉使视网膜神经上皮层发生裂孔，液化的玻璃体经此裂孔进入视网膜神经上皮层和色素上皮层之间形成视网膜脱离。多见于高度近视者、白内障摘除术后无晶状体眼者、老年人和眼外伤者。

(2) 牵拉性视网膜脱离是因增生性玻璃体视网膜病变的增生条带牵拉而引起的视网膜脱离。

(3) 渗出性视网膜脱离是由脉络膜渗出所致的视网膜脱离，又称浆液性视网膜脱离。

（二）治疗原则

尽早手术治疗，封闭裂孔。

【护理评估】

（一）健康史

询问患者有无高度近视、白内障摘除术后无晶状体眼和眼外伤病史；有无中心性浆液性脉络膜视网膜病变、葡萄膜炎、后巩膜炎、妊娠高血压综合征、高血压以及特发性葡萄膜渗漏综合征等疾病；有无玻璃体积血、糖尿病病史。

（二）身体状况

早期有飞蚊症，眼前有闪光感和黑影飘动，脱离区对应范围的视野缺损，如累及黄斑区则视力明显减退。检查可见眼压下降，眼底可见脱离区视网膜呈青灰色隆起，可查见视网膜裂孔。

（三）辅助检查

散瞳后通过间接检眼镜、巩膜压迫或三面镜仔细检查眼底，可发现视网膜裂孔；眼部B超检查可协助诊断。

（四）心理社会状况

患者视力障碍，担心预后不好，常有紧张、焦虑等心理表现，影响正常的工作、生活和学习。

【护理诊断】

1. 感知改变

视力下降及视野缺损与视网膜脱离有关。

2. 焦虑

与视功能损害及担心预后有关。

3. 知识缺乏

缺乏与视网膜脱离相关的防治和护理知识。

【护理措施】

（一）一般护理

帮助患者适应病房环境，做好无障碍设施管理，协助患者做好卧床期间的生活护理，满足患者各项生活所需。嘱患者术后摄入半流质饮食1～2天。注意补充足够的维生素，尤其是维生素C和B族维生素。

（二）治疗配合

（1）按内眼手术护理常规进行术前准备。

（2）术后双眼包扎，安静卧床休息一周，避免活动，以减少出血。玻璃体注气或注油的患者采取低头或俯卧位，待气体吸收后改为正常卧位。

（三）心理护理

向患者说明手术的重要性、术后可能出现的情况、术前、术后需配合的事项，耐心解答患者的疑问，消除患者焦虑心理，增强患者对手术的信心。

【健康教育】

（1）高危人群如高度近视者、白内障摘除术后无晶状体眼者、老年人应避免剧烈运动和眼外伤。

（2）术后半年内勿剧烈运动及从事重体力劳动，防止头部受到碰撞。

思考题

1. 点1%阿托品时有哪些注意事项？

2. 周某，男，35岁，机关公务员，双眼高度近视，中午与同事打篮球时右眼不慎被篮球击中。下午办公时，自觉视力突然显著下降，非常着急，由同事陪同到医院就诊。查体：右眼裸眼视力指数/

30 cm，散瞳后查眼底，后极部视网膜有一圆形裂孔，以右眼视网膜脱离为诊断收入院。待完善各项检查后拟进行手术治疗，请为周某制订手术前后的护理计划。

第七节 屈光不正和老视患者的护理

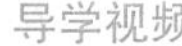

导学视频

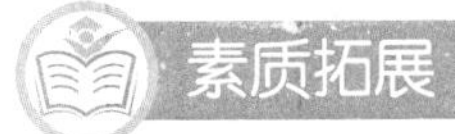

素质拓展

角膜激光手术发展史

1983 年，美国哥伦比亚大学眼科教授 S. Trokei 博士提出准分子激光代替传统的眼科角膜刀片的思路。这启发了欧洲的医生塞勒博士，他开始尝试着将准分子激光用于角膜屈光手术领域，之后在美国与德国广泛开展。同年，哥伦比亚大学与 IBM 公司开始设计使用镭射激光进行近视手术，经过试验后，确定了可使用准分子激光进行角膜组织汽化切削，也就是 PRK（准分子激光角膜切削术），将屈光手术引入激光时代。1990 年，美国眼科医师古拉姆·佩伊曼结合了 PRK 与自控板层原位磨镶术 ALK 的优点，发明了 LASIK，奠定了更加成熟稳定的近视手术理论。2003 年，美国发明飞秒激光替代角膜板层刀，开创了全程由激光来完成的近视手术。2016 年 9 月 13 日，SMILE 在美国 FDA 通过验证，人类进入了全飞秒激光手术时代。

学习目标

1. 掌握屈光不正的定义、分类，屈光不正及老视患者的护理评估和护理措施。
2. 熟悉屈光不正及老视患者的治疗配合事项及护理诊断。
3. 了解屈光不正及老视患者的健康教育。

屈光不正是指当眼球调节静止时，来自 5 m 以外的平行光线，经过眼的屈光系统屈折后，不能聚焦于视网膜上清晰成像。屈光不正包括近视、远视和散光。

一、近视

【疾病概况】

近视（myopia）是指眼在调节静止时，平行光线经眼的屈光系统屈折后，聚焦在视网膜之前的一种屈光状态（图 3-25）。

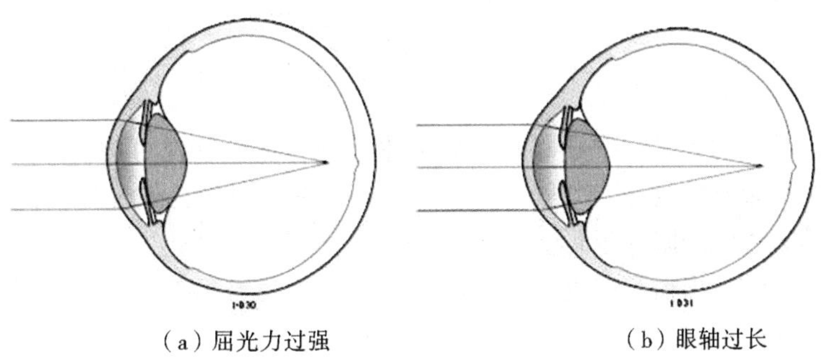

（a）屈光力过强　　（b）眼轴过长

图 3-25 近视

（一）病因与发病机制

近视的病因比较复杂，可能与以下因素有关。

1. 环境因素

主要与长时间近距离阅读、用眼卫生不良有关。此外，大气污染、微量元素不足、营养失调和教具不符合学生的人体工程力学要求等也是近视的诱发因素。

2. 发育因素

婴幼儿眼球较小，为生理性远视，随着年龄增长，眼球各屈光成分协调生长，逐步变为正视。如眼轴过度发育，即为轴性近视。

3. 遗传因素

一般认为，病理性近视可能属常染色体隐性遗传；单纯性近视为多基因遗传，既遵循遗传规律又有环境因素参与，以环境因素为主。

近视根据程度可分为轻度、中度、重度三种，低于-3.00D为轻度近视；-3.00D～-6.00D为中度近视；高于-6.00D为高度近视。按照成因，近视可分为单纯性近视和病理性近视，单纯性近视多始于青少年时期，发育成熟后度数基本稳定，近视屈光度数一般在-6.00D以下，眼底正常，视力可矫正至正常；病理性近视于幼年开始，持续进行性加深，发展快，成年后仍在进展，眼轴长，伴有眼底退行性病变，矫正度数常低于1.0。按屈光成分，近视可分为轴性近视和屈光性近视，前者由眼轴过长所致，后者由角膜或晶状体弯曲度过大或房水、晶状体屈光度增强所致。根据是否参与调节作用，近视可分为调节性近视、真性近视和混合性近视：青少年因长时间近距离阅读，睫状肌痉挛而出现的一过性近视，称调节性近视或假性近视，应用睫状肌麻痹剂后，呈正视或轻度远视；真性近视应用睫状肌麻痹剂后，近视屈光度数未降低或降低度数低于0.50D；混合性近视应用睫状肌麻痹剂后，近视屈光度数降低大于0.50D，但不能恢复至正视。

（二）治疗原则

降低过强的眼屈光力，使其与眼轴长度相适应，光线能聚焦于视网膜上。治疗方法包括镜片矫正和屈光手术。

【护理评估】

（一）健康史

询问患者近视发生的时间、进展程度、治疗经过，平时用眼卫生习惯及有无家族史等。

（二）身体状况

患者远视力下降，近视力正常，并发眼底或玻璃体病变者远、近视力均下降。调节和集合功能不协调常引起视疲劳，患者出现有异物感、眼胀、头痛等症状。高度近视易出现外斜视。

高度近视可出现不同程度的眼底退行性病变。如玻璃体混浊、液化，豹纹状眼底，近视弧形斑，黄斑部色素紊乱、变性、萎缩、出血，后巩膜葡萄肿，周边视网膜可出现格子样变性、囊样变性，如出现视网膜裂孔，可导致视网膜脱离。

（三）辅助检查

常用的客观验光法有检影法（俗称视网膜检影法）、自动电脑验光仪检测，常用的主观验光法有综合验光仪检测、插片法等。

【护理诊断】

1. 感知紊乱

与远视力下降有关。

2. 潜在并发症

黄斑变性出血、视网膜脱离、青光眼、白内障等。

3. 知识缺乏

缺乏与近视预防和治疗有关的知识。

【护理措施】

（一）医学验光，科学配镜

15 岁以下儿童应在睫状肌麻痹下进行规范的标准化验光，以排除假性近视，常用 1%阿托品滴眼液或 0.5%托吡卡胺滴眼液。真性近视患者验光后佩戴合适的凹透镜、角膜接触镜或选择屈光手术进行矫正。框架眼镜是最常用的方法，佩戴镜片的原则是选择获得最佳视力的最低度数。指导患者配镜后注意用眼卫生，定期复查，以便及时更换度数合适的镜片。

（二）屈光手术患者的护理

屈光手术包括角膜屈光手术、眼内屈光手术和巩膜屈光手术三种。

1. 角膜屈光手术

角膜屈光手术分为非激光与激光手术。激光手术包括准分子激光角膜切削术（PRK）、准分子激光角膜原位磨镶术（LASIK）、准分子激光角膜上皮瓣原位磨镶术（LASEK）、飞秒激光角膜屈光手术等。

（1）术前护理：①按内眼手术护理常规进行术前准备。②术前停戴软性角膜接触镜 1~2 周，停戴硬性透氧性隐形眼镜 4~6 周。术前 3 天眼部停用化妆品。③全面检查眼部，包括远近视力、屈光度、瞳孔直径、眼底、眼压、角膜地形图、角膜厚度和眼轴长度测量等。④指导患者术前进行固视训练。

（2）术后护理：①指导患者正确使用眼药，定期复查，如使用激素眼液应定期测量眼压，一旦发现眼部充血、畏光、流泪、分泌物增多，立即到医院诊治。②术后 3 天内避免洗头和眼部进水，1 周内严禁揉眼睛，睡觉佩戴眼罩，避免剧烈活动及碰撞眼部，外出时戴太阳镜，尽量避免眼疲劳。③多食易消化、清淡、富含维生素的食物，以供给角膜营养物质，促进角膜伤口愈合。

2. 眼内屈光手术

目前已开展的手术治疗方法有白内障摘除人工晶状体植入术、透明晶状体摘除及人工晶状体植入术、有晶状体眼人工晶状体植入术等。

3. 巩膜屈光手术

如后巩膜加固术、巩膜扩张术等。

【健康教育】

（1）指导患者养成良好的用眼卫生习惯：①读书写字时，姿势要端正，眼与读物距离保持 25~30 cm。②不要在乘车、走路、躺卧及阳光直射或暗光下看书。③避免长时间近距离阅读，控制电子产品的使用时间。

（2）室内光线应充足，无眩光或闪烁，黑板无反光，桌椅高度要合适。

（3）定期检查视力，青少年一般每半年检查一次，如有异常及时矫正。

（4）高度近视患者应定期检查视力和眼底，避免剧烈运动，防止眼底出血或视网膜脱离等，如眼前出现闪光或有黑影飘动等异常情况，应立即到医院就诊。

（5）严格执行角膜接触镜佩戴规则和注意用眼卫生，避免角膜并发症发生。

（6）保持身心健康，注意合理饮食，避免挑食，多食富含高蛋白、维生素的食物，保证充足的睡眠时间，锻炼身体，增强体质，促进眼和全身正常发育。

（7）加强优生优育宣传教育，减少高度近视遗传因素的影响。

二、远视

远视（hyperopia）是指眼在调节静止时，平行光线经眼的屈光系统屈折后，聚焦于视网膜之后的一种屈光状态（图 3-26）。远视按程度分为轻度远视、中度远视和高度远视，+3.00D 以下者为轻度远视；+3.00D～+5.00D 之间者为中度远视；+5.00D 以上者为高度远视。

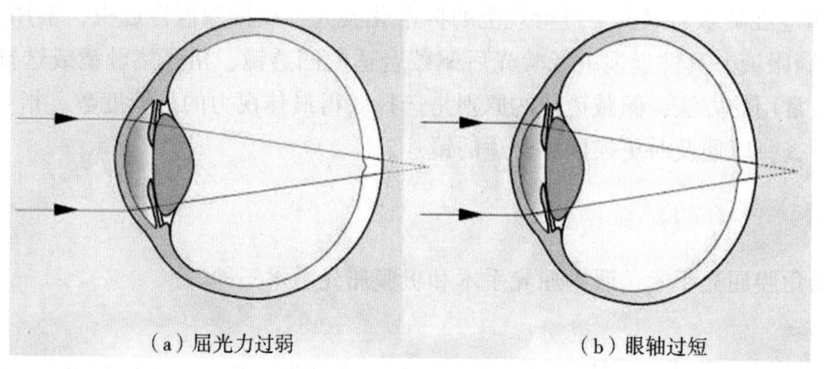

图 3-26　远视

【疾病概况】

（一）病因与发病机制

（1）轴性远视是指眼的屈光力正常，眼球前后径较正常人短，为远视最常见的病因。

（2）屈光性远视指眼球前后径正常，由眼的屈光力较弱所致。其病因有角膜或晶状体弯曲度降低，如扁平角膜；晶状体全脱位或无晶状体眼。

（二）治疗原则

验光佩戴合适的凸透镜。对于严重屈光参差患者，如单眼无晶状体眼者，可选择角膜接触镜。亦可行屈光手术。

【护理评估】

（一）健康史

询问患者阅读书写时有无眼胀不适，甚至恶心、呕吐史，儿童有无内斜视。

（二）身体状况

1. 视疲劳

视疲劳是远视患者的常见症状，表现为视物模糊、头痛、眼球胀痛、眉弓疼痛、畏光、流泪等。闭目休息后，症状减轻或消失。

2. 视力下降

视力表现受远视程度和调节能力影响，可分别表现为三种状态：远、近视力均正常；远视力正常，近视力下降；远、近视力均下降，以近视力下降为主。

3. 内斜视、弱视

见于远视程度较高的幼儿。

4. 眼底变化

视盘小而色红，边界较模糊，但视力可矫正，视野正常，称为假性视盘炎，长期观察眼底情况无变化。

（三）辅助检查

进行验光、眼底检查、角膜曲率半径测量等以确定远视及度数。

【护理诊断】

1. 舒适改变

眼酸胀、头痛等与远视引起的视疲劳有关。

2. 知识缺乏

缺乏与远视相关的防治知识。

【护理措施】

无症状者可不配镜，如有症状，尤其伴有斜视者，必须配镜。遵医嘱散瞳验光，佩戴凸透镜矫正。远视患儿应定期复查视力，并调整镜片度数。内斜视者给予全矫正，遵医嘱及早矫正斜视，进行正位视训练。

三、散光

散光（astigmatism）是由于眼球屈光系统各子午线的屈光力不同，平行光线进入眼内不能形成统一焦点的一种屈光状态。散光最常见的原因是角膜各径线的曲率半径大小不一致，通常以水平及垂直两个主径线的曲率半径差别最大。临床上将散光分为规则散光和不规则散光两类。最大屈光力和最小屈光力主子午线相互垂直者为规则散光。

【疾病概况】

（一）病因与发病机制

1. 不规则散光

不但眼球的屈光状态各径线上的屈光力不相同，在同一径线上各部分的屈光力也不同，没有规律可循，不能形成前、后两条焦线，也不能用柱镜矫正，常见于圆锥角膜、角膜薄翳或晶状体疾病等所致角膜或晶状体屈光面不规则。

2. 规则散光

规则散光分为顺规散光、逆规散光和斜向散光。

（二）治疗原则

规则散光用柱镜矫正，不规则散光可试用角膜接触镜矫正，必要时进行屈光手术治疗。

【护理评估】

（一）健康史

询问患者有无视疲劳、视物模糊、重影，是否佩戴眼镜等。

（二）身体状况

看远及看近均不清楚，似有重影。伴视疲劳、眯眼视物，代偿头位及散光性弱视等表现。视盘呈垂直椭圆形，边缘模糊，用检眼镜不能很清晰地看清眼底。

（三）辅助检查

验光、角膜曲率计测量可以确定散光轴向和度数。角膜地形图能全面反映角膜前表面屈光状态，可精确测定不规则散光。

【护理措施】

（1）规则散光者遵医嘱佩戴圆柱镜片矫正，不规则散光者可试用硬性高透氧性角膜接触镜（RGP）矫正。屈光手术可以矫正散光。

（2）指导患者掌握正确的佩戴眼镜或角膜接触镜的方法和护理养护知识。

（3）高度散光者常伴有弱视，在矫正散光的同时，还应进行弱视的治疗。

四、老视

由年龄增长所致的生理性调节功能减弱称为老视（presbyopia）。

【疾病概况】

（一）病因与发病机制

随着年龄增长，晶状体逐渐硬化，弹性降低，睫状肌的功能减弱，导致阅读等近距离用眼困难。老视是一种生理现象，不属于屈光不正。

（二）治疗原则

佩戴框架凸透镜，改善视近功能。目前有单光镜、双光镜和渐变多焦镜三种配镜方式。

【护理评估】

（一）健康史

询问患者有无视疲劳及将近距离读物移远的现象。

（二）身体状况

阅读等近距离用眼困难，有近物移远现象，易出现视疲劳。

（三）辅助检查

远、近视力检查和验光，屈光检查可确定老视的度数。

【护理诊断】

1. 舒适改变

头痛、眼胀等与老视有关。

2. 知识缺乏

缺乏老视配镜知识。

【护理措施】

遵医嘱验光并佩戴凸透镜，镜片的屈光度依年龄和原有的屈光状态而定，一般规律是：原为正视眼者，45 岁佩戴+1.00D 镜片，50 岁佩戴+2.00D 镜片，60 岁佩戴+3.00D 镜片；非正视眼者，所需镜片的屈光度为上述年龄所需的屈光度与原有屈光度的代数和。近年推出的渐变多焦点镜能满足远、中、近不同距离的视觉需求。

思考题

1. 如何预防近视？
2. 小王，16 岁，因视力逐渐下降而就诊，查视力：左眼 0.3，右眼 0.2，诊断为“双眼近视”。

（1）对该患者的治疗原则是什么？

（2）试为该患者制订护理计划。

第八节　斜视和弱视患者的护理

素质拓展

爱的真谛

伟伟是幼儿园一名先天性弱视幼儿，两眼视力仅为 0.01。弱视儿童由于视觉受到影响，对来自外在的刺激及社会交往会产生生理和情感上的回避和退缩，社会适应力偏低及本能的自我保护意识使伟伟的攻击性、违纪行为增多。如果其他幼儿不能给予理解、帮助，伟伟幼小的心灵必将遭受极大的摧残，使伟伟变得自卑、孤僻、自闭，并影响他的一生。为了帮助伟伟，老师们设计了专门的体验活动“我来试一试”，让全班孩子在戴上眼罩的情况下脱衣、穿衣、上厕所、上下楼梯、玩积木、吃点心等，亲身感受伟伟小朋友的生活状态。之后，小朋友们对伟伟的态度发生了很大的转变，孩子们不再取笑他、逗引他，而是主动地搀扶他、帮助他、避让他、用言语提醒他……伟伟的变化也很大，学会了说“谢谢”“对不起”，对他人的攻击性行为也明显减少了，孤寂和无助的表情渐渐地被可爱而纯真的笑意取代！这件事告诉我们，共同携手，用爱心和智慧为弱视孩子描绘一片七彩世界，让所有的人都心中有爱、懂爱会爱，就能让生活因为有爱而更美好。

学习目标

1. 掌握斜视及弱视的定义、护理评估和护理措施。
2. 熟悉斜视及弱视的护理诊断及健康指导。
3. 了解共同性斜视与麻痹性斜视的区别。

一、斜视

斜视（strabismus）是指两眼不能同时注视目标，一眼注视目标时另一眼偏离目标，表现为眼位不正。根据病因分为共同性斜视和麻痹性斜视两大类。

【疾病概况】

（一）病因与发病机制

1. 共同性斜视（concomitant strabismus）

共同性斜视是指双眼轴分离，并且在向各方向注视时偏斜度均相同。这是由拮抗肌力量不平衡引起的眼位偏斜，其肌肉本身及其支配神经无器质性病变，眼球无运动障碍。

2. 麻痹性斜视（paralytic strabismus）

麻痹性斜视又称为非共同性斜视，是由病变累及眼外肌运动神经核、神经或肌肉等结构而致的眼位偏斜，以眼球运动受限、复视，并伴眩晕、恶心、步态不稳等全身症状为主要临床特征。其可能的发病因素有：①先天性眼外肌发育异常；②支配眼外肌的神经因炎症、外伤、肿瘤压迫等引起麻痹；③眼外肌直接损伤；④代谢性、血管性、退行性病变如糖尿病等。

（二）治疗原则

积极针对病因治疗，矫正屈光不正，同时治疗弱视，进行正位视训练。对于经非手术治疗半年后仍然偏斜者，应及时行手术矫正眼位。

【护理评估】

（一）健康史

询问患者或其家属斜视发生的时间，有无屈光不正、复视、代偿头位及家族史，有无糖尿病、外伤、感染等全身病史。

（二）身体状况

1. 共同性斜视

眼球运动基本正常。第一斜视角（健眼固视时斜视眼的偏斜角度）与第二斜视角（斜视眼固视时健眼偏斜的角度）相等。患者常有屈光不正、弱视和异常视网膜对应表现。

2. 麻痹性斜视

患眼运动受限、复视，伴头晕和恶心、呕吐等症状，遮盖一眼，症状可消失。眼球向麻痹肌作用相反的方向偏斜。第二斜视角大于第一斜视角。头向麻痹肌作用方向偏斜，遮盖一眼则代偿头位消失。

（三）辅助检查

视力检查，可发现是否存在双眼视力差异、偏心注视等问题；屈光检查；眼球运动检查；斜视定量检查。

（四）心理社会状况

患者由于眼位偏斜，面容受到影响常自我贬低，性格内向，不愿与人交流等。

【护理诊断】

1. 自我形象紊乱

与眼位偏斜、容貌受到影响有关。

2. 舒适改变

复视、眩晕与眼外肌麻痹有关。

3. 有受伤的危险

与患儿双眼视力差、双眼眼位不正有关。

4. 知识缺乏

缺乏斜视康复、治疗知识。

【护理措施】

（一）一般护理

（1）指导患者及其家属做配合训练，建立正常的双眼视功能。同时寻找病因进行治疗。

（2）如暂时不能消除复视，可说服患者遮盖一眼（最好是健眼），以消除因复视引起的全身不适和预防拮抗肌挛缩。

（二）治疗配合

（1）共同性斜视患者应矫正屈光不正：内斜伴远视、外斜伴近视或散光应全部矫正；配合弱视治疗或正位视训练。

（2）遵医嘱对麻痹性斜视患者进行药物治疗，具体用药应根据病因选择。如肌内注射维生素 B_1、B_{12} 和“三磷酸腺苷”，针灸及理疗，以促进麻痹肌的恢复。类固醇激素和抗生素，可用于治疗神经炎和肌炎引起的麻痹性斜视。

（3）光学疗法，可采用三棱镜消除复视。

（4）协助医生手术治疗：①先天性麻痹性斜视考虑手术治疗。后天性麻痹性斜视主要是针对病因治疗，半年以上无效者，可考虑手术治疗。②按外眼手术常规准备。需全身麻醉的患儿，做好禁饮、禁食及全麻复苏准备。③术后双眼包扎，防止肌肉缝线因眼球转动而被撕脱。

（三）病情观察

密切观察术后眼部情况，如发现分泌物增多等，应报告医生并协助处理；观察眼位及视力的变化，对有屈光不正的患者，术后及时配镜。

（四）心理护理

向患者及其家属介绍斜视相关知识、治疗方法和预后等，通过沟通交流，让患者消除自卑心理，增强治疗信心。共同性斜视成年患者只能通过手术改善外观，要做好耐心细致的解释工作。

【健康教育】

术后告诉患儿及其家长不要自行去掉健眼敷料，或自行观察矫正情况。根据医嘱，指导患者及其家属继续进行弱视及正位视训练，以巩固和提高视功能。

二、弱视

弱视（amblyopia）是指在视觉发育期间，视觉系统有效刺激不足，影响视觉发育，导致最佳矫正视力低于0.8，而眼部无明显器质性病变的一种视觉状态。

【疾病概况】

（一）病因与发病机制

按发病机制不同，弱视一般可分为以下几种。

1. 斜视性弱视

大脑皮层抑制由斜视眼传入的视觉冲动，该眼黄斑功能被抑制而形成弱视。

2. 屈光参差性弱视

屈光参差未矫正时，双眼的视觉刺激不均衡，视力模糊则容易形成弱视。

3. 形觉剥夺性弱视

由各种因素导致视觉刺激减少，如眼屈光间质混浊（如白内障、角膜疤痕等）、完全性上睑下垂、不恰当的眼罩遮盖眼等，限制了视觉感知的充分输入，干扰了视觉正常发育。

4. 屈光性弱视

多见于双眼高度屈光不正，在发育期间未能矫正，视觉发育被抑制而形成弱视。

（二）治疗原则

遮盖视力较好眼，强迫弱视眼注视，并积极治疗原发病，纠正屈光不正。

【护理评估】

（一）健康史

询问患者出生时的情况及有无眼病与不当用眼史等。

（二）身体状况

视力减退、双眼单视功能障碍。

（三）辅助检查

在睫状肌麻痹状态下做屈光检查；眼部检查，尤其是眼底检查，除外引起视力低下的眼底病；注视性质检查等。

（四）心理社会状况

遮盖疗法影响患者容貌，因此患者会产生自卑、焦虑等心理，不愿与他人交流。

【护理措施】

（一）治疗配合

1. 遮盖疗法

遮盖视力较好眼，强迫弱视眼注视，是最有效的治疗方法。年龄越小，治疗效果越好。6 岁以后弱视治疗效果降低。鼓励患儿用弱视眼做描画、写字、编织、穿珠子等精细目力的训练。

2. 后像疗法

用强光炫耀弱视眼，在闪烁的灯光下，注视某一视标，此时被保护的黄斑区可见视标，而被炫耀过的旁黄斑区则不见视标。

3. 其他治疗方法

压抑疗法，视觉刺激疗法（光栅疗法），红色滤光片疗法，等等。

（二）病情观察

密切观察，避免发生遮盖性弱视。

（三）心理护理

向患者和其家属详细介绍弱视的危害性、可逆性、治疗方法及可能发生的情况等，取得信任与配合。加强心理疏导，尤其在采用遮盖疗法影响儿童面容时。

【健康教育】

向患者及其家属介绍遮盖疗法的注意事项。遮盖要严格而彻底，同时警惕发生遮盖性弱视。为巩固疗效、防止弱视复发，所有治愈者均应随访观察，一直到视觉成熟期。

思考题

王阿姨，67 岁，早上锻炼回来，走到马路中间躲汽车时，突然发现汽车有两个，并有头晕、恶心症状，不敢继续走路，在路人帮助下来院就诊，医生进行眼部检查后诊断为“左眼麻痹性斜视”。

（1）王阿姨需要做的全身检查有哪些？

（2）为避免其下楼梯摔跤，护士应给予其哪些健康指导？

第九节　眼外伤患者的护理

导学视频

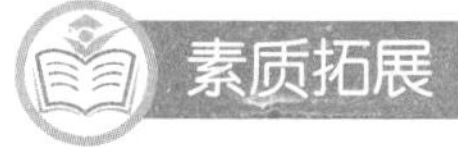

素质拓展

冒险是对生命的尊重

2017 年 7 月 6 日中日友好医院眼科迎来了一位不平常的小患者。年仅 1 岁的小男孩，3 周前在家中玩耍时被鸡啄伤左眼，在当地医院诊断为“左眼角膜巩膜穿通伤，球内积血，外伤性眼内炎，上睑皮肤裂伤”，急诊行清创缝合手术，随后被转诊到北京某医院会诊，诊断为“左眼玻璃体积血，视网膜脱离合并脉络膜脱离”。两家医院均认为患儿视力恢复概率不大，建议放弃治疗。然而，中日友好医院眼科王志军主任认为存在一线希望，仍坚持手术，术后得知治疗效果比预期要好时，他在手术室一角喜极而泣，在场的医务人员无不为之动容。当手术结束，王主任将好消息告知手术室外焦急等待的患儿家长时，如释重负的家长相拥痛哭，跪倒在地对王主任和医护人员表达感谢……对医生而言，在“希望不大”和“有希望获救”之间，选择前者意味着无须担责，选择后者则意味着要冒很大的风险，中日友好医院的行动，说明医生首先考虑的不是如何规避自己的风险，而是冒很大的风险，尽最大努力去挽救患者，这是对生命的尊重，这种精神令人敬佩。

学习目标

1. 掌握眼外伤的分类；穿通性眼外伤患者的身体状况及护理措施；化学性眼外伤的致伤特点，患者的身体状况、急救措施及护理措施。

2. 熟悉眼钝挫伤、眼表异物伤患者的身体状况、治疗要点及护理措施。

3. 了解电光性眼炎的定义及其患者的身体状况、治疗要点、护理措施。

一、眼表异物伤

【疾病概况】

（一）病因与发病机制

眼表异物伤是指细小异物进入眼内，附着或嵌于结膜或角膜表面。一般及时处理预后较好；但是，如果异物位于角膜深层或处理不当，容易继发感染，并发角膜溃疡等。

（二）治疗原则

及时清除异物，局部应用抗生素预防感染。

【护理评估】

（一）健康史

询问患者是否有明确的异物溅入史以及异物的种类、性质、致伤的经过及诊治过程。

（二）身体状况

患眼有异物感、疼痛、畏光、流泪、视力下降等。结膜异物多位于睑板下沟或穹隆结膜。角膜异物轻者黏附在角膜表层，重者嵌入角膜实质层，结膜充血或睫状充血。如为金属异物，可在异物周围形成“锈环”。如继发感染，患眼充血加重，角膜表面有脓性或黏液性分泌物，异物周围形成灰白色浸润或溃疡。

（三）辅助检查

进行裂隙灯显微镜检查，可直接看到异物。

（四）心理社会状况

患者因眼部疼痛、感知紊乱、视力下降，易产生恐惧感，影响外出活动和社交。

【护理诊断】

1. 舒适改变

与异物引起的刺激有关。

2. 感知紊乱

视力下降与异物有关。

3. 有感染的危险

与异物停留时间较长、处理不当及异物的性质有关。

4. 潜在并发症

角膜溃疡、虹膜睫状体炎等。

5. 知识缺乏

缺乏角结膜异物伤的防治知识。

【护理措施】

（一）治疗配合

（1）遵医嘱用消毒棉签蘸生理盐水拭出结膜异物，用抗生素滴眼液滴眼。

（2）遵医嘱剔除角膜异物时，先滴0.5%丁卡因滴眼液3次，再用消毒的角膜异物针或注射针头剔除异物，术毕涂抗生素眼膏，包盖伤眼。应严格执行无菌操作，防止发生化脓性角膜溃疡。

（二）病情观察

注意观察患眼角膜刺激征、结膜充血、视力情况，角膜或结膜有无异物遗留、有无脓性或黏脓性分泌物，是否形成浸润或溃疡，如有异常，立即通知医生并协助处理。

【健康教育】

（1）加强安全教育，提高患者的自我防范意识，嘱患者劳动时佩戴防护眼镜，减少眼表异物伤的发生。

（2）若发现异物溅入眼内，切忌揉擦眼部或自行剔除异物，应及时到医院进行诊治。

（3）嘱患者术后不要揉眼，第二天务必复查。如患眼疼痛剧烈，及时到医院就诊。

二、眼钝挫伤

【疾病概况】

（一）病因与发病机制

眼钝挫伤（ocular blunt trauma）是眼部受机械性钝力打击引起的眼外伤。机械性钝力使被打击部位产生直接损伤，可在眼内和球壁传递，引起眼球、眼副器多处间接损伤，严重危害视功能。

（二）治疗原则

对症治疗，预防感染及并发症，包括药物和手术治疗。

【护理评估】

（一）健康史

询问患者外伤发生的时间、地点、致伤物、致伤的过程、受伤后的急诊处理方法等以及受伤前眼部和全身情况。

（二）身体状况

1. 眼睑挫伤

症状轻者患眼眼睑水肿、皮下出血；重者出现眼睑皮肤裂伤，泪小管断裂、提上睑肌损伤、眶壁骨折、眼睑皮下气肿。

2. 结膜挫伤

结膜充血、水肿，结膜下淤血，结膜裂伤。

3. 角膜挫伤

角膜上皮擦伤，有明显疼痛、畏光和流泪症状，伴视力减退；角膜基质层水肿、混浊，后弹力层皱褶、角膜裂伤。

4. 巩膜挫伤

常见于角巩膜缘处或直肌附着部位的后部，可引起眼球破裂伤。患眼眼压低，前房及玻璃体积血，球结膜出血、水肿，角膜可变形，视力严重下降甚至无光感。

5. 虹膜睫状体挫伤

可引起外伤性虹膜睫状体炎、外伤性瞳孔散大（瞳孔括约肌断裂）。虹膜根部离断（瞳孔呈“D”形）及前房积血、房角后退，甚至导致房角后退性青光眼。

6. 晶状体挫伤

可引起晶状体脱位、半脱位或外伤性白内障。

7. 脉络膜或睫状体、视网膜及视神经挫伤

可引起脉络膜破裂出血、玻璃体积血、视网膜震荡、视网膜脱离以及视神经损伤。

（三）辅助检查

裂隙灯显微镜检查、检眼镜检查；X 线、CT 及超声波等影像学检查可发现损伤部位的相应体征以及确定是否有眶骨及颅骨骨折。

（四）心理社会状况

眼钝挫伤多为意外损伤，轻者出现眼痛、畏光、流泪，视力下降，影响工作、学习和生活；重者直接影响视功能和眼部外形，患者一时很难接受，容易产生焦虑、紧张及悲伤等情绪。

【护理诊断】

1. 疼痛

与眼组织损伤及眼压升高等因素有关。

2. 感知改变

与突然视力下降或丧失有关。

3. 自理能力缺陷

与视力下降、眼部包扎等因素有关。

4. 焦虑与恐惧

与担心视力不能恢复有关。

5. 潜在并发症

继发性青光眼、前房积血、白内障、玻璃体积血、视网膜脱离等。

6. 知识缺乏

缺乏眼钝挫伤的防治知识。

【护理措施】

（一）一般护理

重者须卧床休息，居住环境安静；鼓励患者多摄入富含纤维素、易消化的软食，保持大便通畅，避免用力排便、咳嗽及打喷嚏。如患者双眼视力受损，应协助生活护理。

（二）治疗配合

1. 遵医嘱用药

单纯的结膜水肿、球结膜下淤血及结膜裂伤者，用抗生素滴眼液预防感染。角膜上皮擦伤者，涂抗生素眼膏后包扎；角膜基质层水肿者，可选用糖皮质激素治疗。外伤性虹膜睫状体炎者应用散瞳剂、糖皮质激素滴眼和涂眼。前房积血者，取半卧位卧床休息，双眼包扎，给予镇静剂及止血药物；伴眼压升高者，予以降眼压药物。视网膜震荡与挫伤者，服用皮质类固醇、血管扩张剂及维生素类药物；视网膜出血者应卧床休息，使用止血药物。

2. 配合各项治疗操作

眼睑水肿及皮下淤血者，早期局部冷敷，24 h 后热敷。眼睑皮肤裂伤、严重的结膜撕裂伤、提上睑肌断裂、泪小管断裂者，应手术缝合修复。角巩膜缘裂伤者应在显微镜下手术缝合。严重虹膜根部离断伴复视者，可考虑虹膜根部缝合术。有较大血凝块，眼压不能控制者，应行前房穿刺冲洗，或切开前房取出血凝块，避免角膜血染。必要时给予止痛药物。晶状体混浊可行白内障摘除术，晶状体脱位导致的继发性青光眼，可行手术治疗。玻璃体积血，伤后 3 个月以上未吸收者可考虑做玻璃体切割手术，若伴有视网膜脱离应及早进行手术治疗，争取视网膜复位。对需手术的患者做好手术前后的护理工作。

（三）病情观察

密切观察患者视力和伤口的变化，如前房积血，应注意眼压变化和每日积血的吸收情况。

（四）心理护理

耐心向患者解释病情，给予心理疏导，消除患者的顾虑，使其配合治疗与护理。

三、眼球穿孔伤

【疾病概况】

（一）病因与发病机制

眼球穿孔伤（perforating injury of eyeball），是由锐器造成的眼球壁全层裂开，使眼内容物与外界沟通，可伴有眼内组织脱出或眼内异物，甚至并发交感性眼炎。其预后和功能恢复主要取决于损伤的严重程度和部位、有无感染和并发症以及治疗的及时与正确性等。按其损伤部位，眼球穿孔伤分为角膜穿孔伤、角巩膜穿孔伤和巩膜穿孔伤三类。

（二）治疗原则

初期及时缝合伤口以恢复眼球的完整性；常规注射破伤风抗毒血清；防治感染等并发症，必要时行二期手术。

【护理评估】

（一）健康史

同眼钝挫伤。

（二）身体状况

1. 症状

患眼突发性视力减退和眼部疼痛，刺激症状明显。

2. 体征

角膜穿孔伤伤口较小时，常自行闭合，形成点状混浊或白色条纹；大的伤口常伴有虹膜脱出、嵌顿、前房变浅、晶状体囊穿孔或破裂。角巩膜穿孔伤可引起虹膜睫状体、晶状体和玻璃体的损伤、脱出及眼内出血。巩膜穿孔伤比较少见，患眼结膜下出血，大的伤口常伴有脉络膜、玻璃体和视网膜损伤。伴有葡萄膜组织嵌顿于伤口或有眼内异物存留的眼球穿孔伤，可能引起交感性眼炎（sympathetic ophthalmia），即在伤眼发生一段时间的肉芽肿性（非化脓性）前葡萄膜炎后，另一眼也发生同样性质的前葡萄膜炎，这是与细胞免疫有关的迟发性自身免疫性疾病。穿孔性外伤眼称诱发眼，另一眼称交感眼。

（三）辅助检查

行裂隙灯检查，X 线、CT、超声波及 MRI 等影像学检查可排除眼内异物。

（四）心理社会状况

眼球穿孔伤发病突然，患者一时很难接受视力下降，甚至眼球丧失的事实，容易出现焦虑、绝望及自卑心理，影响正常的生活、工作及学习。

【护理诊断】

1. 感知改变

视力下降与眼组织损伤及眼内积血有关。

2. 焦虑与恐惧

与视力下降及担心预后有关。

3. 潜在并发症

眼内炎、交感性眼炎、外伤性增生性玻璃体视网膜病变等。

4. 知识缺乏

缺乏穿孔伤的防治知识。

【护理措施】

（一）一般护理

禁止按压伤眼，以免眼内容物脱出和出血。禁止冲洗结膜囊。

（二）治疗配合

（1）遵医嘱及时用药并观察药物反应：全身及眼局部应用广谱抗生素和糖皮质激素，散瞳、包扎伤眼。常规注射破伤风抗毒素。

（2）协助医生缝合伤口，恢复眼球完整性。小于 2~3 mm 的角膜伤口可不缝合，大于 3 mm 的伤口应在显微手术条件下缝合。严格执行各项无菌操作，对于复杂病例采用两步手术法，即初期缝合伤口，恢复前房，控制感染，在 1~2 周内，再行内眼或玻璃体手术。

（3）如果发生交感性眼炎，遵医嘱充分散瞳，局部和全身应用大剂量抗生素和皮质类固醇，玻璃体内注药，并抽取房水及玻璃体液做细菌培养和药敏试验，做好玻璃体切割手术准备。

（三）病情观察

注意观察伤口有无出血及分泌物以及外伤眼和健眼视力的变化，如有异常，立即通知医生并协助处理。

（四）心理护理

耐心安慰患者，使其积极面对现实，密切配合治疗。对于视功能及眼球外形恢复无望，行眼球摘除术者，应详细向患者和其家属介绍手术的理由及术式、术后安装义眼等事项。

【健康教育】

工作中注意安全，远离致伤物，必要时戴防护眼镜。教育儿童不玩刀、剪等利器。

四、化学性眼外伤

化学性眼外伤（chemical ophthalmic injury）是指由化学物品的溶液、粉尘或气体引起的眼部损伤，也称眼化学伤，多发生在化工厂、实验室或施工场所。

【疾病概况】

（一）病因与发病机制

最常见的是酸碱烧伤。酸性化学伤多见于硫酸、盐酸、硝酸等。强酸能使眼组织蛋白凝固坏死，形成一凝固层，阻止酸性物质继续向深层渗透，因此组织损伤相对较轻。碱性烧伤多见于氢氧化钠、石灰、氨水等。碱能溶解脂肪和蛋白质，与组织接触后能很快渗透到组织深层和眼内，使细胞分解坏死，因此碱性烧伤的后果严重，预后较差。

（二）治疗原则

尽快清除化学物质；控制眼部炎症反应，促进组织修复；针对并发症进行手术治疗。

【护理评估】

（一）健康史

详细询问患者眼化学烧伤的时间，致伤物质的名称、浓度、量及与眼部的接触时间，是否进行过现场冲洗或其他急救处理等。

（二）身体状况

1. 轻度眼化学伤

多由弱酸或稀释的弱碱引起。患眼眼睑与结膜轻度充血、水肿，角膜上皮可有点状脱落或水肿，数日后水肿消退，上皮修复，不留瘢痕。

2. 中度眼化学伤

强酸和低浓度碱可引起。患眼眼睑皮肤形成水疱或糜烂，结膜水肿，出现小片缺血坏死；角膜有明显混浊、水肿，上皮层完全脱落或形成白色凝固层。愈后可留有角膜斑翳，影响视力。

3. 重度眼化学伤

多由强碱引起。患眼结膜广泛的缺血性坏死，呈灰白色混浊。角膜全层混浊或呈瓷白色，基质层溶解，形成角膜溃疡甚至穿孔，可引起葡萄膜炎、继发性青光眼及并发性白内障。愈后会形成角膜白斑、角膜葡萄肿或导致眼球萎缩。

（三）辅助检查

结膜囊内滴入1%荧光素钠溶液，在裂隙灯下详细检查角膜损伤情况。若致伤物的性质和名称未知，可做结膜囊pH值测定，以确定是酸性烧伤还是碱性烧伤。

（四）心理社会状况

眼化学伤为意外伤，患者出现视力障碍的同时伴有剧烈眼痛，常有焦虑及悲伤心理，对患者的工作、学习和生活造成严重影响。

【护理诊断】

1. 疼痛

与化学物质刺激眼部组织有关。

2. 感知改变

视力障碍与化学物质引起的眼组织损伤有关。

3. 恐惧

与突然视力下降甚至丧失及担心预后有关。

4. 潜在并发症

角膜溃疡、穿孔，虹膜睫状体炎，继发性青光眼，并发性白内障及眼睑畸形等。

5. 知识缺乏

缺乏与眼化学伤相关的防治知识。

【护理措施】

（一）治疗配合

1. 现场急救

急救原则：现场立即用大量清水彻底冲洗。现场冲洗至少 30 min，送至医疗单位后，根据时间的早晚可再次冲洗。

2. 遵医嘱进一步中和处理

严重酸性化学伤可用 2%碳酸氢钠溶液冲洗，球结膜下注射 5%磺胺嘧啶钠溶液 1~2 mL；碱性化学伤用 3%硼酸水冲洗，结膜下注射维生素 C 1~2 mL。

3. 其他后续治疗

遵医嘱应用止痛剂。用 1%阿托品滴眼液或眼膏散瞳。局部应用胶原酶抑制剂如 0.2%半胱氨酸滴眼液等，防止角膜溃疡及穿孔。遵医嘱适时应用糖皮质激素，可减轻炎症反应和抑制新生血管形成。病情重者，局部和全身应用抗生素控制感染。为防止睑球粘连，可安放隔膜，换药时用玻璃棒分离睑球粘连区，并涂大量抗生素眼膏，尽早剪除坏死组织。

4. 手术治疗后期并发症

按眼科手术患者的常规护理。

（二）病情观察

密切观察患者视力、眼组织的变化，如出现眼压升高等异常情况，及时通知医生并协助处理。

（三）心理护理

多与患者沟通，进行心理疏导，耐心向患者解释病情及治疗效果，消除患者的紧张、悲观等心理，稳定患者的情绪，使其配合治疗和护理。

五、电光性眼炎

电光性眼炎（electric ophthalmia）是指由电焊、紫外线灯、雪地及水面反光等发出的紫外线被组织吸收，引起的眼部损伤。在高原、冰川雪地、海面或沙滩上作业或旅游而导致的疾病称日光性眼炎或雪盲。

【疾病概况】

（一）病因与发病机制

电焊、紫外线灯、雪地及水面等反光，紫外线照射眼部后，产生电光性损害，使结膜角膜上皮坏死脱落，感觉神经末梢暴露，产生强烈的刺激症状。

（二）治疗原则

对症处理，减轻疼痛，预防感染。

【护理评估】

（一）健康史

询问患者有无紫外线接触史以及诊治经过等。

（二）身体状况

本病潜伏期一般为 3~8 h，表现为双眼有异物感、剧痛、畏光、流泪、眼睑痉挛，结膜水肿、充血，角膜上皮剥脱，瞳孔缩小。

【护理诊断】

1. 疼痛

眼痛与角膜上皮受损有关。

2. 知识缺乏

缺乏与电光性眼炎相关的防治知识。

【护理措施】

眼部刺激症状明显者，遵医嘱局部应用丁卡因，涂抗生素眼膏包扎，预防感染。

【健康教育】

（1）在电焊、紫外线灯、野外强太阳光下作业时要戴防护眼罩或眼镜。
（2）嘱患者勿用手揉眼，防止角膜感染。

思考题

1. 取角膜异物时有哪些注意事项？
2. 简述眼化学伤的急救处理原则。

第四章　耳鼻咽喉的应用解剖与生理

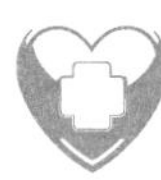

学习目标

1. 掌握中耳的构成，比邻关系，鼓膜标志，鼓室内容物；鼻腔的结构、鼻出血的好发部位、鼻血液供应特点，鼻的生理功能；喉软骨支架名称。

2. 熟悉乳突分型，咽鼓管组织学结构，外耳道长度；鼻阈、窦口鼻道复合体；咽的分布，咽的生理功能、咽的应用解剖；喉腔的分区。

3. 了解外鼻的构成及各部名称、鼻窦的各鼻道开口；气管及支气管的应用解剖；咽的筋腰间隙；喉肌的名称、作用。

思维导图

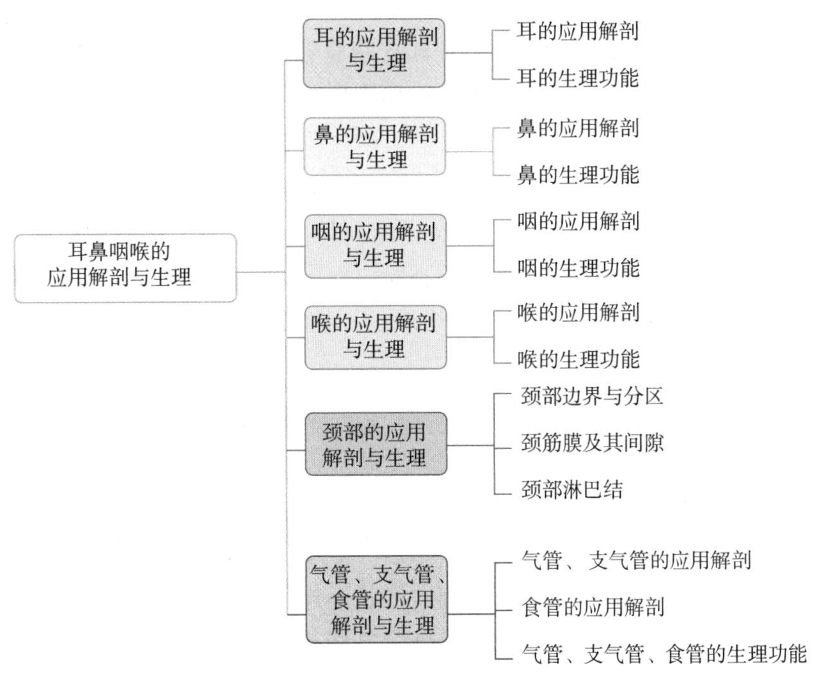

第一节　耳的应用解剖与生理

导学视频

一、耳的应用解剖

耳作为听觉和平衡觉的外周感觉器官，由外耳、中耳和内耳共三部分组成（图 4-1）。外耳和中耳主听觉中的传导声音，内耳主听觉中的感受声音与平衡觉。仅耳郭暴露于外，其他主要结构隐藏于颞骨内。

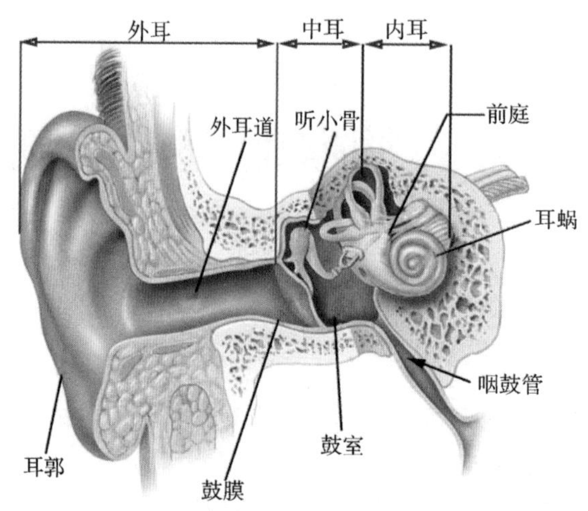

图 4-1 外耳、中耳和内耳解剖关系图

（一）外耳

外耳（external ear）包括耳郭和外耳道两部分。

1. 耳郭（auricle）

耳郭主要为软骨构成的支架，表面被覆软骨膜和皮肤，仅耳垂由脂肪与结缔组织构成。耳郭分前、后两面，前面凹凸不平，后面较平整但稍膨隆。耳郭皮肤血管表浅，皮肤薄，受冻容易发生冻疮。由于耳郭软骨膜与皮肤黏着紧密，炎症时易造成压迫，疼痛剧烈，引起软骨膜炎可导致软骨坏死。

2. 外耳道（external acoustic meatus）

外耳道外始于外耳道口，内止于鼓膜，成人有 2.5~3.5 cm 长，略呈“S”形弯曲，外侧 1/3 为软骨部，内侧 2/3 为骨部，故检查外耳道深部及鼓膜时，须向外上后方提起耳郭将耳道“S”形弯曲拉直，方能窥清。由于小儿软骨和骨部尚未发育成熟，检查时应向下方牵拉耳郭。软骨部皮肤富有毛囊和皮脂腺，并含有耵聍腺，容易发生耳疖。外耳道皮下组织少，皮肤与软骨膜、骨膜紧密相贴，如感染致肿胀，则受压疼痛明显。

（二）中耳

中耳（middle ear）包括鼓室、鼓窦、咽鼓管和乳突四部分。

1. 鼓室（tympanic cavity）

鼓室位于颞骨内，介于鼓膜和内耳外侧壁之间。形状不规则，略似六面体，为含气空腔。向前通过咽鼓管与鼻咽部相通，向后通过鼓窦入口与鼓窦及乳突气房相通。鼓室内有 3 块听小骨，即锤骨、砧骨和镫骨，借韧带与关节相连，构成听骨链。鼓室外侧由锤骨柄与鼓膜相接，内侧由镫骨足板借环状韧带连于前庭窗。以鼓膜紧张部上、下边缘的水平面为界，鼓室分为上、中、下鼓室三部分。

鼓室分上、下、前、后、内、外 6 个壁（图 4-2）。

①上壁：又称鼓室盖，鼓室借此壁与颅中窝相隔，此壁损伤可致脑脊液耳漏。

②下壁：为一薄骨板，也称颈静脉壁，将鼓室与颈静脉球分隔。

③前壁：该壁上部有上、下两口，上口为鼓膜张肌半管的开口，下口为咽鼓管的鼓口。

④后壁：又名乳突壁，上宽下窄。上部小孔为鼓窦入口，上鼓室借此与鼓窦相通，并间接与乳突气房相连，面神经的垂直段在此壁的内侧通过。当鼓室发生化脓性感染时，感染可经此鼓窦入口向鼓窦及乳突扩散。如面神经的垂直段通过处骨壁受损，可导致耳源性面瘫。

⑤内壁：即内耳外侧壁，表面凸凹不平，自上而下有外半规管凸、面神经管凸、前庭窗、鼓岬及蜗窗等重要解剖标志。

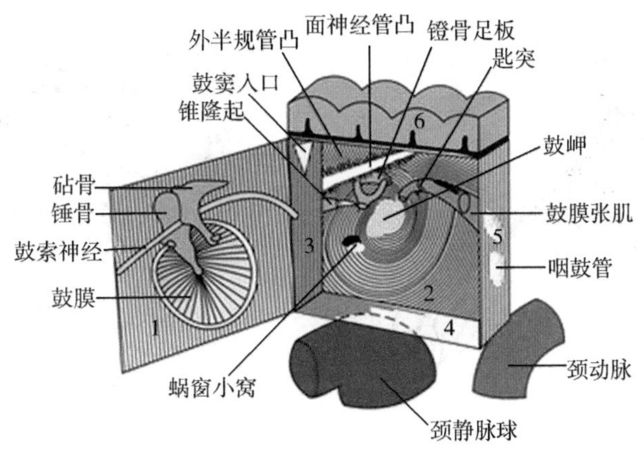

1—上壁；2—下壁；3—前壁；4—后壁；5—内壁；6—外壁。

图 4-2　鼓室六壁示意图

⑥外壁：包括骨部和膜部，主要由膜部即鼓膜构成。鼓膜为一椭圆形、半透明的薄膜，呈漏斗状，凹面向外，高约 9 mm、宽 8 mm、厚约 0.1 mm。锤骨短突前后各有一皱襞，分别称为鼓膜前、后皱襞，依此将鼓膜分为上、下两部分，上部为松弛部，下部为紧张部。正常鼓膜有鼓膜脐、锤骨柄、锤骨短突、光锥和鼓膜前、后皱襞等解剖标志（图 4-3）。

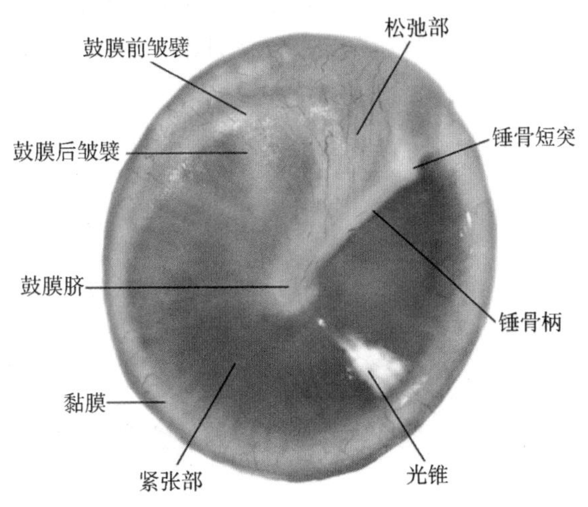

图 4-3　右耳鼓膜模拟图

2. 鼓窦（tympanic antrum）

鼓窦位于鼓室后上方，为含气空腔，是鼓室与乳突气房相互交通的枢纽。上方以鼓窦盖与颅中窝相隔，向前经鼓窦入口与上鼓室相通，向后下通向乳突气房。

3. 咽鼓管（auditory tube）

咽鼓管为沟通鼓室与鼻咽的管道，起自鼓室前壁，向内、前、下斜行，止于鼻咽外侧壁的咽鼓管咽口。咽鼓管外 1/3 为骨部，内 2/3 为软骨部。软骨部在静止状态时闭合成一裂隙，仅在张口、呵欠、吞咽或歌唱时借助咽部肌肉运动而开放，使空气进入鼓室，调节中耳与外界气压的平衡，维持中耳正常的生理功能。咽鼓管黏膜为假复层纤毛柱状上皮，纤毛运动方向朝向鼻咽部，可排出鼓室内分泌物。与成人相比，小儿咽鼓管具有短、宽、平的特点（图 4-4），因此，细菌易经短、宽、平的咽鼓管侵入鼓室引起感染，故小儿易患化脓性中耳炎。

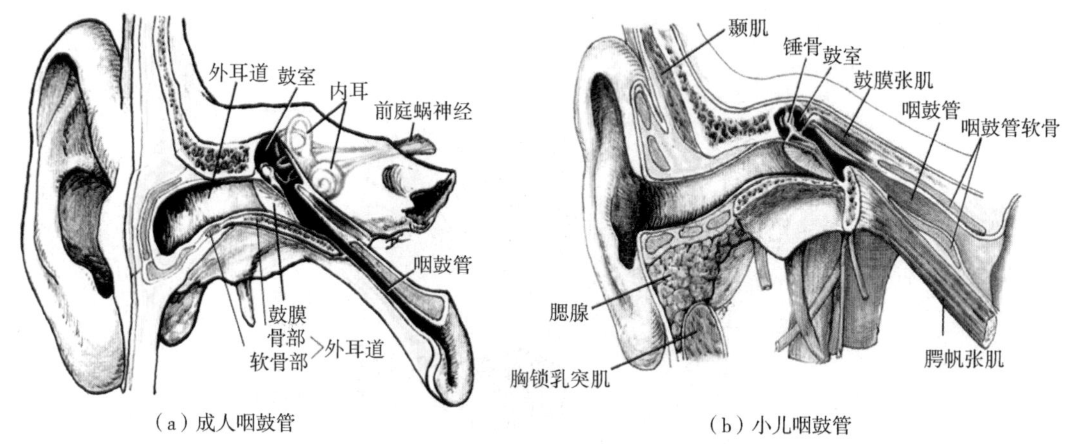

（a）成人咽鼓管　（b）小儿咽鼓管

图 4-4　成人与小儿咽鼓管比较

4. 乳突（mastoid process）

乳突含有许多大小不等、相互连通的气房，内有无纤毛的黏膜上皮覆盖。根据乳突气房发育程度，乳突可分为气化型、板障型、硬化型和混合型四种类型。

（三）内耳

内耳（inner ear）又称迷路，位于颞骨岩部，分为骨迷路和膜迷路，二者形态相似。膜迷路位于骨迷路内，膜迷路内充满内淋巴，骨迷路和膜迷路之间充满外淋巴，内、外淋巴互不相通。

1. 骨迷路（osseous labyrinth）

骨迷路由致密的骨质构成，包括耳蜗、前庭和骨半规管三部分（图 4-5）。

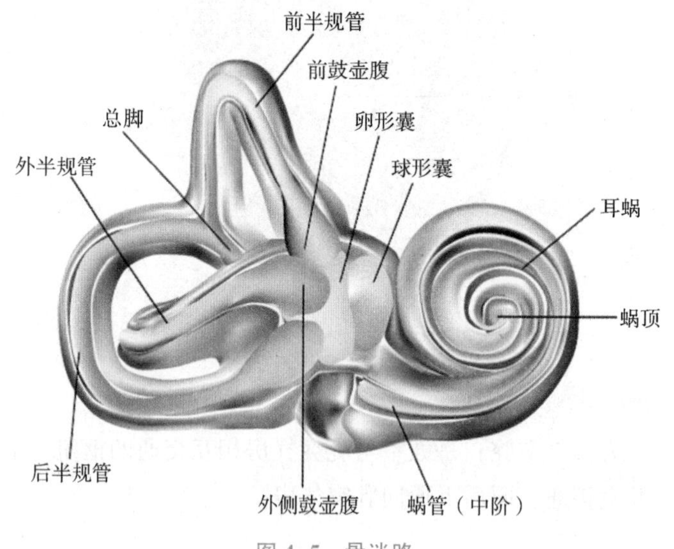

图 4-5　骨迷路

（1）耳蜗（cochlea）：形似蜗牛壳，由中央蜗轴和周围骨蜗管组成。骨蜗管围蜗轴旋转 2.5~2.75 周，骨蜗管内自上而下有前庭阶、中阶和鼓阶 3 个管腔。前庭阶和鼓阶的外淋巴通过蜗孔相通（图 4-6），中阶即膜蜗管。

（2）前庭（vestibule）：位于耳蜗与骨半规管之间，其外侧为鼓室内壁的一部分，上有前庭窗和蜗窗，其后上部有 3 个骨半规管的 5 个开口。

（3）骨半规管（bony semicircular canals）：位于前庭的后上方，为3个弯曲的骨管，彼此相互垂直，称为外半规管、前半规管和后半规管。每个半规管的两端均开口于前庭，其膨大端称壶腹，前半规管内端与后半规管上端合成总脚。

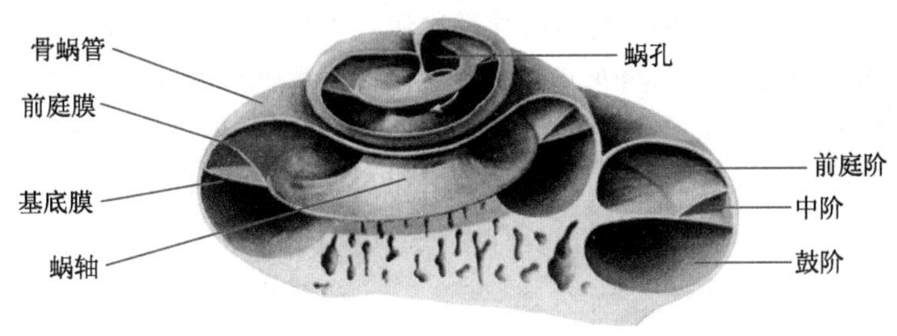

图4-6　耳蜗横截面

2. 膜迷路（membranous labyrinth）

膜迷路借纤维束固定于骨迷路内，分为膜蜗管、椭圆囊、球囊和膜半规管，各部相互连通。椭圆囊与球囊内分别有椭圆囊斑和球囊斑，感受位觉，亦称位觉斑，二者以及膜半规管内的壶腹嵴，是重要的平衡感受器。膜蜗管内基底膜上有螺旋器，又名Corti器，是听觉感受器。

二、耳的生理功能

耳具有听觉和平衡觉两种生理功能。

（一）听觉生理

声音通过空气传导和骨传导两种途径同时传入内耳。在正常情况下，以空气传导为主。

1. 空气传导（air conduction）

空气传导简称气导。耳郭收集声波，通过外耳道传至鼓膜，引起鼓膜、听骨链机械振动。此时，被放大强度的声波振动再经镫骨足板的振动通过前庭窗，声波传入内耳，激起内耳外、内淋巴液振动。内耳淋巴液的波振动引起基底膜振动，使位于其上的螺旋器毛细胞受到刺激而感音，产生神经冲动，经听神经传到大脑颞叶听觉中枢形成听觉。（图4-7）

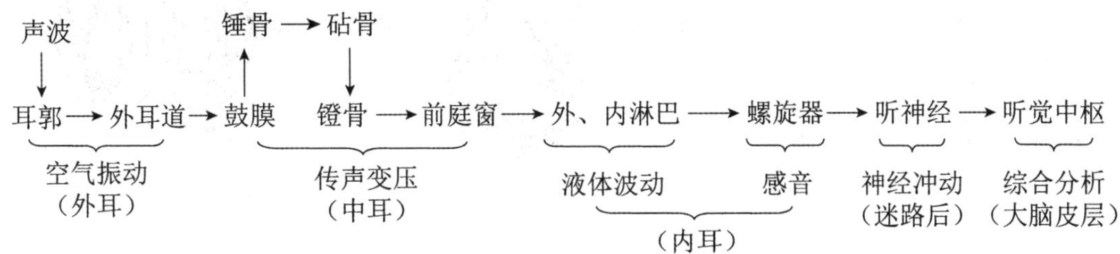

图4-7　空气传导

2. 骨传导（bone conduction）

骨传导简称骨导，是指声波直接经颅骨传导至内耳，使外、内淋巴产生相应波振动而引起基底膜发生振动，激动耳蜗的螺旋器产生听觉神经冲动，传到听觉中枢形成听觉。

（二）平衡生理

人体主要依靠前庭、视觉和本体感觉这3个系统的协调作用来维持身体的平衡，以前庭系统最为重要。前庭系统能感知头部位置及其变化，其中膜半规管内的壶腹嵴主要感受正负角加速度的刺激，椭圆囊斑和球囊斑主要感受直线加速度的刺激，共同维持身体的平衡。

知识链接

前庭神经可以传导来自前庭系统感受器的神经冲动，还与小脑及脑干网状结构迷走神经核有广泛联系。当前庭系统发生病变时（如梅尼埃病）或受到非生理性刺激（如持续旋转身体或将冷、热水灌注于外耳道），机体表现出各种前庭功能障碍，如平衡障碍（体位调节障碍）、眼球震颤（视线调节障碍）、眩晕（主观空间定位障碍）以及自主神经系统功能异常（如恶心、呕吐、面色苍白、心悸、出冷汗等症状）。

第二节　鼻的应用解剖与生理

一、鼻的应用解剖

鼻是嗅觉的外周感受器官，由外鼻、鼻腔和鼻窦三部分组成。

（一）外鼻

外鼻（图4-8）位于面部中央，呈三棱锥形，由骨和软骨构成支架，外覆皮肤。鼻尖、鼻翼和鼻前庭富含皮脂腺和汗腺，腺口较大，为鼻疖、痤疮和酒渣鼻的好发部位。软骨部皮肤较厚，与皮下组织粘连较紧密，炎症肿胀时皮肤张力较大，疼痛剧烈。鼻骨左右各一，于中线相互连接，上端窄而厚，下端宽而薄，故外伤时鼻骨下端易骨折。

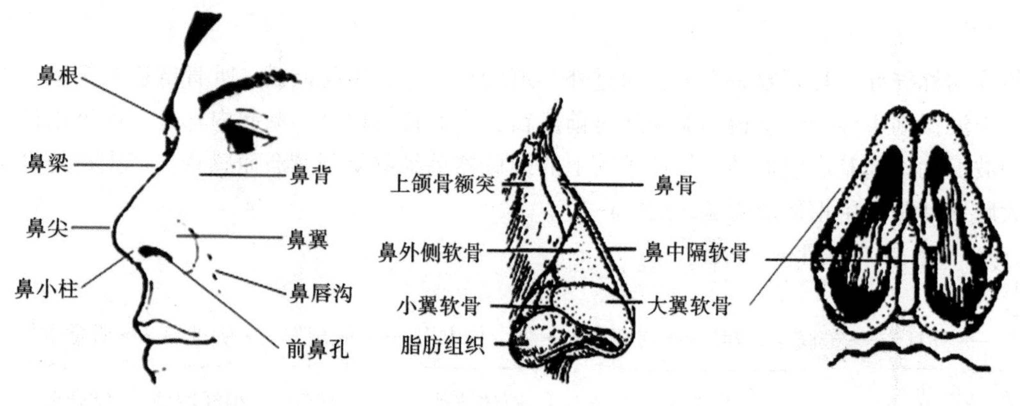

图4-8　外鼻

外鼻的静脉经面静脉及内眦静脉回流至颈内静脉，而内眦静脉可经眼上、下静脉与颅内海绵窦相通。因面部静脉无瓣膜，血液可反流，故鼻部或上唇患疖肿时，若误加挤压，可引起致命的海绵窦血栓性静脉炎（图4-9）。

（二）鼻腔

鼻腔（nasal cavity）为顶窄底宽的不规则腔隙，由鼻中隔分隔为左右两腔。前起于前鼻孔，后止于后鼻孔，并与鼻咽部相通。鼻腔包括鼻前庭和固有鼻腔，通常所指的鼻腔为固有鼻腔。鼻前庭内折处皮肤与固有鼻腔黏膜移行处的外侧有一弧形隆起，称为鼻阈。

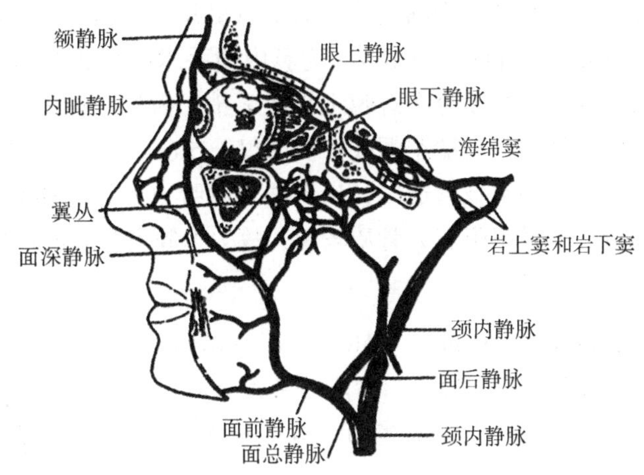

图 4-9　外鼻静脉与海绵窦的关系

1. 鼻前庭（nasal vestibule）

鼻前庭位于鼻腔前端，即鼻翼内面所对应的区间。前界为前鼻孔，后界为鼻内孔（即鼻阈）。该处由皮肤覆盖，长有鼻毛，富有皮脂腺和汗腺，易发生疖肿，且该处皮肤与软骨紧密相连，患疖肿时疼痛剧烈。

2. 固有鼻腔（nasal cavity proper）

固有鼻腔简称鼻腔，起自鼻阈，止于后鼻孔，由黏膜覆盖，有内、外、顶、底四个壁。

（1）内侧壁：即鼻中隔（nasal septum），主要由鼻中隔软骨、筛骨垂直板（筛骨正中板）和犁骨构成支架（图 4-10）。鼻中隔前下部黏膜下小动脉血管丰富，汇聚成丛，称利特尔区（Little area），是鼻出血的最常见部位，又称“易出血区”（图 4-11）。

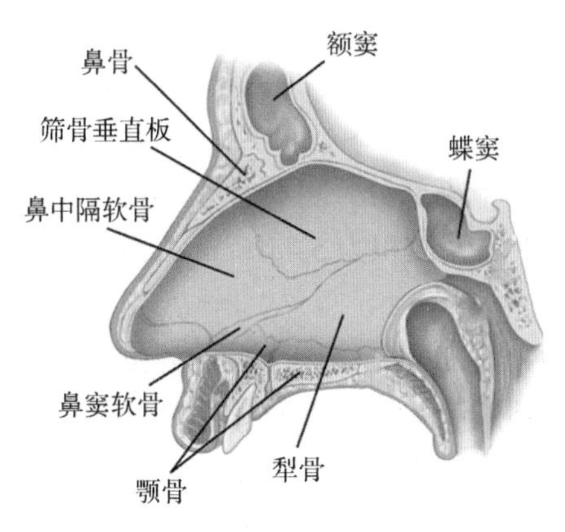

图 4-10　鼻腔内侧壁

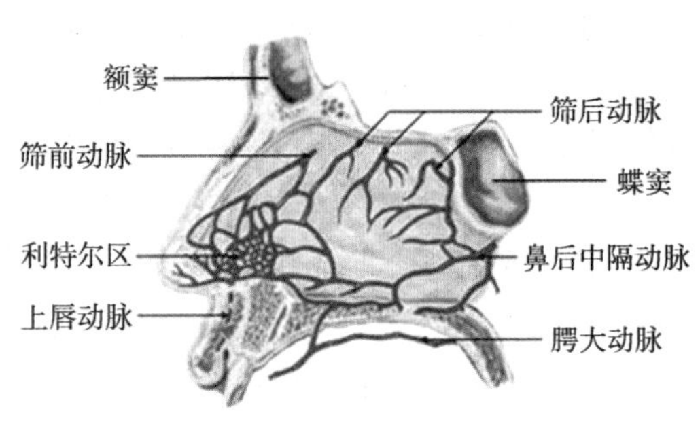

图 4-11　鼻中隔动脉

（2）外侧壁：为鼻腔的重要部分。自上而下有三个呈阶梯形排列的长条骨片，外覆黏膜，称为鼻甲，依次为上、中、下鼻甲。每个鼻甲下方为相应的鼻道，鼻腔外侧壁（图 4-12）与鼻中隔之间的间隙称总鼻道。上鼻甲最小，正常时前鼻镜检查难以窥见，上鼻道有后组筛窦和蝶窦的开口（蝶筛隐窝）。中鼻甲前端附着于筛窦顶壁与筛骨水平板交接处，为鼻内镜手术的重要解剖标志。中鼻道外侧壁有两个隆起，前下为钩突，后上为筛泡，中间为半

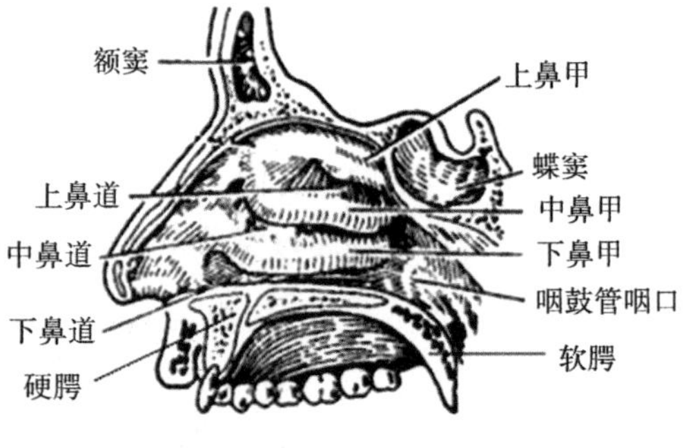

图 4-12　鼻腔外侧壁

月裂孔。半月裂孔向前下和外上逐渐扩大为筛漏斗，前组鼻窦开口于内。中鼻甲及中鼻道附近的区域统称为窦口鼻道复合体（ostiomeatal complex，OMC），为鼻内镜手术的理论基础。中鼻甲游离缘与鼻中隔之间的间隙称嗅裂，嗅裂以上的鼻腔黏膜分布有嗅觉神经末梢，为嗅区黏膜，其余部分鼻腔黏膜为呼吸区黏膜。下鼻甲最大，前端接近鼻阈，后端距咽鼓管咽口仅 1.5 cm，故下鼻甲肿胀或肥大时常堵塞鼻阈引起鼻塞，也可堵塞咽鼓管咽口影响咽鼓管通气，出现耳鸣和听力下降等耳部症状。下鼻道前上方有鼻泪管开口。下鼻道外侧壁前段近下鼻甲附着处骨质较薄，故为上颌窦穿刺的最佳进针位置。

知识链接

窦口鼻道复合体（ostiomeatal complex，OMC）：是指以筛漏斗为中心的附近区域，包括筛漏斗、沟突、筛泡、半月裂孔、中鼻甲、中鼻道、前组和中组筛泡、前组鼻窦的开口等一系列结构（图 4-13）。

窦口鼻道复合体的通气和引流障碍是鼻窦发生炎症的主要原因，以该理论为基础建立的功能性鼻内镜鼻窦手术（functional endoscopic sinus surgery，FESS）已得到广泛的认同和推广。该手术是目前治疗慢性鼻窦炎的主要术式，其中沟突、筛泡和中鼻甲是鼻内镜手术的标志和进路。

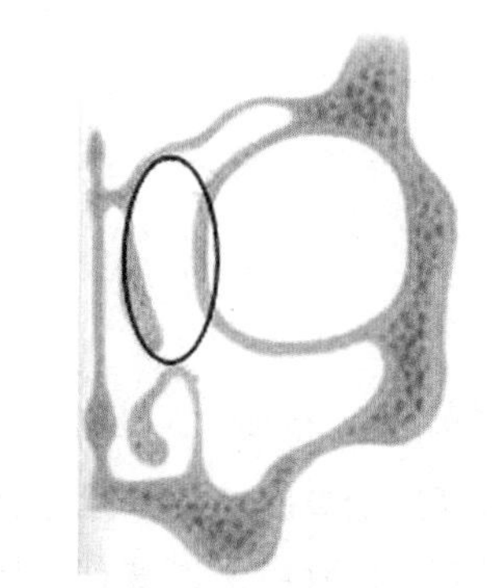

图 4-13　窦口鼻道复合体示意图（椭圆部分）

（3）顶壁：主要由筛骨水平板构成，借此与颅前窝相隔。筛骨水平板骨质菲薄而脆，外伤或手术时容易发生损伤，导致脑脊液鼻漏。

（4）底壁：即硬腭，由上颌骨腭突和腭骨水平部构成，与口腔相隔。

3. 鼻腔黏膜

鼻腔黏膜广泛分布于鼻腔各壁及各个鼻道，并与鼻咽部、鼻泪管和鼻窦的黏膜相连续。按其部位、组织学结构和生理功能的不同分为嗅区黏膜和呼吸区黏膜两部分。

（1）嗅区黏膜：主要分布于上鼻甲内侧面和与其相对应的鼻中隔部分，可延伸至小部分中鼻甲内侧面及与其相对应的鼻中隔部分。嗅区黏膜为无纤毛假复层柱状上皮，面积为 5~10 cm^2。黏膜内含有嗅细胞和嗅腺，可感受空气中含气味物质微粒的刺激。

（2）呼吸区黏膜：指嗅区以下的黏膜部分，占鼻腔黏膜的绝大部分。该区主要为假复层柱状纤毛上皮，另有少部分假复层柱状上皮。黏膜内含有丰富的浆液腺、黏液腺、混合型腺体和杯状细胞，能产生大量的分泌物。分泌物在黏膜表面形成随纤毛运动而不断向后移动的黏液毯，将空气中的尘埃、细菌等异物吸附并排送至鼻咽部。由丰富的静脉血管构成的海绵状血窦，在中鼻甲下缘及下鼻甲黏膜下，具有灵敏的舒缩性，可调节吸入空气的温度。

（三）鼻窦

鼻窦为鼻腔周围颅骨内的含气空腔，左右成对，共 4 对，即额窦、筛窦、上颌窦和蝶窦（图 4-14），它们分别位于其同名的颅骨内，借自然开口与鼻腔相通。鼻窦分为前后两组，额窦、前组筛窦和上颌窦，均开口于中鼻道，称为前组鼻窦；后组筛窦和蝶窦，前者开口于上鼻道，后者开口于蝶筛隐窝，称为后组鼻窦。

1. 上颌窦

上颌窦（maxillary sinus）位于上颌骨内，为鼻窦中体积最大者。有 5 个壁，分别为前壁、后外侧壁、上壁、底壁、内侧壁。前壁有眶下孔和尖牙窝，尖牙窝为常用的上颌窦手术进路。后外侧壁与翼腭窝和颞下窝毗邻，近翼内肌，上颌窦病变破坏此壁可致张口受限。上壁即眶底，上颌窦疾病与眶内疾病可相互影响。底壁即上颌骨牙槽突，牙根感染可引起齿源性上颌窦炎。内侧壁即鼻腔外侧壁下部，通过窦口通向中鼻道。由于上颌窦窦口位置较高，不易引流，故上颌窦炎发病率较高。

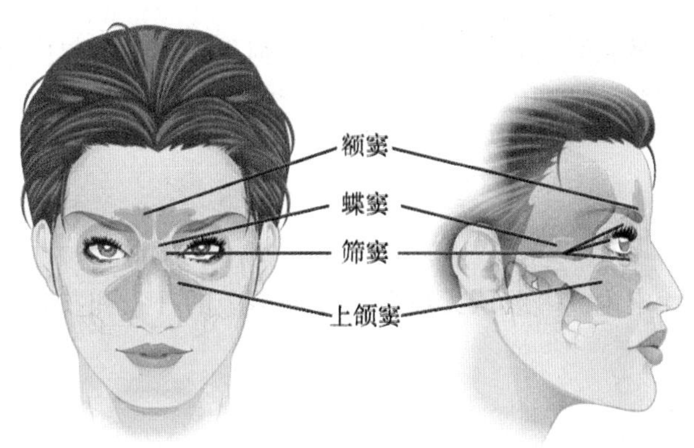

图 4-14　鼻窦的面部投影

2. 筛窦

筛窦（ethmoidal sinus）位于筛骨体内，呈蜂窝状，分为前后两组。前组开口于中鼻道，后组开口于上鼻道。筛窦顶壁骨质较薄，与颅前窝相隔，易因颅脑外伤骨折，发生脑脊液鼻漏。其外侧壁即眼眶内侧壁，菲薄如纸，称纸样板，故筛窦病变、外伤或手术可引起颅内或眶内并发症。

3. 额窦

额窦（frontal sinus）位于额骨下部内、外板之间，经鼻额管引流到中鼻道前端。额窦前壁为额骨外板，内含骨髓，外伤及有炎症时可导致额骨骨髓炎。额窦后壁为额骨内板，是颅前窝的一部分，额窦感染可侵入颅内，引起鼻源性颅内并发症。额窦底壁为眶上角，骨质最薄，急性额窦炎时此处压痛明显。

4. 蝶窦

蝶窦（sphenoidal sinus）位于蝶骨体内。顶壁为蝶鞍底；下壁为鼻咽顶；前壁有窦口，开口于蝶筛隐窝；外侧壁与颅中窝、海绵窦、颈内动脉和视神经管毗邻，蝶窦病变常累及上述结构。

二、鼻的生理功能

（一）鼻腔的生理功能

1. 呼吸功能

鼻腔是呼吸道的起始部，对吸入空气有加温、加湿和清洁过滤作用。①鼻前庭的鼻毛可以过滤吸入气流中的颗粒状物。②鼻腔黏膜的分泌作用和纤毛向咽部的定向摆动作用，可吸附尘粒、细菌，形成黏液痰排向咽部，有过滤、加湿吸入气体和维持鼻腔清洁的功能。③黏膜表面的活性物质（如溶菌酶等），有抑制和溶解细菌的作用。④鼻腔黏膜固有层内有丰富的静脉丛，可使吸入的空气加温。⑤反射性喷嚏排出吸入的异物和刺激物等。

2. 嗅觉功能

空气中的气味颗粒随气流到达嗅区后，被嗅腺的分泌液溶解，刺激嗅觉细胞产生神经冲动，经嗅神经传至嗅觉中枢，形成嗅觉，影响食欲和识别有害气体。

3. 共鸣作用

鼻腔对喉发出的声音具有共鸣作用，可使声音清晰、洪亮、悦耳。当鼻腔阻塞时可出现闭塞性鼻音，鼻咽腔闭合不全如腭裂时可出现开放性鼻音。

4. 反射功能

鼻腔内神经分布丰富，当鼻黏膜受到物理性或化学性刺激时，可引起广泛的心血管和肺等部位的反应，如打喷嚏、流泪、眼睑痉挛、肺顺应性降低、支气管收缩、肺容量减少等，严重者可致呼吸、心跳停止。

（二）鼻窦的生理功能

鼻窦的生理功能迄今仍无定论，一般认为鼻窦能辅助鼻腔的呼吸和共鸣，还可减轻头颅重量，缓冲外来冲击力，保护头部重要器官。

要点提示

1. 鼻腔易出血部位：鼻腔前部——鼻中隔前下部的利特尔区；鼻腔后部——下鼻道后端的鼻-鼻咽静脉丛。

2. 上颌窦穿刺的最佳进针部位：下鼻道外侧壁前段近下鼻甲附着处。

3. 四组鼻窦开口位置：鼻窦按其开口位置分为前、后两组。前组鼻窦包括额窦、上颌窦和前组筛窦，均开口于中鼻道；后组鼻窦包括开口于蝶筛隐窝的蝶窦和开口于上鼻道的后组筛窦。其中上颌窦最易发生炎症。

第三节　咽的应用解剖与生理

一、咽的应用解剖

咽（pharynx）上起颅底，下达第 6 颈椎下缘水平，续于食管，成人全长 12 cm，是呼吸和消化的共同通道。以软腭游离缘和会厌上缘为界，将咽自上而下分为鼻咽、口咽及喉咽三部分（图 4-15），前方与鼻腔、口腔和喉腔相通。

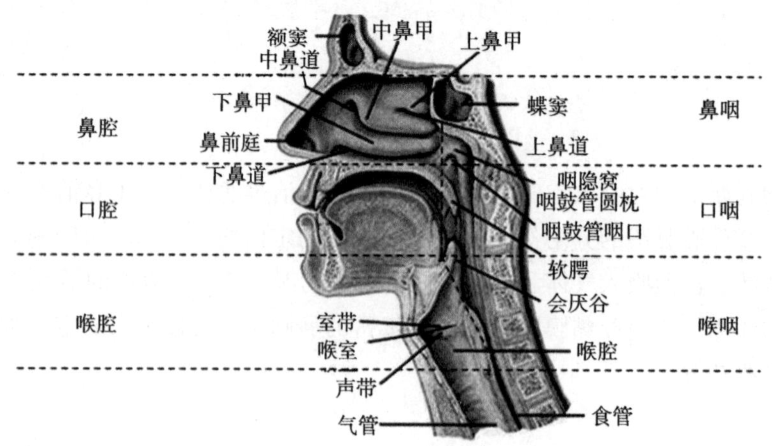

图 4-15　咽的分区

（一）鼻咽

鼻咽（nasopharynx）上起颅底，下至软腭游离缘平面，向前经后鼻孔通向鼻腔。咽侧壁上有咽鼓管咽口，距下鼻甲后方仅 1.5 cm，下鼻甲肥大时可阻塞咽鼓管咽口致分泌性中耳炎。咽鼓管咽口周围的隆起，称咽鼓管圆枕，其黏膜下方有散在的淋巴组织称为咽鼓管扁桃体。圆枕后方与咽后壁之间有一纵行的隐窝，为咽隐窝，是鼻咽癌的好发部位。

（二）口咽

口咽（oropharynx）即通常所指的咽部，位于软腭与会厌上缘平面之间，前方经咽峡通向口腔。咽峡指由上方的悬雍垂和软腭、两侧的腭舌弓和腭咽弓及下方的舌根共同围成的环形狭窄部分。悬雍垂两侧各有两对弧形向下的黏膜皱襞，前方的叫腭舌弓，后方的叫腭咽弓，两腭弓之间的三角形凹陷为扁桃体窝，容纳腭扁桃体（图 4-16）。舌根的后方为会厌，二者之间有 3 条纵行皱襞，外侧壁与正中壁之间有一对凹陷，称会厌谷，食物、异物易在此处滞留。

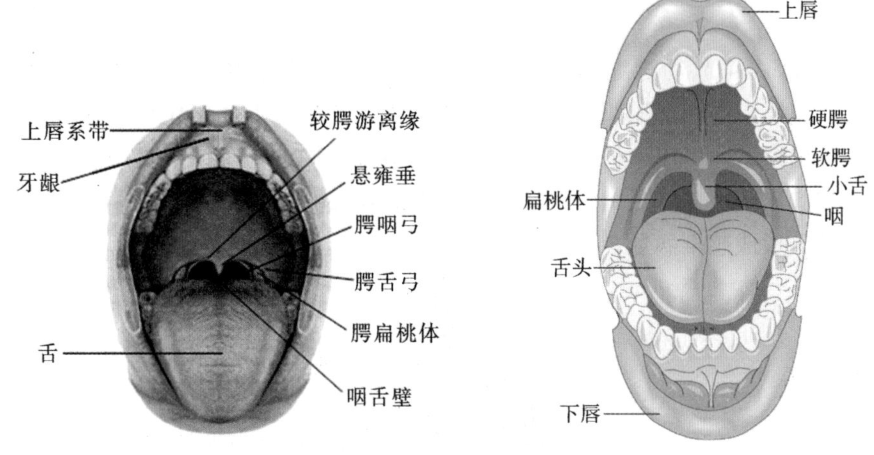

图 4-16　口咽部

（三）喉咽

喉咽（laryngopharynx）又称下咽，从会厌上缘平面至环状软骨下缘平面之间，相当于第 6 颈椎水平。上接口咽，向下续于食管，位于喉口和喉的后面，是咽腔最狭窄的部分。喉口的两侧，有一对较深的隐窝称为梨状隐窝，以及舌根与会厌间的浅窝称为会厌谷，二者都是异物易滞留的部位。隐窝外侧壁有一条由外上向内下斜行的小皱襞，内有喉上神经内支，在黏膜深面经过。两侧梨状窝之间，环状软骨板之后称环后隙，其下方为食管入口。

（四）咽淋巴环

咽部有丰富的淋巴组织，彼此有淋巴管相通，较大淋巴组织团块呈环状排列称为淋巴环，主要有腺样体、腭扁桃体及舌扁桃体、咽鼓管扁桃体、咽侧索、咽后壁淋巴滤泡，这些淋巴组织通过淋巴管相联系，构成咽淋巴环的内环。此环输出的淋巴管流入颈淋巴结，后者又互相联系则称外环，主要由咽后淋巴结、颌下淋巴结、颏下淋巴结等组成。咽淋巴环（图 4-17）围绕在口腔、鼻腔与咽腔的通道周围，具有重要的防御作用和免疫功能，咽部感染或恶性肿瘤可通过咽淋巴环之间的交通淋巴管扩散或转移。内淋巴环组织在儿童期发育明显，青春期后开始退化萎缩。

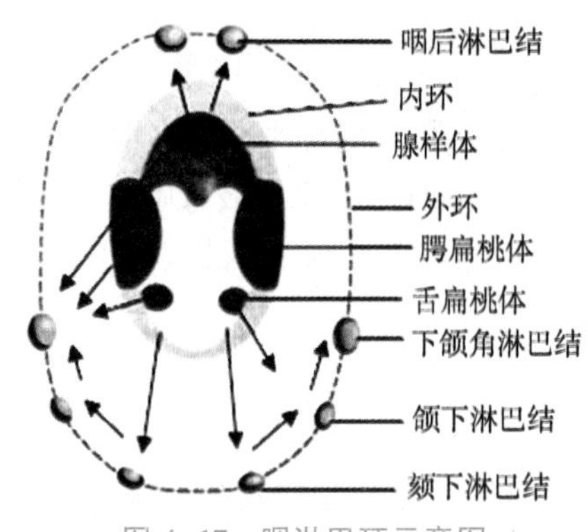

图 4-17 咽淋巴环示意图

1. 腺样体（adenoid）

鼻咽顶呈拱状，称咽穹，其黏膜内有丰富的淋巴组织，称咽扁桃体，又称腺样体。腺样体在婴幼儿期较发达，10 岁后完全退化，若腺样体肥大，可影响鼻呼吸及中耳功能。

2. 腭扁桃体

腭扁桃体（palatine tonsil）习称扁桃体（tonsil），为咽部最大的淋巴组织（图 4-18）。腭扁桃体外侧面为结缔组织被膜包绕，与咽上缩肌之间以疏松结缔组织充填，形成扁桃体周围间隙。当扁桃体患急性炎症时，一旦隐窝因堵塞而引流不畅，常在此处引起扁桃体周围蜂窝组织炎或脓肿。扁桃体内侧面游离，被覆以鳞状上皮，黏膜上皮陷入扁桃体实质内，形成 6~20 个深浅不一的盲管称扁桃体隐窝，细菌、病毒易在此留存繁殖，形成感染病灶。

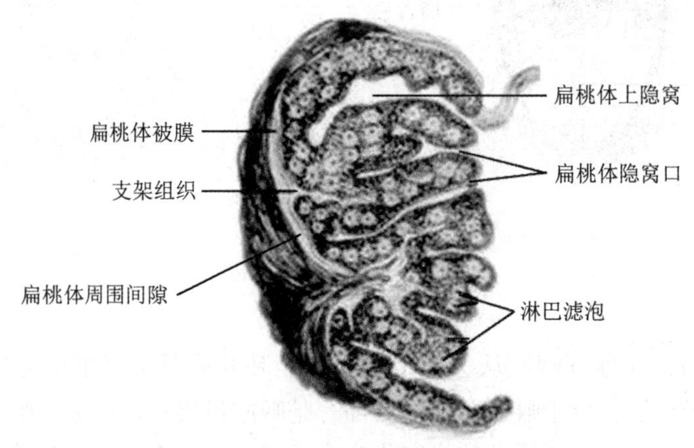

图 4-18 腭扁桃体

二、咽的生理功能

咽为呼吸和消化的共同通道。

（一）呼吸功能

咽腔不仅是吸入空气的通道，在咽腔黏膜及黏膜下还含有丰富的腺体，对吸入的空气具有继续调温、调湿和清洁作用，但均弱于鼻腔黏膜的类似功能。

（二）吞咽功能

吞咽是由多种肌肉参与完成的反射性协同运动，使食物从口腔进入食管。当食物进入咽部触及舌根与咽峡时，引起吞咽反射。通过一系列神经反射和肌肉运动，食团进入咽腔，并在压力作用下向下移动；同时软腭上举封闭鼻咽，会厌覆盖关闭喉入口，喉肌收缩紧闭声门，喉咽和梨状窝开放，食团越过会厌进入食管。

（三）保护功能

在吞咽或呕吐时，咽肌收缩可封闭鼻咽和喉的入口，使食物不致反流入鼻腔或吸入气管。若有异物误入并刺激到咽部，则会引起呕吐反射，将异物排出。咽淋巴组织和黏膜腺体分泌的黏液可吞噬和消灭细菌。来自鼻腔、鼻窦、喉及咽鼓管的分泌物，可借咽的反射作用咯出，或咽下入胃后由胃酸将其中的细菌杀灭。

（四）共鸣作用

发音时，咽腔形态可根据需要发生相应的改变，并由软腭、口、唇、舌、齿等协同作用，使声音清晰、悦耳。

（五）免疫功能

咽部富含淋巴组织，对机体具有重要的免疫作用，尤其是腭扁桃体。扁桃体含有 B 细胞、T 细胞、浆细胞和吞噬细胞，并能产生免疫球蛋白、干扰素等，具有细胞免疫和体液免疫的功能。咽部的分泌物中还含有溶菌酶和 SIgA，有抑制和溶解细菌的作用。

（六）调节中耳气压功能

吞咽时，咽鼓管开放，空气进入中耳，使中耳的气压与外界气压保持平衡，从而维持中耳正常功能。

第四节　喉的应用解剖与生理

导学视频

一、喉的应用解剖

喉（larynx）位于颈前正中、舌骨之下，上通喉咽，下接气管，在成人喉相当于第 3～5 颈椎平面。喉是由软骨、喉肌、韧带、纤维组织及黏膜构成的一个底朝上、尖在下的锥形管状器官（图 4-19）。喉既是呼吸的重要通道，又是发音器官。

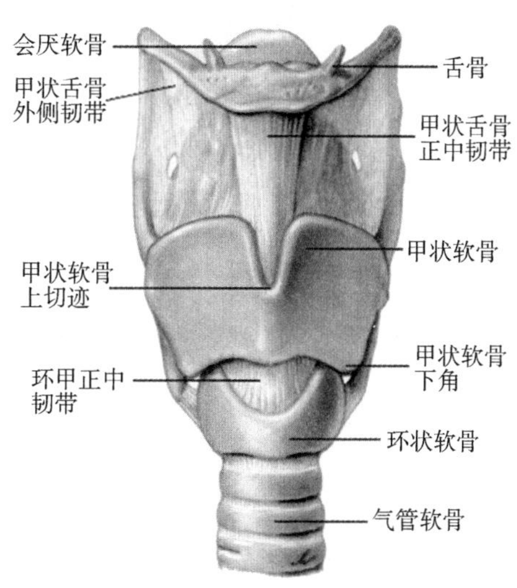

图 4-19　喉的前面观

（一）喉软骨

喉由软骨构成支架。喉的软骨有单一的会厌软骨、甲状软骨、环状软骨、成对的杓状软骨、小角软骨和楔状软骨。

1. 会厌软骨

会厌软骨（epiglottic cartilage）位于喉的上部，扁平如叶状，上缘呈弧形游离，茎在下端，附着于甲状软骨切迹的后下方。儿童期会厌质软呈卷叶状。会厌分舌面和喉面，舌面组织疏松，故急性会厌炎时易肿胀。

2. 甲状软骨

甲状软骨（thyroid cartilage）是喉支架中最大的一块软骨，由左右对称的四边形甲状软骨板在中线合成，其角度男女有别，男性夹角较小且上端向前突出，称为喉结，女性近似钝角，喉结不明显。甲状软骨上缘正中有“V”形凹陷称甲状软骨切迹，是识别颈正中线的标志。

3. 环状软骨

环状软骨（cricoid cartilage）位于甲状软骨之下，下接气管。前部较窄称环状软骨弓，后部向上延展较宽阔称环状软骨板。环状软骨是喉部唯一呈完整环形的软骨，对保持喉腔通畅具有重要意义。若环状软骨因外伤或病变缺损时，常造成喉狭窄。

4. 杓状软骨

杓状软骨（arytenoid cartilage）呈三角形，位于环状软骨板后上缘，左右各一。

5. 小角软骨

小角软骨（corniculate cartilage）位于杓状软骨的顶部，左右各一。

6. 楔状软骨

楔状软骨（cuneiform cartilage）在小角软骨前外侧，位于杓状会厌襞中，似小棒状，左右各一，有时缺如。

（二）喉腔

喉腔上起自喉入口，下接气管，由声带分为声门上区、声门区、声门下区 3 部分（图 4-20）。

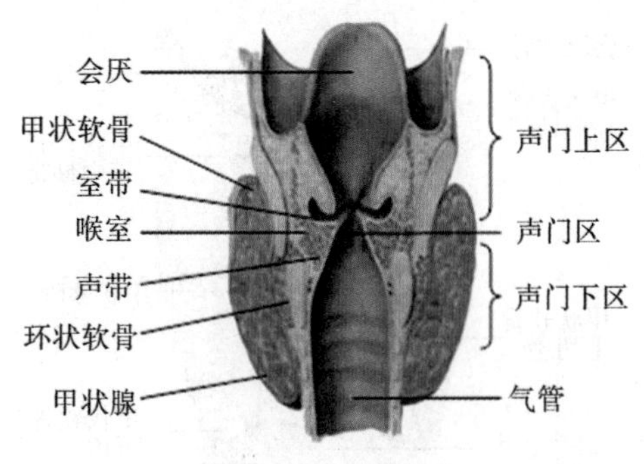

图 4-20　喉腔的分区

1. 声门上区

声门上区（supraglottic portion）位于声带上缘以上。其上界为由杓状隆突、杓状会厌襞及会厌游离缘围成的喉入口。介于喉入口与室带之间者，称喉前庭。

2. 声门区

声门区（glottic portion）位于两侧声带之间。声带位于室带下方，由声韧带、声带肌及黏膜组成，左右各一，因缺乏黏膜下层，含血管少，在间接喉镜下呈白色带状，其游离缘薄而锐。两侧声带张开时呈一等腰三角形的空隙，称为声门裂，是喉腔中最狭窄部分。

3. 声门下区

声门下区（infraglottic portion）为声带下缘以下的喉腔。幼儿期此区黏膜下组织疏松，炎症时易发生水肿，引起喉阻塞。

（三）喉肌

喉肌分为喉内肌和喉外肌两组。喉外肌将喉与周围结构相连，可升降和固定喉体；喉内肌可开闭声门及喉入口、紧张和松弛声带。喉肌按功能分为 4 组：①使声门张开的主要是环杓后肌；②使声门关闭的是环杓侧肌和杓肌；③使会厌活动以关闭喉入口的是杓会厌肌和开放喉入口的是甲状会厌肌；④使声带紧张的是环甲肌，使声带松弛的是甲杓肌。

（四）神经

喉的神经包括喉上神经和喉返神经，均为迷走神经的分支。

1. 喉上神经

喉上神经（superior laryngeal nerve）分为内、外两支。内支为感觉神经，与喉上动、静脉伴行穿过甲状舌骨膜，分布于声门上区黏膜。外支为运动神经，支配环甲肌。

2. 喉返神经

喉返神经（recurrent laryngeal nerve）为喉的主要运动神经，支配除环甲肌以外的喉内各肌的运动，但亦有感觉支分布于声门下区黏膜。左侧喉返神经较右侧喉返神经长，故临床上受累机会较多，如两侧喉返神经同时受损，则致失音或呼吸困难。

二、喉的生理功能

（一）呼吸功能

喉是呼吸的通道，声门裂是呼吸道最狭窄处。吸气时声带外展，声门增宽，气流阻力减小，有利于空气进入；呼气时声带内收，声门变小，气流阻力增大，有利于肺泡与血液中的气体交换。

（二）发音功能

喉是发音器官。肺内呼出的气流冲动声带而产生基音，发音时声带向中线移动，声门闭合，再经咽、口、鼻共鸣，由舌、软腭、齿、唇构语，发出各种不同的声音和语言。

（三）保护功能

喉对下呼吸道起保护作用。杓状会厌襞、室带和声带具有括约肌的作用，形成 3 道防线。吞咽时，喉体上提，会厌向后下倾斜盖住喉入口，同时室带和声带内收，声门关闭，防止食物或呕吐物等进入下呼吸道。喉黏膜的敏感性很高，异物刺激可引起剧烈的反射性咳嗽，以排出异物，防止误吸。

（四）屏气功能

屏气时声门紧闭，呼吸暂停，增加胸腔和腹腔的内压，以利咳嗽、排便、分娩、举重等生理功能的进行。

第五节　颈部的应用解剖与生理

一、颈部边界与分区

（一）颈部边界

颈部上部以下颌下缘、乳突至枕外粗隆的连线与头面部分界；下部以胸骨颈静脉切迹、胸锁关节、锁骨与肩峰的连线与胸部、上肢、背部分界。

（二）颈部分区

颈部以胸锁乳突肌前后缘为标志可分为颈前区、胸锁乳突肌区、颈外侧区（图 4-21）。

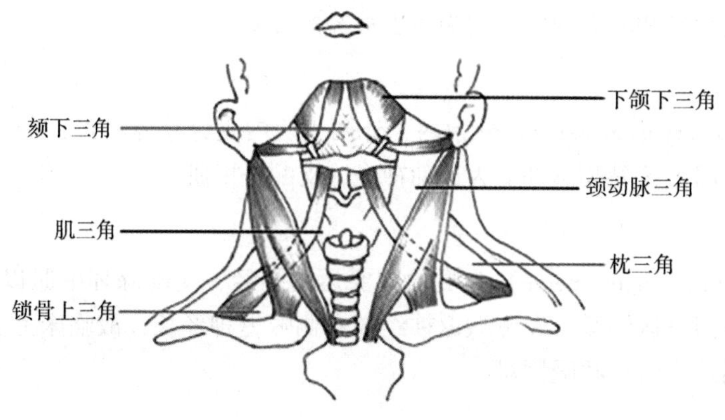

图 4-21　颈部的分区

1. 颈前区

外界为胸锁乳突肌前缘，内界为颈正中线，上界为下颌骨下缘。以舌骨为界分舌骨上区、舌骨下区。舌骨上区包括单一的颏下三角和两侧的下颌下三角。舌骨下区包括颈动脉三角和肌三角。

（1）下颌下三角：位于下颌下缘及二腹肌前、后腹之间，为舌骨上区的两侧部分。深面由下颌舌骨肌、舌骨舌肌及咽中缩肌构成，表面覆盖皮肤、颈阔肌和颈深筋膜浅层。三角内含有上颌下腺、淋巴、血管、神经等。

下颌下腺位于颈浅筋膜所形成的筋膜鞘内，分为浅部及深部。浅部较大，位于下颌舌骨肌浅面，深部绕该肌后缘至其深面。前端有下颌下腺管，向前上行，开口于舌下的口底黏膜。腺体周围有 4~6 个淋巴结。该区肌肉有颏舌骨肌、颏舌肌、下颌舌骨肌、咽中缩肌、茎突舌肌、茎突咽肌。血管有舌动脉、舌静脉。神经有舌神经、舌咽神经、舌下神经、下颌下神经节。

（2）颏下三角：位于左右二腹肌前腹与舌骨体之间，顶被颈浅筋膜层的舌骨上部所覆盖，由两侧下颌舌骨肌组成，三角内含多个淋巴结。

（3）颈动脉三角：位于胸锁乳突肌上份前缘、肩胛舌骨肌上腹及二腹肌后腹之间。顶为封套筋膜，底为椎前筋膜，内侧为咽侧壁及其筋膜，内有重要的血管和神经。

颈内静脉位于胸锁乳突肌前缘深面，始于颈静脉孔，为乙状窦的延续，面总静脉、舌静脉、甲状腺上静脉及甲状腺中静脉皆注入颈内静脉。

颈总动脉位于颈内静脉内侧，平甲状软骨上缘分为颈内动脉及颈外动脉。颈总动脉末端膨大为颈动脉窦，有压力感受器。在颈总动脉分叉处的后方有颈动脉小球，是化学感受器，二者有调节血压和呼吸的作用。颈外动脉居前内侧，于近上颌角处后方，经二腹肌与茎突舌骨肌深面垂直上行入下颌后窝。颈外动脉在颈部向前发出甲状腺上动脉、舌动脉、面动脉，向后发出枕动脉和耳后动脉，向内发出咽升动脉。颈内动脉位于颈外动脉后外侧，垂直上行，入颈动脉管至颅内，在颈外无分支。

舌咽神经及舌下神经于二腹肌后缘外呈弓形跨过颈内颈外动脉浅面前行。舌下神经于颈外动脉浅面发出颈袢上根，为神经肌蒂移植提供条件。

迷走神经出颅后在颈动脉鞘内走行，于舌骨平面上方发出喉上神经，在甲状软骨上角分为喉内及喉外二支，在喉上神经发出以下又分出心上神经支，至颈下部越过锁骨下动脉之前，至其下方分出喉返神经。右侧者绕过锁骨下动脉后方上行，左侧者绕过主动脉弓后方而返回，左侧较右侧长，故发病较右侧多。

（4）肌三角：位于胸锁乳突肌前缘，颈前正中线与肩胛舌骨肌上腹之间，是舌骨下区的下份。顶为封套筋膜，底为椎前筋膜。此三角的浅层结构，由浅入深，依次为皮肤、浅筋膜、颈前静脉及皮神经等。此三角内的肌肉有浅层的胸骨舌骨肌和肩胛舌骨肌上腹；深层有胸骨甲状肌与甲状舌骨肌。此区内有喉、气管颈段、食管颈段、甲状腺、甲状旁腺、喉上神经及喉返神经等重要组织。

甲状腺呈“H”形，由左、右两侧叶及峡部组成。峡部位于第二至第四气管环前，两叶位于喉及气管旁。甲状腺被气管前筋膜包绕，形成甲状腺鞘，其外尚有被膜，鞘间有疏松结缔组织，中有甲状腺的血管神经。在甲状腺左右侧叶背面各有 2~4 个表面光滑、棕黄色、直径为 6 mm 的甲状旁腺。

2. 胸锁乳突肌区

胸锁乳突肌前起于胸骨柄前面、锁骨上缘内 1/3，向后止于乳突外侧面。此区所占据部位的浅、深面的结构均属胸锁乳突肌区。

浅层为皮肤、颈阔肌、颈筋膜浅层、颈前静脉、颈外静脉等。胸锁乳突肌后缘中点有枕小神经、耳大神经、颈横神经、锁骨上神经，依次由深筋膜伸出，向前上或前下行，分布于相应的浅层结构。深层有颈动脉鞘、膈神经、颈袢、颈丛及交感神经。颈动脉鞘内有颈总动脉，颈内、外动脉，颈内静脉和迷走神经。在鞘的下段颈内静脉位于前外侧，颈总动脉位于后内侧，迷走神经位于二者之间的后方；鞘的上段颈内动脉位于前内，颈内静脉位于后外，迷走神经位于二者之间的后内方。膈神经由第三至第五颈神经前支组成，被椎前筋膜所覆盖，向下内行，经锁骨下动、静脉之间入纵隔。膈神经位于胸锁乳突肌后缘中部、前斜角肌前面，斜向下内行。

3. 颈外侧区

前界为胸锁乳突肌后缘，后界为斜方肌前缘，下为锁骨中 1/3 上缘。此区包括枕三角和锁骨上三角。

（1）枕三角：位于胸锁乳突肌后缘、斜方肌前缘与肩胛舌骨肌上腹上缘之间。底为椎前筋膜及其覆盖下的头夹肌、肩胛提肌及中、后斜角肌等；顶为封套筋膜，有副神经通过。副神经自颈静脉孔出颅后，经二腹肌后腹的深面和颈内静脉的前外侧，胸锁乳突肌前缘上、中 1/4 点进入枕三角，并与分支支配斜方肌。行颈部淋巴结清除手术时，不可损伤此神经。

（2）锁骨上三角：位于锁骨上缘中 1/3 上方，由胸锁乳突肌后缘、肩胛舌骨肌下腹和锁骨围成。在体表呈明显的凹陷，故名锁骨上大窝。三角的底为斜角肌下份及椎前筋膜；顶为封套筋膜。三角区的浅层有锁骨上神经及颈外静脉末段走行于浅筋膜中，内有臂丛，锁骨下动、静脉，胸导管颈段，胸膜顶及肺尖。

二、颈筋膜及其间隙

颈筋膜及其间隙位于浅筋膜及颈阔肌的深面，各部分厚薄不一，围绕颈项部诸肌肉及器官，并在血管、神经周围形成筋膜鞘及筋膜间隙。

1. 颈筋膜浅层

颈筋膜浅层上方附着于枕骨上项线、乳突及下颌骨下方，下方附着于肩峰、锁骨及胸骨柄，后方附于颈韧带及第七颈椎棘尖，围绕胸锁乳突肌、斜方肌，于颈阔肌深面与对侧愈合。

2. 颈筋膜中层

颈筋膜中层即气管前筋膜。紧贴舌骨下肌群后方，并与筋膜相愈合，包绕甲状腺及气管，向上附于环状软骨弓、甲状软骨及舌骨，向下延续至心包纤维膜。

3. 颈筋膜深层

颈筋膜深层即椎前筋膜。此层较中层厚，经颈动脉鞘之后，椎前肌与斜角肌的前方，上附于颅底，下延续至前纵韧带与胸前筋膜。

4. 颈动脉鞘

颈动脉鞘为颈筋膜在颈部大血管和迷走神经周围形成的血管神经束鞘。上至颅底，下连纵隔。鞘内包绕颈总动脉、颈内动脉、颈内静脉、迷走神经及颈深淋巴结等。

5. 筋膜间隙

筋膜间隙由胸骨上间隙、锁骨上间隙、气管前间隙、咽后间隙、咽旁间隙及椎前间隙组成。

三、颈部淋巴结

颈部淋巴结数目较多，由淋巴管联结成网链。一般分浅、深淋巴结，浅淋巴结沿浅静脉排列，深淋巴结沿深血管及神经排列。为适宜临床应用，按部位将颈部淋巴结分为颈上部、颈前区及颈外侧区淋巴结三部分（图 4-22）。

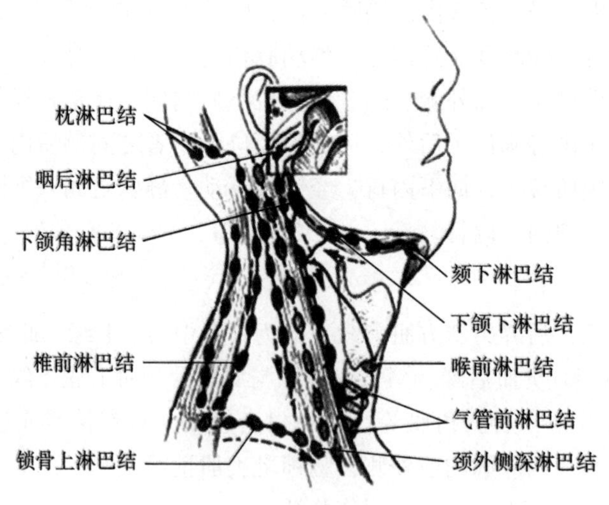

图 4-22　颈部淋巴结

1. 颈上部淋巴结

颈上部淋巴结是收纳头部淋巴管的淋巴结，位置表浅，沿头颈交界线排列成环形，分为以下五组。

（1）枕淋巴结：位于枕血管、神经附近，收纳枕区及项上部皮肤的淋巴，注入颈外侧浅、深淋巴结。

（2）乳突淋巴结：又名耳后淋巴结，收纳颞、顶、乳突区及耳郭的淋巴，注入颈外侧浅、深淋巴结。

（3）腮腺淋巴结：收纳面部、耳郭、外耳道的淋巴，注入颈深上淋巴结及颈外侧浅淋巴结。

（4）下颌下淋巴结：收纳眼、鼻、唇、牙及口底的淋巴，注入颈深上淋巴结及下淋巴结。

（5）颏下淋巴结：收纳颈部、下颌切牙、下唇中部、口底及舌尖等处的淋巴，注入下颌下淋巴结及颈内静脉二腹肌淋巴结。

2. 颈前区淋巴结

颈前区淋巴结位于舌骨下方，两侧胸锁乳突肌、颈动脉鞘之间，后界为椎前筋膜，并以颈筋膜浅层分为浅、深两组。

（1）颈前浅淋巴结：沿颈前静脉排列，收纳舌骨下区的淋巴结，注入颈深下淋巴结或锁骨上淋巴结。

（2）颈前深淋巴结：分为甲状舌骨淋巴结、甲状腺淋巴结、气管前淋巴结、气管旁淋巴结和咽后淋巴结5组。

①甲状舌骨淋巴结：位于舌骨下方，收纳声门裂以上喉的淋巴，注入颈深上淋巴结；环甲淋巴结，位于环甲膜前方，收纳喉的声门下区及甲状腺的淋巴，注入颈深下淋巴结。

②甲状腺淋巴结：位于甲状腺上方，收纳甲状腺的淋巴，注入颈深上淋巴结。

③气管前淋巴结：位于颈部气管前外侧，收纳甲状腺及颈部气管的淋巴，注入气管旁及颈深下淋巴结，与纵隔淋巴结相交通。

④气管旁淋巴结：因其沿喉返神经排列，又名喉返神经淋巴结，收纳甲状腺、喉、气管与食管的淋巴，注入颈深下淋巴结。

⑤咽后淋巴结：位于咽后间隙内，上组位于鼻咽部后方及外侧，收纳鼻腔后部、鼻窦、鼻咽部、中耳及腭后部的淋巴，注入颈深上、下淋巴结。

3. 颈外侧区淋巴结

以颈筋膜浅层为界分为颈外侧浅、深淋巴结两组。

（1）颈外侧浅淋巴结：沿颈外静脉排列，收纳枕、耳后及腮腺淋巴结引流的淋巴，注入颈深上、下淋巴结，亦可注入锁骨上淋巴结。

（2）颈外侧深淋巴结：位于颈筋膜浅层、胸锁乳突肌与椎前筋膜间，从斜方肌前缘至颈动脉鞘间的锁骨上方，沿颈内静脉、副神经及颈横血管排列，是颈部最为集中、涉及范围最广、关系复杂的淋巴群。其又分为副神经淋巴结、锁骨上淋巴结和颈内静脉淋巴结三组。

①副神经淋巴结：沿副神经全程排列，多位于神经下内方，收纳枕、耳后及肩胛上的淋巴，注入颈深上淋巴结及锁骨上淋巴结。

②锁骨上淋巴结：沿颈横血管排列，又名颈横淋巴结，为颈部淋巴结的集中转运站。收纳副神经淋巴结、胸上部、乳房和上肢引流区的淋巴，注入颈深下淋巴结，或直接注入右淋巴导管、胸导管。左侧斜角肌淋巴结，又名 Virchow 淋巴结，是胃及食管下部癌转移最先累及的颈部淋巴结，位于左静脉角处，肿大时在锁骨上缘和胸锁乳突肌后缘交汇处即可触及。

③颈内静脉淋巴结：上起颅底，下至颈根部，沿颈内静脉全长排列，并以肩胛舌骨肌为界分为颈深上淋巴结和颈深下淋巴结。颈深上淋巴结收纳枕、乳突、鼻咽、腭、扁桃体及舌引流来的淋巴，注入颈深下淋巴结；颈深下淋巴结收纳颈深上淋巴结及颈上部淋巴结引流来的淋巴，注入右淋巴导管、胸导管（左侧），或直接注入静脉角。

第六节　气管、支气管、食管的应用解剖与生理

一、气管、支气管的应用解剖

气管（trachea）位于颈前正中，由软骨、平滑肌、黏膜和结缔组织构成，始于环状软骨下缘，在气管隆突处分成左右两主支气管。气管软骨由 12~20 个呈向后方开放的马蹄形不完整的气管软骨环构成支架，以气管环韧带将其互相连接。在第 2~4 气管软骨环前面有甲状腺峡部越过。气管的长度及内径依性别、年龄及呼吸状态而不同，成年男性长 12 cm，女性长 10 cm。

支气管（bronchi）分左、右主支气管。右支气管较短、粗，与气管纵轴的延长线成 20°~30°角；左支气管较细长，与气管纵轴成 40°~45°角，且气管隆嵴偏于左侧。因此，气管异物进入右侧的机会较左侧多（图 4-23）。

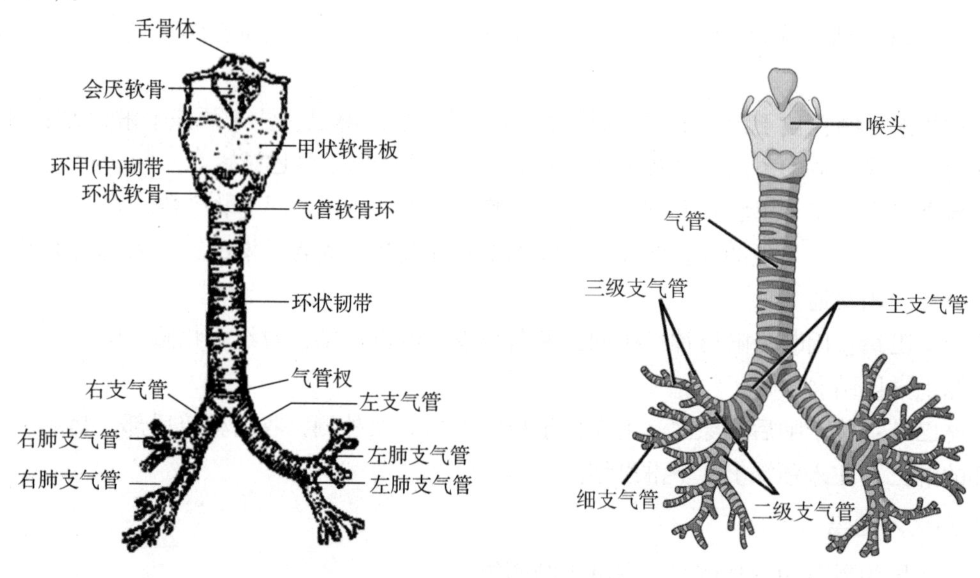

图 4-23　气管及支气管

二、食管的应用解剖

食管（esophagus）为一纵行的肌性管道，在环状软骨下缘。上接喉咽，下与胃的贲门相连。成人的食管长度平均为 25 cm。食管自上而下有四个生理性狭窄，是食管易受损伤和异物易停留的部位。①第 1 狭窄为食管入口部，为食管最狭窄处，亦是食管异物最易停留之处，食管镜检查时较难通过此处，容易导致食管损伤；②第 2 狭窄为主动脉弓横过食管前壁之处，相当第 4 胸椎平面；③第 3 狭窄相当第 5 胸椎平面，为左主支气管横过食管前壁之处；④第 4 狭窄相当第 10 胸椎平面，距上切牙 40 cm，是食管穿过横膈食管裂孔处（图 4-24）。

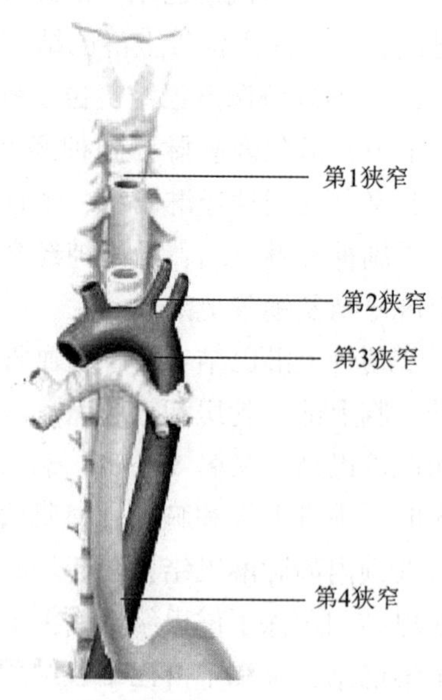

图 4-24　食管

三、气管、支气管、食管的生理功能

（一）气管、支气管的生理功能

1. 通气和呼吸调节功能

气管和支气管是呼吸及气体交换的通道。气管、支气管管腔大小随呼吸运动发生扩张和收缩，通过改变其平滑肌中感受器的兴奋状态，兴奋或抑制吸气中枢，调节通气和呼吸。同时可通过改变气道的阻力，影响气体的交换。

2. 清洁功能

气管、支气管的黏膜由假复层纤毛柱状上皮组成，上面的黏液层能湿润呼吸道黏膜，并维持纤毛的正常活动。在呼吸道内有黏液的情况下，纤毛自下而上有节律地摆动，向外排出带有细菌的分泌物或异物，以保护和净化呼吸道。

3. 免疫功能

呼吸道分泌物中含有能抗感染的免疫球蛋白、溶菌酶和补体，与 SIgA 共同起杀菌作用。

4. 防御性呼吸功能

防御性呼吸功能包括咳嗽反射和屏气反射。气管、支气管内壁黏膜下有丰富的神经末梢，受刺激后可引起反射性咳嗽。咳嗽时先深吸气，接着声门关闭，继之强烈呼气，胸膜腔内压增高，突然声门开放，呼吸道内气体急速咳出，异物和分泌物随气流排出。

（二）食管的生理功能

食管（esophagus）的主要生理功能是通过蠕动将咽下的食团和液体从下咽部运送到胃，同时具有分泌和润滑保护功能。当食团通过食管时，刺激该部位的感受器，产生神经冲动，引起食管肌肉按顺序收缩，这一过程称为食管蠕动，食管蠕动是推进食团向下的主要动力。在贲门以上的食管有一段长 4~6 cm 的高压区，其内压力比胃内压力高，能阻止胃内容物逆流入食管，可起到类似生理括约肌的作用。食管黏膜的感觉迟钝，轻微的病变一般无明显的症状。

思考题

考试系统

1. 婴幼儿为何容易患中耳炎？
2. 简述前组鼻窦、后组鼻窦各包括哪些，其在鼻腔的开口位置在哪里？
3. 叙述腭扁桃体的结构与特点。
4. 小儿急性喉炎为什么容易发生喉阻塞？

第五章　耳鼻咽喉科患者护理概述

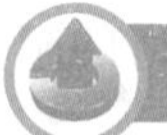
学习目标

1. 掌握外耳道冲洗法、外耳道滴药法、鼻腔滴药法、鼻腔冲洗法。
2. 熟悉耳鼻咽喉科疾病的常见症状。
3. 了解上颌窦穿刺冲洗法。

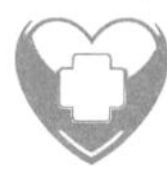
思维导图

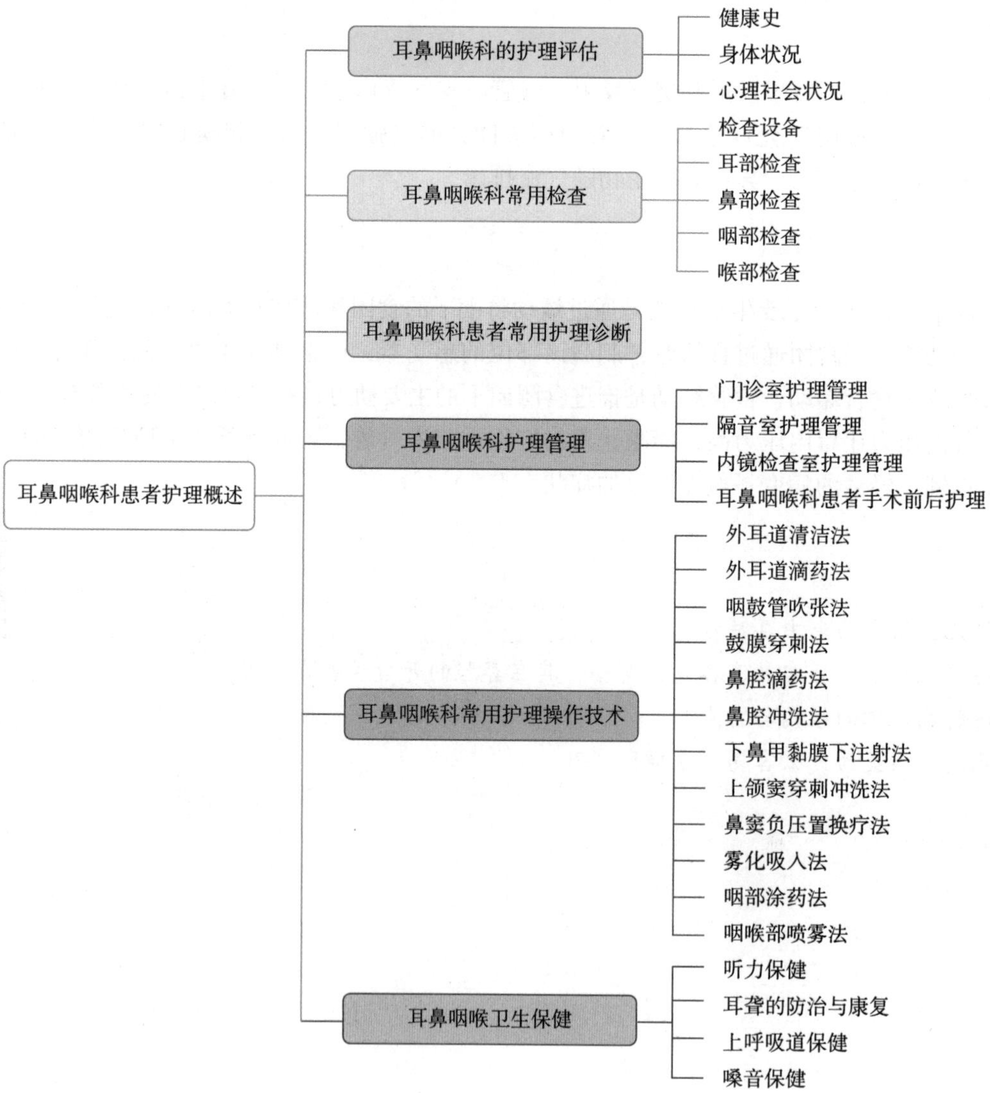

- 耳鼻咽喉科患者护理概述
  - 耳鼻咽喉科的护理评估
    - 健康史
    - 身体状况
    - 心理社会状况
  - 耳鼻咽喉科常用检查
    - 检查设备
    - 耳部检查
    - 鼻部检查
    - 咽部检查
    - 喉部检查
  - 耳鼻咽喉科患者常用护理诊断
  - 耳鼻咽喉科护理管理
    - 门诊室护理管理
    - 隔音室护理管理
    - 内镜检查室护理管理
    - 耳鼻咽喉科患者手术前后护理
  - 耳鼻咽喉科常用护理操作技术
    - 外耳道清洁法
    - 外耳道滴药法
    - 咽鼓管吹张法
    - 鼓膜穿刺法
    - 鼻腔滴药法
    - 鼻腔冲洗法
    - 下鼻甲黏膜下注射法
    - 上颌窦穿刺冲洗法
    - 鼻窦负压置换疗法
    - 雾化吸入法
    - 咽部涂药法
    - 咽喉部喷雾法
  - 耳鼻咽喉卫生保健
    - 听力保健
    - 耳聋的防治与康复
    - 上呼吸道保健
    - 噪音保健

耳鼻咽喉科患者护理是从护理学角度，观察患者耳、鼻、咽、喉诸器官的健康状况与疾病状态，密切配合医疗，通过护理程序，解决耳鼻咽喉科患者的健康问题，达到尽快康复的目的。

耳鼻咽喉具有听觉、平衡、嗅觉、呼吸、吞咽和言语等功能，与免疫防御关系密切。因此，耳鼻咽喉疾病可严重影响患者的生活、工作和学习。

耳鼻咽喉各器官之间的关系密切，且耳鼻咽喉局部同全身整体存在有机联系，护理人员在对耳鼻咽喉科患者进行护理时，必须具备整体观念，注意患者的全身状况，对患者进行整体、系统、动态的评估，以配合医生对患者进行正确诊治。

第一节　耳鼻咽喉科的护理评估

导学视频

一、健康史

1. 现病史

重点了解患者本次患病的主要症状、有无明显诱因、病情有无发展和变化，患病后有无诊疗过程、用药史及疗效等。

2. 既往史

了解患者既往的健康状况，有无邻近组织病变或全身性病变，有无手术史、外伤史及药物过敏史等。因耳鼻咽喉各结构的病变与邻近组织及全身性病变有密切联系，故了解患者既往史有助于对病因和疾病发展的分析及预防并发症。

3. 发病诱因

受凉、过度劳累、营养不良及机体抵抗力下降等。

4. 生活习惯

不良的生活习惯与耳鼻咽喉科疾病有密切的关系，如嗜好烟酒者易患咽喉炎等，不正确地擤鼻涕易导致鼻窦炎、中耳炎等。

5. 环境与职业

工作、生活环境及职业与耳鼻咽喉科疾病的发生密切相关。如长期处在有毒的粉尘及毒气环境下，易患鼻炎、咽喉炎；长期处在噪声环境中易引起噪声性聋；职业性用声者如教师、歌唱家、讲解员等，若未进行过正确的发音训练，发音方法不当，可引起声带小结。

6. 家族史、过敏史

某些耳鼻咽喉科疾病的发生与家族史、过敏史有关系，如变应性鼻炎患者常有支气管哮喘、荨麻疹等病史。

二、身体状况

身体状况的评估侧重于耳、鼻、咽、喉、口腔、面部、头颈部位结构和功能的异常表现，包括主观症状和客观体征，同时也需要重视对全身健康状况的评估。

（一）耳

1. 耳部疾病常见的症状

耳为听觉和平衡器官，耳部疾病、耳部邻近组织器官病变，或全身病变均可引起耳部症状，主要有耳痛、耳鸣、耳聋、眩晕、耳漏、耳郭外形异常等。

（1）耳痛：耳内或耳周疼痛称为耳痛，多为炎性疾病所致，约占 95%，也可为牵涉痛或反射痛，约占 5%。按发病机制可将耳痛分为原发性和继发性两类。原发性耳痛又名耳源性耳痛，常由耳郭、外耳道、中耳等疾病及并发症引起，耳部检查时必有异常发现。继发性耳痛由神经反射和牵涉性耳痛所致，一般发生于邻近器官如口腔、咽喉部、颞颌关节及颈部疾病。耳痛的性质常呈钝痛、刺痛、抽痛等，导致患者烦躁不安，无法正常学习和生活；儿童耳痛常表现为哭闹不安、摇头、用手搔耳等。

（2）耳鸣：是指患者耳内或头内有声音的主观感觉，但体外环境中并无相应声源，是听觉功能紊乱所致的常见症状。引起耳鸣的常见原因有外耳道和中耳疾病（如耵聍栓塞、外耳道炎、急慢性中耳炎、咽鼓管阻塞、鼓室积液、耳硬化等）以及内耳疾病（如梅尼埃病、药物中毒性聋、老年性聋等）。传导性耳聋患者的耳鸣为低音调如机器轰鸣，感音神经性聋患者的耳鸣多为高音调如蝉鸣。耳鸣的性质常与耳聋程度、病变部位等有关。耳鸣常会使患者烦躁、失眠、头晕、情绪易激动等，而心理障碍又可加重耳鸣，形成恶性循环。

（3）耳聋：听觉是人们语言正常发展和与人交往的重要基础，失去听觉会导致小儿言语功能发育障碍、社交困难，严重影响日常工作和生活，易产生焦虑、孤独、恐惧、自卑等各种心理问题。临床上将不同程度的听力下降称为耳聋。根据病变性质，耳聋分为功能性和器质性两类；根据发病时间的特点分为突发性聋、进行性聋、波动性聋；根据病变部位分为传导性耳聋、感音神经性聋与混合性耳聋。传导性耳聋的病变部位发生在外耳和中耳的传音装置，声波传入内耳受到障碍，常见疾病有外耳道闭塞、异物、耵聍栓塞、急慢性中耳炎、鼓室硬化等。感音神经性聋的病变发生在 Corti 器、听神经或各级听中枢，声音感觉及神经冲动传导等发生障碍，常见疾病有噪声性耳聋、药物性耳聋、突发性聋、老年性聋、听神经瘤等。混合性耳聋为传导性耳聋兼有感音神经性聋。

（4）眩晕：自身与周围物体的位置关系发生改变的主观上的错觉称为眩晕，大多由外周前庭病变引起，表现为睁眼时周围物体旋转，闭眼时自身旋转，多伴有耳鸣、听力减退、眼震以及恶心、呕吐、出冷汗等自主神经功能紊乱现象。常见疾病有梅尼埃病、耳毒性药物中毒、窗膜破裂、迷路炎、脑干或小脑肿瘤、脑部血管疾病等。

（5）耳漏：指外耳道有异常的液体积聚或外流，又称耳溢液，是耳部疾病的常见症状。耳漏的性质有浆液性、黏液性、脓性、脑脊液性、血性、混合性及水样性。浆液性耳漏多见于外耳道湿疹、急性中耳炎的早期；黏液性或脓性耳漏多见于急慢性化脓性中耳炎；大疱性鼓膜炎疱破溃后流出的液体呈血性浆液或浆液性；血性耳漏多见于外伤、外耳道乳头状瘤、中耳癌、颈静脉球体瘤糜烂溃破；混合性和水样性耳漏一般见于颞骨骨折伴脑膜损伤。耳道长期流脓且伴有臭味的患者自尊感降低，可能不愿与人接触。

（6）耳郭外形异常：多见于先天性耳郭畸形、外伤、耳郭化脓性软骨膜炎等。患者因形象有异常可能会产生自卑心理，影响交际。

2. 耳部疾病常见的体征

（1）鼓膜穿孔：见于鼓膜外伤、急性化脓性中耳炎失治误治、慢性化脓性中耳炎等。

（2）鼓膜充血：见于急性化脓性中耳炎早期、大疱性鼓膜炎、急性乳突炎等。

（3）鼓室积液：见于分泌性中耳炎。

（二）鼻

1. 鼻部疾病常见的症状

鼻为呼吸和嗅觉器官，鼻部疾病常见症状有鼻塞、鼻出血、鼻漏、嗅觉障碍、共鸣障碍。

（1）鼻塞：鼻部疾病常见症状之一，由于病因、病位和病程不同，可表现为单侧或双侧鼻塞，间歇性、持续性、交替性或进行性加重。持续性鼻塞多见于鼻内结构异常，如鼻中隔偏曲、先天性后鼻孔闭锁等。间歇性或发作性、交替性鼻塞多见于鼻黏膜炎性或血管神经性反应，如感染、变态反应、自主神经紊乱、药物反应、内分泌失调等，此类鼻塞多为双侧。单侧鼻塞进行性加重往往与鼻内或邻近组织新生物有关，如鼻及鼻窦肿瘤、鼻息肉等；双侧则常由慢性炎症引起的黏膜增生性病变所致。除以上原因外，鼻腔异物、结石、腺样体肥大及鼻咽部肿瘤等，均可导致鼻塞。

（2）鼻出血：详见第六章第二节。

（3）鼻漏：指有液体自鼻腔经前鼻孔或后鼻孔流出，也称鼻溢液，是鼻部疾病常见的症状之一。按其性状可分为水样、黏液性、黏脓性、血性、脑脊液鼻漏等。水样鼻漏多见于变态反应性鼻炎、血管运动性鼻炎和急性鼻炎早期；黏液性鼻漏见于慢性单纯性鼻炎；黏脓性鼻漏见于急性鼻窦炎的恢复期、慢性鼻炎等；脓性鼻漏见于较重的鼻窦炎，有时伴有臭味；血性鼻漏即鼻分泌物中带有血液，见于鼻腔异物，鼻腔结石，溃疡，急性鼻炎，萎缩性鼻炎，鼻腔、鼻部肿瘤及鼻咽部恶性肿瘤的早期等；脑脊液鼻漏多发生于外伤或手术后，可疑者测定其葡萄糖含量及做蛋白定量可确诊。

（4）嗅觉障碍：包括完全丧失、部分丧失、嗅觉减退、嗅觉倒错、嗅觉过敏、幻嗅。嗅觉障碍会引起患者食欲下降、精神不振等心理症状。按原因可分为三种类型：①感觉性嗅觉减退和失嗅，因嗅黏膜、嗅神经病变而不能感到嗅素存在；②呼吸性嗅觉减退和失嗅，如慢性肥厚性鼻炎、鼻息肉、鼻腔肿瘤等，呼吸气流不能到达鼻腔嗅区的黏膜；③嗅觉官能症，因嗅觉中枢及嗅球受刺激或变性所致，患者可能会产生嗅觉过敏、嗅觉倒错、幻嗅等，多见于癔症、神经衰弱、精神病等患者。

（5）共鸣障碍：人的共鸣器官有鼻腔、鼻窦、口腔、咽腔、喉腔和胸腔等。因鼻部解剖或病理性变异，可产生共鸣障碍。临床多表现为闭塞性鼻音，即发音气流不能通过两侧鼻腔，仅从口腔发出声音。常见于伤风感冒、多发性鼻息肉、肥厚性鼻炎、小儿增殖体肥大、先天性鼻后孔闭塞、鼻及鼻咽肿瘤、软腭与咽后粘连等疾病。患腭裂、软腭瘫痪者则出现开放性鼻音。

2. 鼻部疾病常见的体征

（1）鼻黏膜/鼻甲充血、肿大：见于急慢性鼻炎、鼻窦炎、变应性鼻炎。

（2）鼻黏膜干燥，鼻甲缩小：见于萎缩性鼻炎。

（3）鼻窦面部投射点红肿和压痛：见于炎症较重的急性鼻窦炎。

（三）咽

1. 咽部疾病常见的症状

咽部症状主要是由咽部疾病所引起，也可由咽部邻近器官或组织病变或全身疾病表现于局部所致。其主要身体状况为咽部感觉异常、咽痛、打鼾、吞咽困难或饮食反流等。

（1）咽部感觉异常：患者自觉咽部有异物感、瘙痒、干燥、堵塞、贴附等异常感觉，患者常用力“吭”“咯”或频频吞咽以消除症状。常见的原因有咽部及其周围组织发生器质性病变，如慢性咽炎、咽角化症、扁桃体肥大等，也可为神经官能症的一种表现，可间歇性或持续性存在，多与恐惧、焦虑等精神因素有关，也可与内分泌功能紊乱有关。

（2）咽痛：为最常见的咽部症状之一，多由咽部急慢性炎症、溃疡、异物或咽部邻近器官疾病引起，也可以是全身疾病在咽部的表现。患者常因咽痛而不愿进食。

（3）打鼾：睡眠时因悬雍垂、软腭、舌根等处软组织随呼吸气流颤动而产生节律性声音。各种病变造成的上呼吸道狭窄均可引起打鼾。鼾症患者常有注意力不集中、记忆力减退、工作效率低表现。鼾声影响他人，影响人际交往。

（4）吞咽困难：①功能障碍性，凡导致咽痛的疾病均可引起吞咽困难。②麻痹性，因中枢性疾病或周围神经炎引起咽肌麻痹。吞咽困难严重的患者常处于营养不良、饥饿消瘦状态。③梗阻性，咽部肿瘤，食管狭窄、肿瘤，扁桃体过度肥大妨碍食物下行。

（5）饮食反流：是指食物不能顺利通过咽部进入食管而反流到口腔、鼻腔和鼻咽，常见于咽肌瘫痪、喉咽部肿瘤、食管病变及腭裂畸形等。

2. 咽部疾病常见的体征

（1）咽部黏膜充血肿胀，咽后壁淋巴滤泡增生：见于急慢性咽炎、急慢性扁桃体炎、扁桃体周脓肿、咽后脓肿等。

（2）腭扁桃体肥大：见于扁桃体生理性肥大、急慢性扁桃体炎、扁桃体肿瘤等。临床上常将腭扁桃体肥大分为三度：一度肥大指扁桃体仍限于扁桃体窝内；二度肥大指扁桃体超出腭咽弓；三度肥大指扁桃体达到或接近中线。

（3）腺样体肥大：见于腺样体肥大、急性腺样体炎等。

（4）鼻咽部隆起或新生物：见于鼻咽纤维血管瘤、鼻咽癌等。

（四）喉

喉部病变时，功能出现障碍，即可发生声嘶、喉鸣、呼吸困难等。

（1）声嘶：表明病变累及声带，是喉部疾病最常见的症状。引起声嘶的常见原因主要是声带病变如炎症、息肉、肿瘤以及支配声带运动的神经受损等。

（2）喉鸣：喉或气管发生阻塞，患者用力呼吸，气流通过喉或气管狭窄处发出的特殊声音称作喉鸣。引起喉鸣的原因有先天性喉部畸形、炎症、喉外伤、异物梗阻、喉部肿瘤、双侧喉返神经麻痹、喉肌痉挛等。

（3）呼吸困难：一般分为吸气性呼吸困难、呼气性呼吸困难和混合性呼吸困难。喉源性呼吸困难常见于喉部阻塞性病变者，主要表现为吸气时间延长，吸气时空气不易进入肺内，此时胸膜腔内压增加，出现胸骨上窝、锁骨上窝、剑突下以及肋间隙软组织凹陷，临床上称之为“四凹征”。

三、心理社会状况

（1）疾病引起耳聋、嗅觉障碍、声嘶等生理功能异常，可导致患者学习、工作和生活受到影响；耳鼻分泌物有臭味、耳鼻咽喉器官毁容患者，还可有社交困难、精神心理受创伤等表现，甚至性格异常，如孤僻、多疑、烦躁等。

（2）患者大多缺乏耳鼻咽喉科疾病的相关知识，若早期症状不突出，易被忽视而延误诊疗，一旦病情加重甚至对生命构成威胁时，患者会十分焦虑或恐惧。

（3）治疗效果欠佳的慢性病患者，如慢性咽喉炎、鼻炎等患者可产生焦虑或恐癌情绪。

（4）需要特殊检查或手术治疗的患者，常有紧张、恐惧心理。恶性肿瘤患者易产生悲观、绝望心理。

第二节　耳鼻咽喉科常用检查

一、检查设备

耳、鼻、咽、喉在解剖学上具有部位深且不宜直视的特点，检查时，必须借助于光源及特殊的专科器械才能进行。以下为简单常用的检查器械（图 5-1）。

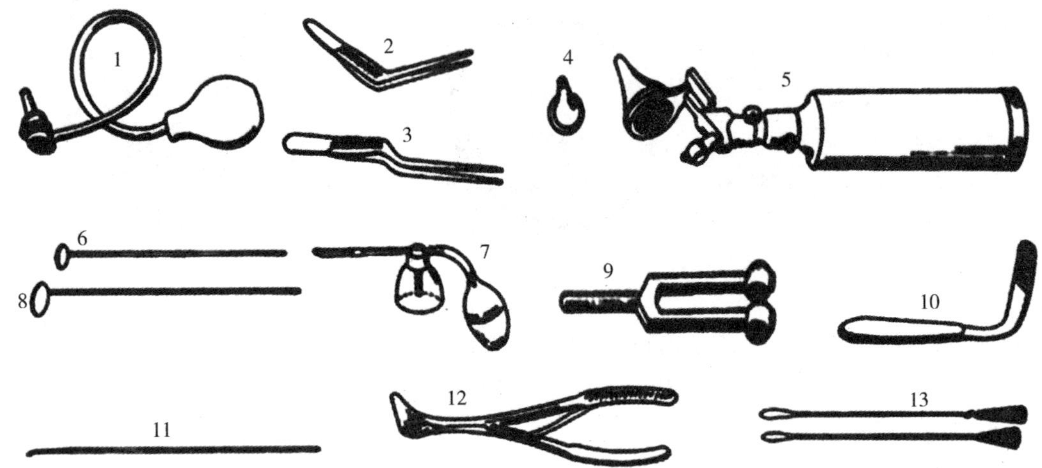

1—鼓气耳镜；2—膝状镊；3—枪状镊；4—耳镜；5—电耳镜；6—后鼻镜；7—喷壶；8—间接喉镜；9—音叉；10—角形压舌板；11—耵聍钩；12—前鼻镜；13—卷棉子。

图 5-1　耳鼻咽喉科常用的检查器械

1. 检查室的设置与设备

检查室宜背光稍暗，配备有检查椅、转凳、检查器械、消毒器械和痰盂，以及敷料和药品。现临床多配备耳鼻咽喉科综合诊疗台（图 5-2），更为方便。

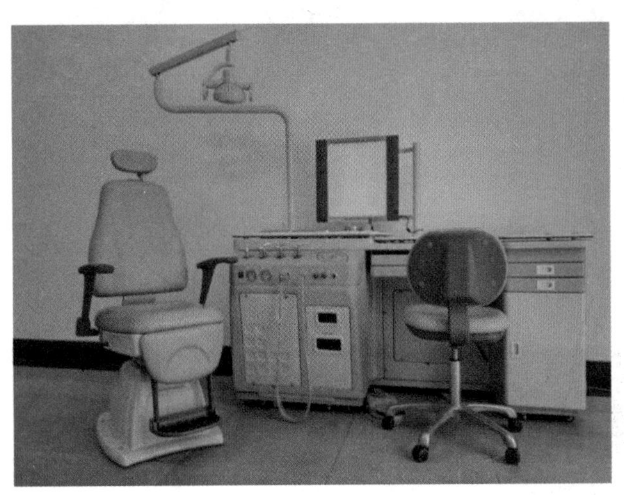

图 5-2　耳鼻咽喉科综合诊疗台

2. 额镜的用法

额镜（图 5-3）借额带佩戴于检查者前额，为一能聚光的凹面反光镜，镜面可灵活转动，中央有一小孔，供检查者检查（图 5-4）。

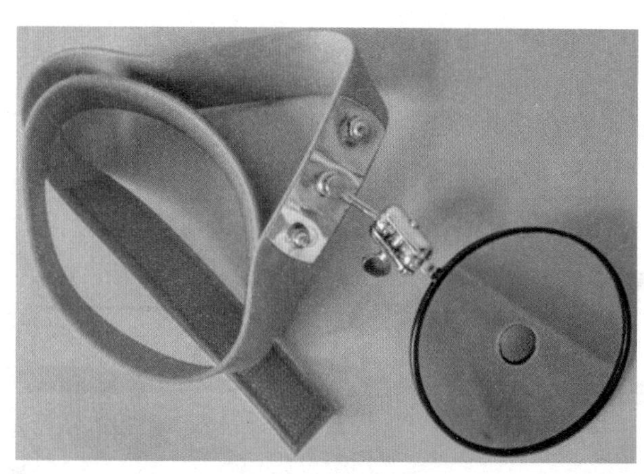
图 5-3　额镜

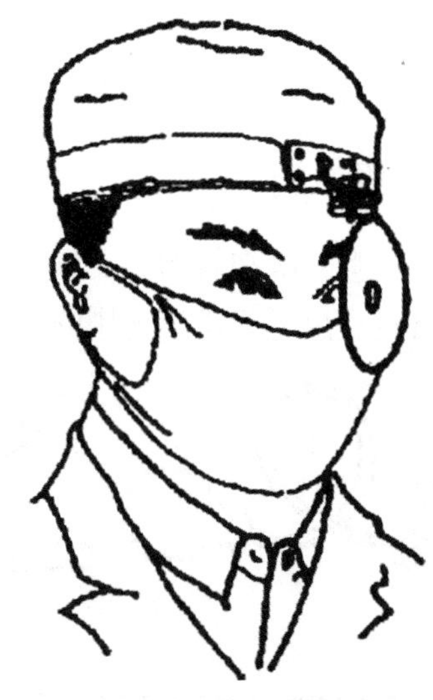
图 5-4　额镜佩戴

（1）光源：具有一定光亮的光源均可利用，常用灯泡，以 100 W 为宜，以聚光透镜的检查灯（图 5-5）最好。亦可就地取材用电筒、煤气灯等。光源应置于检查者使用眼侧，稍高于患者耳后上方 10~20 cm。光源应可活动，以利调节。

（2）方法：检查者和被检者相对而坐，双膝合拢相交错，光源置于额镜同侧，略高于被检者耳部，相距 15 cm，将镜面贴近左眼或右眼，并使投射于额镜上的光线反射后聚集于受检部位，保持瞳孔、额镜中央孔和受检部位“三点”处于同一条直线，检查方法见图 5-6。

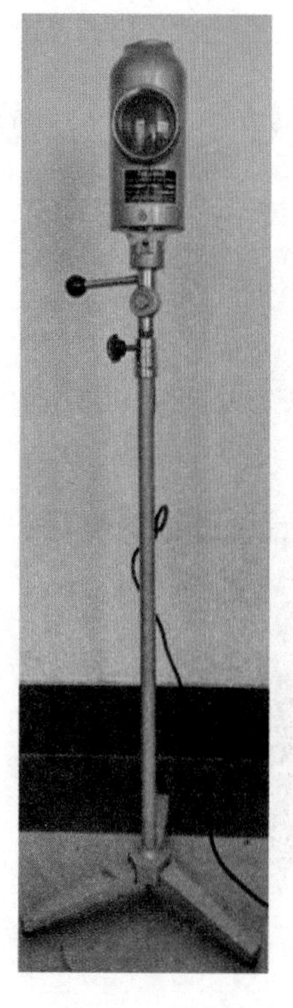
图 5-5　光源

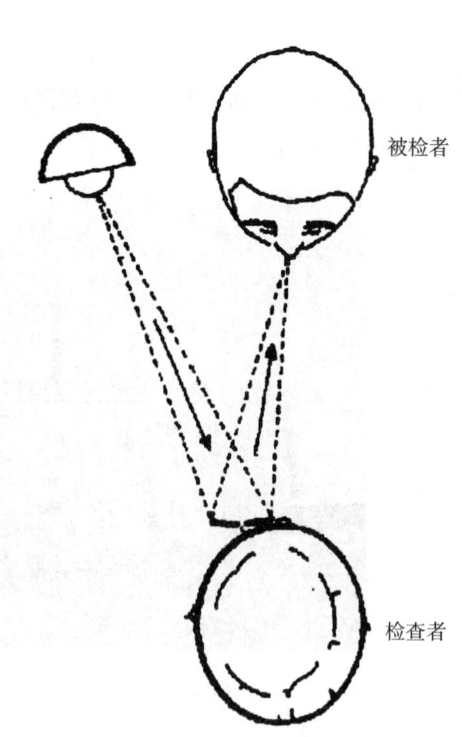

图 5-6　额镜对光

（3）检查时体位：被检者与检查者相对而坐，两腿各稍微向侧方。被检者正坐，腰靠检查椅背，上身稍前倾，头正、腰直。检查小儿时可让家长怀抱小儿，家长两腿将小儿腿部夹紧，一手将头固定于胸前，另一手抱住两上肢和身体（图 5-7）。

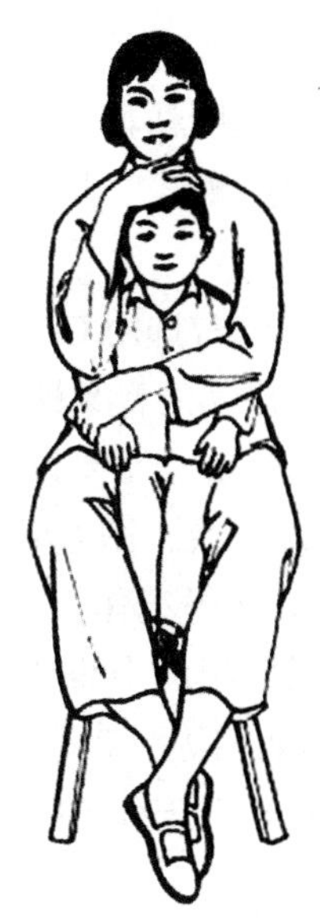

图 5-7　小儿受检体位

二、耳部检查

1. 耳郭及耳周检查

被检者侧坐，受检耳朝向检查者。观察耳郭有无畸形、增厚、局限性隆起及皮肤有无红肿或皲裂；耳周有无红肿、瘘口、瘢痕等。进一步检查耳郭有无牵拉痛，耳屏、乳突区有无压痛，若耳后肿胀应注意有无波动感。

2. 外耳道及鼓膜检查

若被检者为成人，可将耳郭向后、外、上牵拉；若为婴幼儿，应将耳郭向下牵拉，以便观察外耳道及鼓膜。观察外耳道有无耵聍、异物，皮肤是否红肿，有无疖肿，骨性外耳道后上壁有无塌陷，外耳道内有无分泌物及其性状与气味。清除外耳道内的分泌物、耵聍或异物。观察鼓膜的正常解剖标志是否存在，注意鼓膜的色泽、活动度以及有无穿孔及其部位、大小。

3. 咽鼓管检查

咽鼓管功能障碍与许多中耳疾病的发生、发展及预后有关，检查咽鼓管的目的主要是查明咽鼓管的通气功能是否正常。

（1）波氏球法：嘱被检者含水一口，检查者将波氏球前端的橄榄头塞于被检者一侧前鼻孔，捏紧另一侧前鼻孔，于被检者吞咽之际，迅速挤压波氏球，同时经听诊管倾听鼓膜振动声。

（2）吞咽试验法：将听诊器两端的橄榄头分别置于被检者和检查者的外耳道口，然后嘱被检者做捏鼻吞咽动作，注意倾听“扑”振动声。亦可借助耳镜直接观察吞咽时鼓膜是否振动。

（3）导管吹张法：先嘱被检者清除鼻腔及鼻咽部分泌物，鼻腔以 1%麻黄碱收缩和 1%丁卡因麻醉。将咽鼓管导管弯头朝下沿鼻底缓缓伸入鼻咽部，抵达鼻咽后壁，再将导管向受检侧旋转 90°并向外缓缓退出，此时导管前端即越过咽鼓管圆枕滑入咽鼓管咽口。以左手固定导管，右手用橡皮球吹气数次，同时经听诊管判断咽鼓管是否通畅。

导管吹张法既可用于检查咽鼓管是否通畅，亦可用于治疗咽鼓管功能不良和分泌性中耳炎，但鼻腔或鼻咽部有脓液、溃疡、肿瘤，上呼吸道急性感染者禁用。另外，尚可经咽鼓管造影术、鼓室滴药法、声导抗测试法、咽鼓管纤维内镜检查法等检查咽鼓管的功能与结构。

4. 听力检查

临床上听力检查法分为主观测听法和客观测听法两大类。主观测听法包括语言检查法、音叉试验、表声检查、言语测听法等。客观测听法有声导抗测试、电反应测试以及耳声发射测试等。其中，音叉试验、纯音听阈测试、声导抗测试较为常用。

（1）音叉试验：用于初步判断耳聋的性质。常选用 C_{256} 或 C_{512} 的音叉检查。试验方法有：①林纳试验（Rinne test，RT），即骨气导比较试验。将振动的音叉柄端置于受检侧乳突部（相当于鼓窦处）测试骨导听力，待受试耳听不到音叉声时立即将叉臂置于距受试耳外耳道 1 cm 处测试气导听力，此时若又能听及，说明气导>骨导，记作 RT（+），若不能听及，则先测气导，再测骨导，再次比较骨导与气导的时间，若骨导>气导，记作 RT（-），气导与骨导相等记作（±）。②韦伯试验（Weber test，WT），用于比较受试者两耳骨导听力。将振动的音叉柄端紧压颅面中线任何一点，请被检者辨别音叉声偏向侧。记录时以“→”表示所偏向的侧别，“=”表示两侧相等。③施瓦巴赫试验（Schwabach test，ST），用于比较受试者与正常人的骨导听力。如受试耳骨导延长，记作 ST（+），缩短记作 ST（-），ST（±）表示二者相似。音叉试验结果分析见表 5-1。

表 5-1　音叉试验结果分析

实验方法	正常	传导性耳聋	感音神经性聋
RT	（+）	（-）（+）	（+）
WT	=	→患耳	→健耳
ST	（±）	（+）	（-）

（2）纯音听阈测试：听阈指足以引起某耳听觉的最小声强值，利用纯音听力计可产生倍频纯音。检查前应向被检者说明配合方法，并先以听力较好耳做熟悉试验。纯音听阈包括气导听阈及骨导听阈两种。先检查气导听阈，后检查骨导听阈。检查一般从 1000 Hz 开始，依次为 2000，3000，4000，6000，8000，125，250，500 Hz，声强一般以 5 dB 为一档进行上下调节。如双耳听阈相差较大应注意掩蔽，避免出现“音影曲线”。将结果记录在测听表上，并绘成曲线，能较准确地判断耳聋的类型、程度，初步判断病变部位，并能存档，供前后比较。

（3）声导抗测试：由正压向负压连续调节外耳道压力，测量鼓膜被压入或拉出时声导抗的动态变化，用记录仪以压力声顺函数曲线形式记录下来，称为鼓室导抗图，客观地反映鼓室内各种病变。声导抗仪主要通过测量鼓膜和听骨链的劲度反映整个中耳传音系统的声导抗状态。根据这一原理可进行声反射测试，借以判断耳聋的性质、病变部位，亦可对周围性面瘫进行定位诊断及预后判断。

5. 前庭功能检查

前庭功能检查法是通过一些特殊的测试方法，了解前庭功能状况，并为定位诊断提供依据。由于前庭系统和眼、小脑、脊髓、自主神经系统等具有广泛的联系，所以前庭功能不仅与耳科疾病有关，而且和神经内、外科，内科，创伤科及眼科等疾病亦有密切关系。前庭功能检查包括：①眼震检查，如自发性眼震检查法、位置性眼震检查法、冷热试验、旋转试验和眼震电图描记法等；②平衡检查，如闭目直立检查法、过指试验、行走试验、姿势描记法、指鼻试验、跟膝胫试验和轮替运动等。

6. 耳部影像学检查

影像学是耳部疾病重要的检查方法，包括乳突部、颞骨岩部 X 线拍片，颞骨 CT 及 MRI（磁共振成像）。颞骨 X 线拍片有助于了解中耳乳突骨质破坏的部位及范围；颞骨 CT 能清晰地显示颞骨的细微解剖结构，多采用轴位和冠状位。MRI 具有较高的软组织分辨能力，如脓肿、肿瘤、出血等，可显示小脑脑桥角及大脑颞叶、脑室等部位软组织解剖结构的变化。

三、鼻部检查

1. 外鼻检查

观察外鼻有无畸形，皮肤有无缺损、肿胀，色泽是否正常，触诊有无压痛、增厚、变硬，鼻骨有无骨折、移位及骨擦音。

2. 鼻腔检查

（1）鼻前庭检查法：以手指将鼻尖抬起，观察鼻前庭皮肤有无充血、肿胀、皲裂、溃疡、疖肿、隆起及结痂，有无鼻毛脱落等。

（2）前鼻镜检查法（图 5-8）：左手持前鼻镜，先将前鼻镜的两叶合拢，与鼻底平行伸入鼻前庭，不可越过鼻阈。右手扶持被检者头部，随检查需要变动头位。缓缓张开镜叶，依次检查鼻腔各部（图 5-9）。①先使被检者头位稍低（第一位置），由下至上顺序观察鼻底、下鼻道、下鼻甲、鼻中隔前下部；②再使被检者头后仰至 30°（第二位置），检查中鼻道、中鼻甲及嗅裂和鼻中隔中部；③再使被检者头后仰至 60°（第三位置），观察鼻中隔上部、鼻堤、中鼻甲前端等（图 5-9）。注意鼻甲有无充血、肿胀、肥厚、贫血、萎缩，中鼻甲有无息肉样变，各鼻道及鼻底有无分泌物及分泌物的性状，鼻中隔有无偏曲、出血、穿孔、血管曲张、溃疡糜烂或黏膜肥厚，鼻腔内有无新生物、异物等。如下鼻甲肥大，可用 1%麻黄碱生理盐水收缩后再检查。检查完毕，取出前鼻镜时勿将镜叶闭拢，以免钳夹鼻毛。

（3）后鼻镜检查法：见间接鼻咽镜检查法。

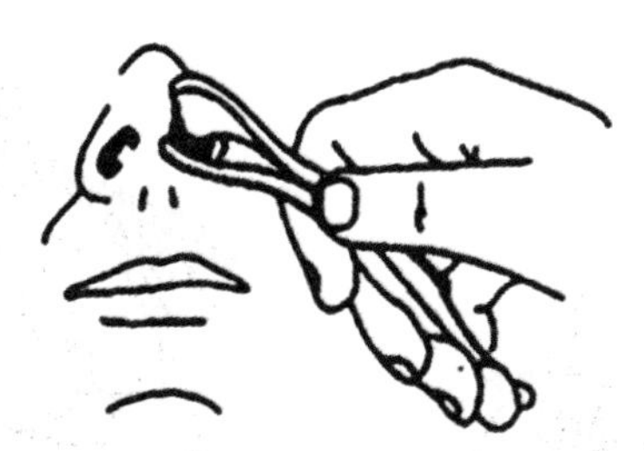

图 5-8 前鼻镜检查法

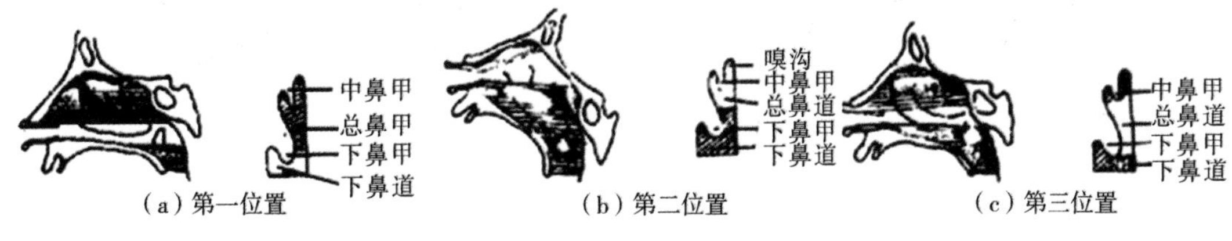

图 5-9 前鼻镜检查的三种位置

3. 鼻窦检查

观察各鼻窦局部皮肤有无红肿、隆起；中鼻道及嗅裂有无分泌物、息肉或新生物；局部有无叩痛、压痛。骨质吸收或被破坏者可有乒乓球感或实质性感觉。鼻窦炎时可行体位引流或上颌窦穿刺冲洗。

4. 鼻腔及鼻窦内窥镜检查

鼻内窥镜可清晰地观察鼻腔各部、鼻咽及各鼻窦的开口，还可以在直视下取活组织检查及凝固止血等，分硬管镜和纤维镜。

5. 鼻部影像学检查

常用方法有鼻窦部的X线、CT、MRI检查。鼻窦CT是鼻内镜手术基本辅助检查，可采用冠状位或轴位扫描，能清晰显示鼻腔、鼻窦细微的解剖结构，对鼻腔、鼻窦疾病诊断具有重要的临床意义。鼻窦MRI对软组织具有较高的分辨力，对诊断鼻息肉、鼻窦囊肿、肿瘤具有重要的临床意义。

四、咽部检查

1. 口咽部检查

被检者端坐，自然张口，平静呼吸。检查者持压舌板掀起唇颊，检查牙、牙龈、硬腭、舌及口底。用压舌板轻压舌前2/3，自前向后观察腭弓、腭扁桃体、咽侧索及咽后壁等，有无充血、肿胀、溃疡、肿物、干燥、假膜和淋巴滤泡增生等。认真查看腭扁桃体的大小、颜色、表面是否光滑、有无假膜、隐窝口有无分泌物等。并让被检者发“啊”音，观察软腭运动，两侧是否对称。刺激咽后壁，观察咽反射情况。

2. 鼻咽部检查

（1）间接鼻咽镜检查法：亦称后鼻孔检查法（图5-10）。嘱被检者端坐，头微前倾，张开口唇。用鼻平静呼吸，使软腭下垂，检查者左手持压舌板轻压舌前2/3，右手持经过预温的鼻咽镜，镜面朝上，置于软腭与咽后壁之间，避免触及咽壁或舌根，以免引起恶心而影响检查。检查者左右转动镜面，通过镜面的反射，便可观察到鼻中隔后缘、后鼻孔、各鼻甲的后端、咽鼓管咽口与圆枕、咽隐窝、腺样体等。注意观察黏膜有无充血、肿胀、溃疡、分泌物附着及新生物等。对咽反射敏感不能合作者，可用1%丁卡因溶液喷雾麻醉咽腔黏膜，待3~5 min后再行检查。

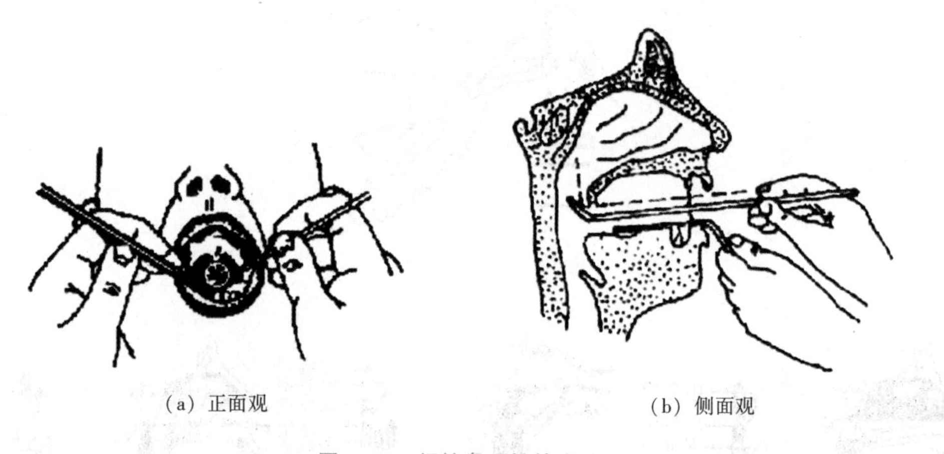

（a）正面观　　（b）侧面观

图5-10　间接鼻咽镜检查法

（2）光导纤维鼻咽喉镜检查法：光导纤维鼻咽喉镜为一种新型的镜管，利用可导光的化学纤维制成，可弯曲，镜管细，光度强，从鼻腔导入可使患者少受苦，能全面观察鼻咽部，可取组织活检，并可示教及摄像。

（3）鼻咽部触诊：主要用于小儿。由助手将小儿抱好固定，检查者站在小儿右后方，以左前臂挟持其头部，并用左手食指将小儿左侧面颊部软组织挤入上下牙列之间，用右手食指迅速伸入鼻咽部进行触诊，多无须麻醉。操作时宜轻柔，迅速而准确。此检查方法主要是为了了解腺样体或鼻咽部新生物的大小、性质及其与周围的关系。

3. 喉咽部检查

详见本节间接喉镜检查。

4. X线检查

行X线检查如颈侧位拍片、下颌颅底位拍片、鼻咽部造影等，可明确咽部、咽后间隙、颈椎及下颌骨等部位的病变。CT、MRI检查更有利于鼻咽癌的早期诊断，并能较准确判断肿瘤浸润范围。

五、喉部检查

1. 间接喉镜检查

间接喉镜检查是最常用且简便的检查法，用于喉部和喉咽部的检查。检查前应先向被检者说明要求，打消被检者顾虑，取得合作。被检者不能配合时，可用1%丁卡因喷雾剂行表面麻醉后检查。

检查时，被检者端坐，上身稍前倾，头稍向后仰，张口伸舌，平静呼吸。检查者调整额镜，对好光源，用消毒纱布包裹被检者舌前2/3，用左手拇指、中指挟持舌前部并向外轻拉，中指固定上唇，右手持预热的间接喉镜，镜面向下伸入咽腔，轻轻将腭垂推向后上方，首先检查舌根、舌扁桃体、会厌舌面、会厌谷、喉咽壁、杓状软骨及两侧梨状窝等处。然后嘱被检者发“衣”—“衣”音和吸气，借助于额镜照明，通过镜面观察会厌喉面、喉前庭、室带、喉室、声带、前联合、杓间区、杓会厌襞以及梨状窝、环后间隙等部位有无异常，并仔细观察声带运动情况（图5-11）。间接喉镜中影像为喉的倒影，注意分辨其左右、前后关系。被检者不能配合时，可用1%丁卡因喷雾剂行表面麻醉后完成检查。

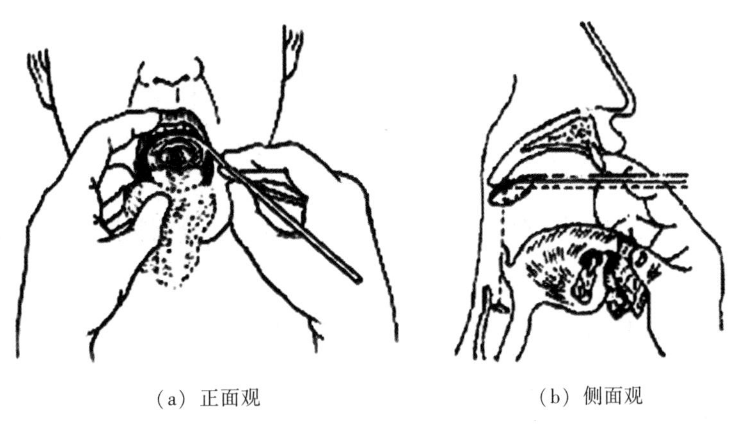

（a）正面观　　（b）侧面观

图5-11　间接喉镜检查

2. 直接喉镜检查

间接喉镜检查不合作者，或因解剖原因用间接喉镜不能查明局部病变者，多用直接喉镜检查。检查前禁食4~6 h，咽喉部喷1%丁卡因表面麻醉。被检者仰卧，肩下垫枕，头颈部伸出检查台，头顶向下，由助手抱持固定。检者左手持镜，以纱布垫于被检者上切牙，由右侧口角放入喉镜。在中线舌根下方挑起会厌，即可暴露声门，依次检查各部位的情况。操作应轻柔、准确，防止损伤牙齿和咽喉黏膜，必要时可钳取组织送病检。

3. 支撑喉镜和悬吊喉镜检查

支撑喉镜和悬吊喉镜是在直接喉镜基础上的改进，即使用机械固定喉镜，术者可以双手使用刀、钳等手术器械操作，并可在喉手术显微镜下进行声带的精细手术。光导纤维喉镜同其他光导纤维内窥镜类似，镜体精细，可自由弯曲，物像清晰，操作简便、安全，不良反应小，对被检者体位不做硬性要求，适应证更为广泛。

4. 纤维喉镜检查

纤维喉镜检查适用于间接鼻咽镜或间接喉镜检查困难，咽、喉部所有结构不易窥清者。检查前先以

1%麻黄碱棉片收缩鼻腔黏膜，以1%丁卡因对鼻腔、咽喉黏膜行表面麻醉。经鼻腔插入纤维鼻咽镜或纤维喉镜进行检查，同时可取活检或切除细小病变。导管纤维束柔软，可弯曲，检查舒适，容易发现较隐蔽部位病变（如声门下肿瘤）；具有视野清晰、图像可放大等优点；较先进的纤维鼻咽镜、纤维喉镜带有摄像装置，可拍摄图片，便于阅读、存档。

5. 喉部其他检查

（1）X线检查：常用于喉部肿瘤、异物、咽后脓肿等诊断。多采用喉侧位平片。喉部CT扫描对了解喉部位和病变范围更有价值。

（2）动态喉镜检查：采用电子频闪光源，在间接喉镜或光导纤维喉镜下观察声带振动情况，用于诊断早期喉癌和喉麻痹，也用于发声生理的研究。

（3）声谱仪、声图仪检查：客观记录嗓音。声谱仪分析人的发声，记录的资料称声谱图，由此分析人声中每一个无音的波形，诊断声病。声图仪能从声学角度分析声音的频率、响度和强度。如被分析的声音信号是语言，则称语图。

第三节　耳鼻咽喉科患者常用护理诊断

导学视频

1. 疼痛

耳痛、鼻源性头痛、咽喉痛等，与耳鼻咽喉器官的外伤、手术、感染、异物、神经反射和肿瘤等有关。

2. 舒适改变

耳鸣、眩晕、鼻塞、喷嚏、咽部不适等，与炎症、组织肿胀、分泌物潴留、鼻腔填塞等有关。

3. 有感染的危险

与慢性病灶存在、先天性耳前瘘管、咽鼓管功能不良、鼻腔及鼻窦通气引流障碍、耳鼻咽喉科异物或外伤等危险因素有关。

4. 体温过高

与耳鼻咽喉科各种急性炎症有关，如急性化脓性中耳炎、急性化脓性鼻窦炎、急性化脓性扁桃体炎等。

5. 潜在并发症

出血，与手术切口止血不彻底，挖耳、挖鼻、创面感染、异物或凝血机制障碍等有关。

6. 清理呼吸道无效

由鼻腔、鼻窦、咽、喉、气管炎症或异物引起分泌物增多，咳嗽咳痰困难等因素引起。

7. 有窒息的危险

与呼吸道炎症、喉部机械性阻塞及神经肌肉损伤有关。

8. 体液不足或有体液不足的危险

与体液丢失过多，如鼻出血或手术出血以及各种原因引起的呕吐；摄入量不足，如因咽痛不愿或不敢吞咽；水分蒸发过多如发热、气管切开等有关。

9. 吞咽障碍

由炎症导致疼痛或机械梗阻如双侧扁桃体Ⅲ度肥大、肿瘤、异物及鼻饲或气管插管等因素引起。

10. 感知改变

主要是由鼻部疾病如炎症、外伤、肿瘤等引起的嗅觉改变及各种因素如全身的或局部的、先天或后天性因素引起的听觉改变及前庭功能障碍引起。

11. 语言沟通障碍

鼻阻塞引起闭塞性鼻音或鼻咽腔不能关闭形成开放性鼻音，喉部病变造成声音嘶哑或失声，气管切开或全喉切除术后及各种原因引起的耳聋等可导致语言沟通障碍。

12. 自我形象紊乱

主要与耳、鼻、咽、喉诸器官先天畸形，如驼鼻、歪鼻、鞍鼻、甲状舌管囊肿、耳郭畸形；炎症引起的分泌物过多，如慢性化脓性鼻窦炎、变应性鼻炎、慢性化脓性中耳炎；破坏性手术如上颌骨截除术、全喉切除术等有关。

13. 焦虑

主要与缺乏耳鼻咽喉科疾病的知识，如病情的严重程度、疾病的预后、手术并发症，对住院环境不熟悉以及其他社会因素如影响工作、学习，经济负担重等因素有关。

14. 知识缺乏

缺乏有关耳鼻咽喉科疾病预防、保健、治疗等方面的知识和技能，如避免接触过敏原的知识与技能、气管异物预防与急救的知识与技能、耳毒性药物的使用及其耳毒性的防治知识以及有关职业病的防治知识与技能等。

第四节　耳鼻咽喉科护理管理

一、门诊室护理管理

（一）做好开诊前的准备

1. 诊室物品

①准备各种检查器械、药品及敷料，备好各种办公用品，并按固定位置放好。②做好门诊各项登记工作，保管好贵重仪器。③及时清理、补充检查器械和物品，应定期检查门诊急救、麻醉及剧毒药品，抢救用器械设备及氧气等是否齐全且功能完好。④做好门诊器械的消毒、保养，一般检查器械用过后须及时洗刷干净、擦干并消毒。⑤间接喉镜、后鼻孔镜等用后及时用清水冲洗干净，擦干后放入福尔马林熏箱内消毒 30 min，用前需用无菌生理盐水冲洗。⑥压舌板冲洗干净后晾干、包好、高压蒸气灭菌后再用。⑦活检及烈性传染病、特异性感染及严重化脓性感染患者用过的器械物品，须投入 10% 甲醛溶液中浸泡消毒 2 h，再取出用清水冲洗干净，然后根据器械不同类别，采用高压蒸气灭菌或环氧乙烷灭菌等方法处理。⑧一次性使用物品，注意按要求分类收集，集中销毁。

2. 诊室卫生

做好诊室卫生安全管理，保持诊室明亮、通风、清洁。门诊急救、麻醉及剧毒药品，抢救器械及贵重仪器等应定期检查。

（二）组织患者有序就诊，协助医生检查

（1）填好病历首页各项内容，请患者按号就诊，做好分诊工作。

（2）对耳聋患者应酌情采用笔谈的方式，避免喧哗。

（3）遇外伤、鼻出血、呼吸困难、耳源性颅内并发症等急重症患者，安排提前就诊，并密切配合医生准备急救药品和器材，共同救治患者。

（4）检查婴幼儿患者时协助医生固定其头部。

（5）伴送危重患者入院或转科转诊。

（6）进行各种门诊治疗操作或协助医生进行门诊手术。

（三）开展卫生宣传教育及健康指导

指导患者或其家属掌握本科常见病的发病原因、预后及预防保健方法，使其积极配合治疗与护理。

二、隔音室护理管理

隔音室是进行听功能检测的场所，应有专职护士与技术人员共同管理。

（一）专人管理

隔音室应有专职护士与技术人员共同管理。

（二）环境要求

隔音室室内环境噪声的声压级应符合国家标准 GB 7583—1987 的要求。

（三）诊室物品

备好检查及办公用品，如音叉、纯音听力计、声导抗仪和结果记录单等。仪器应按规定定期校准，耳塞应用肥皂水清洗，并用 75%酒精擦拭。

（四）室内卫生

保持室内整洁，空气清新，温度适宜，注意防潮。

（五）测试过程

（1）向被检者解释测试的目的、过程及配合方法。若被检者为婴幼儿，应结合其年龄及检查目的选择合适的测试方法或遵医嘱给予镇静药。

（2）测试前去除被检者的眼镜、头饰、耳饰及助听器等，并清洁外耳道，调整耳机以免因外耳道软骨部塌陷造成外耳道阻塞。

（3）测试过程中请被检者尽量坐得舒适，避免说话、吞咽及清鼻等动作，不要移动身体，保持安静。

（4）测试结束后，记录、整理检查结果并及时送交医生。

三、内镜检查室护理管理

耳鼻咽喉科常用的内镜检查包括耳镜检查、鼻内镜检查、纤维鼻咽镜检查、直接喉镜检查和纤维喉镜检查等。内镜检查室应有专职护士负责管理，专职护士协助医生进行各项检查和诊疗操作。内镜有软管和硬管两种，系贵重精密光学仪器，配有光源及摄像与监视系统。仪器设备应妥善保管、正确使用和正确消毒。

1. 妥善保管仪器设备

（1）建立仪器档案，填写使用、保养和维修登记卡。

（2）注意防尘、防潮、防霉。

（3）制定使用、保管制度，并由专人保管。

（4）器材不用时应放回其原装盒内的海绵槽中。纤维内镜及光源导线内部系光导纤维，存放时应避免扭曲和过度弯折。

（5）定期检查和保养，及时维修，保持仪器功能良好。

2. 做好检查前准备

（1）关于被检者的准备工作：①解释检查的目的、方法、过程和注意事项，尤其是局部麻醉患者；②进行常规体检及完成必要的辅助检查，局部检查也不宜忽视，查明有无施行内镜检查的适应证、禁忌证，如有咽、喉的急性炎症以及颈椎病变等，应及时处理；③术前遵医嘱用药；④嘱被检者术前 4 h 禁食，以免术中呕吐。

（2）检查前必须认真准备和检查所需器械，使用电器必须核对其规定电压与电源电压是否相符。对于容易发生故障的器械，如照明装置、吸引器等，更应重点检查。

3. 正确使用仪器设备

（1）内镜使用前应用无菌生理盐水彻底冲洗，以免消毒液残留刺激组织。

（2）术中要严格遵守操作规程，动作应轻柔。避免粗暴推进镜头，以免损伤、出血。

（3）保持镜面干净和视野清晰，镜检时，镜面频繁在温热的蒸馏水中加温，少量出血或有分泌物时应及时抽吸或冲洗干净，镜面沾有血污时应用蒸馏水或者 75%酒精棉球擦拭干净。

（4）使用器械时持镜要稳，轻拿轻放，切忌碰撞、擦划。使用光源时，不要过分弯折，以免折断导光纤维造成视像模糊不清。

4. 消毒与灭菌

（1）检查结束后，用清水将所有器械及其部件冲洗干净，尤其是各种内镜管腔及吸引管等须反复冲洗以保证通畅无阻，内镜用脱脂纱布或棉球反复擦拭以消除污渍，禁止用毛刷刷洗。其他器械需仔细刷洗，尤其是关节、缝隙处要彻底洗净、拭干。

（2）内镜最好选用环氧乙烷灭菌法进行消毒灭菌，管腔内应充满消毒液，不宜用煮沸或高压蒸汽等热力灭菌法。

5. 检查室内应配备常用抢救药品及物品

如肾上腺素、地塞米松及氧气等。

6. 做好卫生安全管理

保持室内整洁，通风良好，注意防潮。定期用紫外线消毒。做好各项登记工作。下班前打扫卫生，关闭门窗，切断电源。

四、耳鼻咽喉科患者手术前后护理

手术前、后护理旨在给手术患者提供身心整体护理，增加其对手术的耐受性，使患者以最佳状态顺利度过手术期，预防或减少术后并发症，促进患者早日康复，重返家庭和社会。

（一）心理护理

手术前应全面评估患者的心理状况，针对众多患者术前存在的焦虑、紧张心理，耐心疏导，让患者倾诉焦虑、紧张的原因，细心地解释手术的必要性和重要性，手术目的、方式以及注意事项等，让患者接受并积极配合手术。对过度紧张者可适量给予镇静剂。术前日访视患者，细心地介绍术中配合和注意事项等，取得患者和其家属的理解与配合。术后针对患者病情及时沟通和交流，让患者及其家属充分感受到被尊重和爱护，对医护人员产生信任感，建立良好的医患关系。

（二）术前准备

（1）嘱患者按手术要求术前禁食，遵医嘱术前用药。

（2）做好术前一般准备，如备皮，鼻腔冲洗、上颌窦穿刺冲洗，使用含漱液漱口及术前用药等。

（3）进入手术室前，嘱患者排空大小便，取下义齿、发夹、首饰、眼镜、手表等；准备手术需要的物品，如病历、X 片、CT 片等，随患者一同带入手术室。

（三）术后护理

（1）体位：手术结束，患者回病房后根据不同手术和麻醉的要求采取不同的体位，如鼻部手术一般取半卧位，扁桃体手术取平卧或半卧位，乳突手术一般取平卧或侧卧位（术侧朝上），全麻者取去枕平卧位等。

（2）整理手术文件，了解手术情况，按时巡视患者。定时监测患者体温、脉搏、呼吸、血压等生命体征；密切观察病情发展；密切观察伤口有无出血、渗液，有无局部红、肿、热、痛及敷料脱落等征象；如有出血、呕吐、呼吸困难等异常情况，应及时报告医生做适当处理。

（3）指导患者利用张口呼吸，抑制打喷嚏及咳嗽。

（4）气管切开患者应按气管切开护理，保持气管套管通畅。

（5）注意手术局部护理，做好伤口局部护理和口腔卫生护理，给予抗生素软膏涂抹、滴鼻剂滴鼻、喉片含服、含漱液含漱等。

（6）鼻部手术，口腔进路者开始进流质饮食，逐渐过渡到半流食和普食；非口腔进路者开始给予半流质饮食，以后酌情改为普食。扁桃体手术后 3 h 无出血者，可进流质饮食，以后酌情改为半流食和软食，7~10 天内不宜吃硬食、油炸食物和含果酸的水果及果汁，以免产生刺激，对伤口不利。口腔伤口完全愈合前不刷患侧牙。乳突手术患者，进半流质饮食 3~5 天；喉部手术患者，开始鼻饲高热量流食，2 周后撤除鼻饲管，逐渐由进流食改为半流食以至软食。切忌暴饮暴食。术后非制动患者应尽早下床活动，预防肺部并发症和压疮，以促进康复。

（7）及时执行各项术后医嘱，经常与医生交流分管患者的病情。

（8）鼓励患者说出不适的原因及严重程度，耐心细致地和患者及其家属交谈，使他们树立战胜疾病的信心，积极配合医护活动，争取早日康复。

第五节　耳鼻咽喉科常用护理操作技术

一、外耳道清洁法

（一）适应证

外耳道耵聍、异物。

（二）物品准备

耳镜、耳镊、耵聍钩、卷棉子及3%过氧化氢溶液。

（三）操作方法

（1）患者侧坐，受试耳朝向检查者。
（2）整块耵聍用耳镊或耵聍钩轻轻取出，耵聍碎屑用卷棉子清除。
（3）外耳道内的分泌物用蘸有3%过氧化氢溶液的耳用小棉签清洗，然后用干棉签拭净。

（四）注意事项

动作应轻柔，不可损伤外耳道皮肤和鼓膜。若耵聍硬度高，须先软化后再取出。

二、外耳道滴药法

（一）适应证

治疗外耳道及中耳疾病。

（二）物品准备

滴管、3%过氧化氢溶液、棉签及滴耳药等物品。

（三）操作方法

（1）首先清洁外耳道，然后嘱患者将患耳朝上，向后外上方牵拉耳郭，向外耳道内滴入药液3~5滴。
（2）鼓膜穿孔者可用手指按压耳屏数次，促使药液进入中耳腔，保持体位10~15 min。

（四）注意事项

（1）滴管头部不应接触耳部，以免污染。
（2）药液温度应接近体温，以免滴入后患者出现眩晕。
（3）教会患者或其家属掌握滴药方法，以便能在家中自行滴药。

三、咽鼓管吹张法

（一）适应证和禁忌证

1. 适应证

检查咽鼓管的通气功能、治疗分泌性中耳炎和咽鼓管功能不良。

2. 禁忌证

急性上呼吸道感染，鼻腔或鼻咽部有脓液、脓痂而未清除，鼻出血，鼻腔或鼻咽部有肿瘤、溃疡等病变，严重的高血压及脑动脉硬化等。

（二）物品准备

波氏球、咽鼓管吹张导管、听诊器、1%麻黄碱溶液、1%丁卡因溶液及棉片等物品。

（三）操作方法

清除鼻腔及鼻咽部分泌物，鼻腔以 1%麻黄碱溶液收缩和 1%丁卡因溶液麻醉。将咽鼓管导管弯头朝下沿鼻底缓缓伸入鼻咽部，抵达鼻咽后壁，再将导管向受检侧旋转 90°并向外缓缓退出，此时导管前端即越过咽鼓管圆枕滑入咽鼓管咽口。以左手固定导管，右手用橡皮球吹气数次。

（四）注意事项

（1）吹张前务必要彻底清除鼻腔或鼻咽部的分泌物。
（2）动作要轻柔，以免损伤周围组织。
（3）吹气力量不可过大，避免吹破鼓膜。

四、鼓膜穿刺法

（一）适应证

清除鼓室内积液，向鼓室内注药，改善咽鼓管通气引流功能或诊断和治疗中耳炎。

（二）物品准备

1 mL 或 2 mL 注射器，7 号针头，75%酒精棉球，2%丁卡因溶液或 Bonain 液（鲍宁液），额镜，耳镜，等等。

（三）操作方法

（1）患者取侧坐位，患耳朝向操作者。用 75%酒精棉球清洁、消毒耳周及外耳道皮肤，用 2%丁卡因溶液或 Bonain 液行鼓膜表面麻醉。
（2）在额镜照明下，以斜面较短的 7 号针头，于鼓膜前下部刺入鼓室，抽除中耳积液或注入药物（图 5-12）。
（3）术毕将消毒干棉球塞于外耳道口。

（四）注意事项

（1）严格执行无菌操作，防止继发感染。
（2）穿刺部位、方向要正确，针头与鼓膜垂直，以免损伤听小骨或刺入蜗窗、前庭窗。
（3）刺入鼓室后固定好针头，以防抽液时针头顺势脱出。

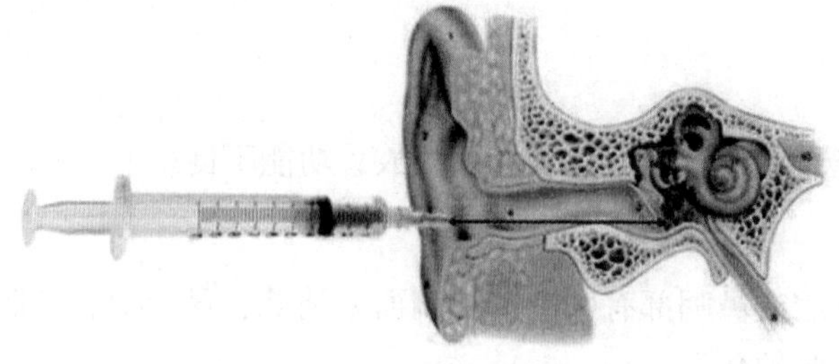

图 5-12　鼓膜穿刺术

五、鼻腔滴药法

（一）适应证

检查或治疗鼻腔、鼻窦和中耳的疾病；检查前的鼻腔上药如鼻腔取材活检、鼻内镜检查、经鼻的纤维镜检查等。

（二）物品准备

滴用药物、滴管或喷雾器。

（三）操作方法

用药前，先轻轻擤出双侧鼻腔内的分泌物。

1. 鼻腔滴药

常取仰卧头低位，如取坐位，头后仰稍偏向患侧；取侧卧位，患侧应向下。滴入药液 3~5 滴，交替按压鼻翼，使药液与鼻腔黏膜广泛接触，保持体位 5~10 min。

2. 鼻喷剂使用

使用前上下摇匀药瓶，然后按压瓶颈，趁吸气时将药液喷出。每侧鼻孔 2 喷/次，每日 2~3 次。

（四）注意事项

（1）药瓶口、滴管口或喷雾器喷头距前鼻孔 2 cm 左右，不要接触鼻部，以防污染。
（2）注意每次滴药前应嘱患者将鼻腔分泌物擤出，以便药液与黏膜更好地接触。
（3）教会患者或其家属在家中自行滴药。

六、鼻腔冲洗法

（一）适应证和禁忌证

1. 适应证

治疗鼻咽部疾病，清除鼻部较多分泌物或干痂；治疗多种鼻腔疾病，如萎缩性鼻炎、干酪性鼻炎或鼻腔真菌性感染等；功能性内镜鼻窦手术后处理。

2. 禁忌证

鼻腔、鼻窦急性炎症。

（二）物品准备

500~1000 mL 温生理盐水、灌洗桶、接水器、橡皮管、橄榄头及吊架。

（三）操作方法

将装有温生理盐水的灌洗桶悬挂于距患者头顶 1 m 高度的吊架上，关闭输液夹。患者取坐位，稍低头，张口呼吸，颏下置接水器。将连接灌洗桶的橄榄头塞入患侧前鼻孔，打开输液夹，生理盐水注入鼻腔并经对侧鼻腔或口腔流出时，即可将鼻腔内的分泌物或痂皮冲出。交换以冲洗对侧鼻腔。

（四）注意事项

（1）灌洗桶不宜悬挂过高，压力过大，以免将分泌物冲入咽鼓管。
（2）冲洗液温度应接近体温。
（3）应教会患者自行冲洗。

七、下鼻甲黏膜下注射法

（一）适应证与禁忌证

1. 适应证

治疗慢性单纯性鼻炎、慢性肥厚性鼻炎、变应性鼻炎、萎缩性鼻炎等。

2. 禁忌证

鼻腔急性炎症、女性月经期与妊娠期。

（二）物品准备

1 mL注射器、7号针头、1%~2%丁卡因溶液或50%葡萄糖溶液、维生素A 2.5万~10万单位、额镜、前鼻镜、枪状镊、消毒干棉球和棉签等。

（三）操作方法

患者取坐位或半坐位，用浸有1%~2%丁卡因溶液的棉片贴于注射部位行表面麻醉。

1. 下鼻甲黏膜下普鲁卡因注射

治疗慢性单纯性鼻炎和变应性鼻炎。用0.5%普鲁卡因注射，每侧2 mL，每周1次，2~4次为一个疗程。

2. 下鼻甲黏膜下硬化剂注射

治疗慢性肥厚性鼻炎。将7号针头沿下鼻甲下缘黏膜下刺入2~2.5 cm，回抽无血后即可缓缓注入硬化剂（50%葡萄糖）0.2~0.3 mL，边注射边抽出针头，立即塞入棉球止血。每隔1周注射1次，3次为一个疗程，可行2~3个疗程，每疗程间隔2周。

3. 下鼻甲黏膜下维生素A注射

治疗萎缩性鼻炎，注射维生素A 2.5万~10万单位。

（四）注意事项

（1）严格执行无菌操作，防止继发感染。
（2）动作应轻柔、准确，切勿刺穿黏膜。
（3）注射药物时应边退针边注射。

八、上颌窦穿刺冲洗法

（一）适应证和禁忌证

1. 适应证

诊断和治疗上颌窦炎症。

2. 禁忌证

老幼体弱、空腹、疲劳、炎症急性期、高血压、心脏病及血液病等。

（二）物品准备

前鼻镜，上颌窦穿刺针，20~50 mL 注射器，棉签或卷棉子，橡皮管及接头，治疗碗及弯盘，1%麻黄碱溶液，1%丁卡因溶液，500~1000 mL 温生理盐水及治疗用药。

（三）操作方法

患者取坐位。

1. 表面麻醉

先用浸有1%麻黄碱溶液的棉片收缩鼻甲和鼻腔黏膜，然后用蘸有1%丁卡因溶液的棉签在穿刺部位（下鼻道外侧壁、距下鼻甲前端1~1.5 cm下鼻甲附着处稍下）行表面麻醉，麻醉时间10~15 min。

穿刺操作：在前鼻镜窥视下，如穿刺左侧上颌窦，右手固定患者头部，左手拇指、食指、中指握住针柄中段并抵住鼻小柱，掌心顶住穿刺针后端，针头斜面朝向鼻中隔一侧，经前鼻孔伸入下鼻道，针尖指向同侧耳郭上缘，取出鼻镜，用力将穿刺针刺入上颌窦内侧壁（图5-13），穿刺针进入窦后有落空感。

2. 冲洗

拔出针芯，接上注射器，先回抽检查有无血液、空气或脓液，确定针尖在窦腔内后，令患者低头并偏向对侧，张口自然呼吸，双手托弯盘于颌下，以温生理盐水连续冲洗，直至将脓液洗净为止，抽出的脓液送检做细菌培养和药物敏感试验。如为双侧上颌窦炎，可用同法冲洗对侧。冲洗结束后可注入抗炎药物，拔出穿刺针，棉片压迫止血。记录冲洗结果，包括脓液的性质（脓性、黏脓性、蛋花样或米汤样）、颜色、气味和量等。

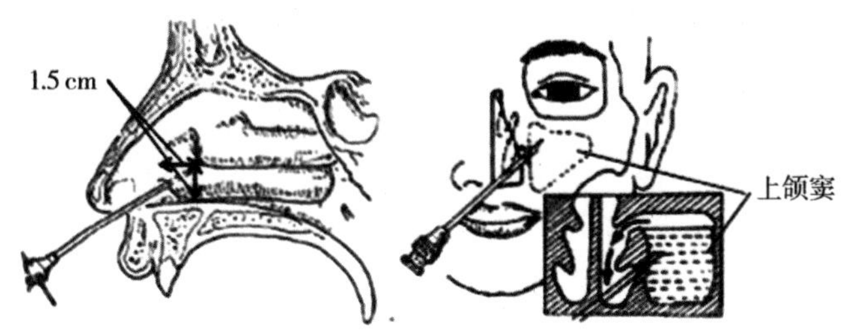

图5-13　上颌窦穿刺

（四）注意事项

（1）穿刺部位和方向应正确，用力适中，不可过大过猛，一有落空感即停。

（2）未肯定针尖在窦腔内时，切忌注入空气，若疑发生气栓，应急置患者于头低位和左侧卧位（以免气栓进入颅内血管和动脉系统、冠状动脉），并立即给氧及采取其他急救措施。

（3）如冲洗不畅，不应勉强冲洗，应改变进针部位、方向及深度，并收缩中鼻道黏膜，如仍有阻力应停止冲洗。

（4）拔出穿刺针后，若遇出血不止，可在穿刺部位压迫止血。

（5）穿刺过程中，患者如出现晕厥等意外，应即刻停止穿刺，拔出穿刺针，让患者平卧，密切观察并给予必要的处理。

（6）如冲洗过程中患者出现眶内胀痛、面颊部肿胀或晕厥等意外，应即刻停止冲洗。

九、鼻窦负压置换疗法

（一）适应证和禁忌证

1. 适应证

治疗慢性化脓性鼻窦炎，尤其是儿童慢性鼻窦炎。

2. 禁忌证

急性炎症期（急性鼻炎、急性鼻窦炎、慢性鼻窦炎急性发作）、鼻出血、鼻部手术后伤口未愈、鼻部肿瘤有出血倾向、高血压等。

（二）物品准备

带橡皮管的橄榄头或波氏球，换药碗，1%麻黄碱，吸引器及治疗用药物如抗生素等。

（三）操作方法

患者擤净鼻涕，取仰卧头低位，垫肩或伸颈垂头，使下颌颏部与外耳道口的连线与床面垂直。以1%麻黄碱收缩鼻腔黏膜，以利鼻窦口开放。5 min 后将治疗药物（0.5%麻黄碱生理盐水为主并适当配入抗生素、糖皮质激素和糜蛋白酶的混合药液 2~3 mL）注入鼻腔，将连接吸引器的橄榄头或预先已排气的波氏球塞入同侧前鼻孔，用手指压紧另一侧鼻孔，并令患者连续发“开、开、开”音，同步开动吸引器或放松波氏球。每次持续 1~2 s，重复 6~8 次。

（四）注意事项

负压压力不宜过大（一般不超过 24 kPa），吸引时间不宜过长。

十、雾化吸入法

（一）适应证

治疗急慢性咽炎、咽部干燥症、喉炎、气管和支气管炎。

（二）物品准备

超声雾化器、氧气雾化器及各种治疗用药如抗生素、肾上腺皮质激素、复方安息香酊、复方薄荷酊等。

（三）操作方法

患者取坐位，将药液注入雾化器，打开电源，使药液雾化。嘱患者用口含雾化器药液喷出口，深呼吸，使药液进入咽、喉、气管。1 次/日，6 次为一个疗程。

（四）注意事项

（1）蒸汽的温度不可太高，以免烫伤。
（2）嘱患者不要咬吸管，以免损坏。

（3）吸完药液后，患者应休息片刻再外出，以免受凉或因过度换气而头晕。
（4）治疗结束后应清洗并消毒雾化器。
（5）气管切开的患者，应从气管套管口吸入。

十一、咽部涂药法

（一）适应证

治疗各种类型的咽炎。

（二）物品准备

压舌板、咽喉用卷棉子或长棉签，各种治疗用药。

（三）操作方法

患者张口，操作者用压舌板将舌压低，充分暴露咽部。用棉签或卷棉子将药液直接涂布于病变处。

（四）注意事项

（1）涂药时，棉签上的棉花应缠紧，避免脱落。
（2）涂药不宜太广，所蘸药液（尤其是腐蚀性药液）不宜过多、过湿，以免流入喉部造成黏膜损伤甚至喉痉挛。
（3）应教会长期或须反复用药者或其家属自行用药。

十二、咽喉部喷雾法

（一）适应证和禁忌证

1. 适应证

治疗慢性咽喉炎、黏膜损伤和咽部溃疡等；咽喉部手术或检查时的麻醉。

2. 禁忌证

3 岁以下幼儿禁用，5 岁以下及不合作小儿慎用。

（二）物品准备

额镜、压舌板、喷雾器、1%～2%丁卡因溶液及各种治疗用药，如复方地喹氯铵喷雾剂、冰硼散、西瓜霜等。

（三）操作方法

1. 口咽部喷雾

患者取坐位，舌体自然平放口底，张口发持续性“啊——”长音，对准悬雍垂、软腭、咽后壁、舌根、腭扁桃体及腭咽弓和腭舌弓，3～4 喷/次，治疗用药1～4 次/日。

2. 喉部喷雾

在口咽部喷雾 2～3 次后，嘱患者伸舌，用纱布包裹舌前 1/3，将舌拉出，将喷雾器头向下弯折对准喉部，趁患者深吸气时将药液喷入，3～4 喷/次，共喷药 3～4 次。

（四）注意事项

（1）先吐出咽喉分泌物或残余药液后再进行喷药，便于新喷药液与黏膜直接接触。

（2）每次喷入的药液须含服 3~4 min 后吐出，不能咽下。

第六节　耳鼻咽喉卫生保健

耳鼻咽喉诸器官与外界接触密切，又与人的身心健康息息相关，除正常的生理功能外，其形态对人的容貌、心理、人际交流也会产生重要影响。耳鼻咽喉卫生保健是人体健康保健的组成部分，做好耳鼻咽喉卫生保健工作，亦是耳鼻咽喉科医护工作者的重要职责。耳鼻咽喉科大多数疾病的发生、发展、转归、康复都存在一定的规律，在掌握耳鼻咽喉部疾病发生、发展和流行规律的基础上，采取社会性的卫生保健措施来预防和控制耳鼻咽喉部疾病的发生，以提高人民的健康水平，达到耳鼻咽喉卫生保健的目的。

一、听力保健

耳主司听觉，是人们接收信息的主要感官，并对言语活动起着反馈调整作用。耳常因疾病、噪声、药物等受到损害，导致听力障碍，甚至婴幼儿聋哑。听觉障碍将导致患者生活、工作、学习和社交困难，同时伴有精神心理创伤。耳聋是影响人类生活质量最主要的问题之一。听力保健需要全社会、个人、家庭和医务工作者共同重视和参与，才能取得成效。我国将每年 3 月 3 日定为全民爱耳日。为提高人们听力保健水平，降低耳聋的发病率，应该做到：

（1）大力宣传优生优育，杜绝近亲结婚；对高危人群开展遗传咨询和健康教育；加强孕、产期的妇幼保健，避免或减少新生儿耳聋的发生；广泛开展胎儿、婴幼儿听力筛查，争取早发现、早治疗；尽早做好听觉言语训练。

（2）做好婴幼儿的预防接种工作，避免或减少传染病源性耳聋的发生。

（3）提高生活水平，积极防治营养缺乏性疾病。

（4）锻炼身体，保证身心健康，减慢老化过程，增强机体对致聋因素的抵抗能力。

（5）积极防治鼻、咽和耳部疾病。

（6）注意用药安全，避免使用可能损害听力的药物。严格掌握耳毒性药物的适应证，力求小剂量、短疗程。孕妇、婴幼儿、有家族药物中毒史者、肾功能不全和已有耳聋者禁用。用药期间应加强听力监测，一旦出现听力受损征兆，立即停药。

（7）加强环境保护，改善劳动条件，降低环境噪声，规范防护措施。

二、耳聋的防治与康复

耳聋是指听觉传导通路功能性或器质性病变所导致的不同程度的听力损害。根据耳聋发生的部位和性质，耳聋分为功能性聋（又称精神性聋或癔症性聋）和器质性聋两大类，器质性聋包括传导性耳聋、感音神经性聋和混合性耳聋。如学语前聋，可导致聋哑。

（一）耳聋分级

我国以 500，1000，2000 Hz 的平均听阈为准，将耳聋分为 5 级，见表 5-2。

表 5–2　耳聋分级表

耳聋分级	听力损失（单耳）/dB	听力障碍表现
轻度聋	26 ~ 40	听低声谈话有困难
中度聋	41 ~ 55	听一般谈话有困难
中重度聋	56 ~ 70	要大声说话才能听清
重度聋	71 ~ 90	耳旁大声说话才能听清
极重度聋	>90	耳旁大声呼唤都听不清

（二）耳聋的防治

1. 预防

耳聋的预防重于治疗，也更为有效（详见“听力保健”）。

2. 治疗

积极治疗各种外耳、中耳及内耳疾病，有手术指征者可采取手术治疗，以恢复或重建听力。对于感音神经性聋患者，目前尚无特效药物或手术疗法使患者完全恢复听力，治疗原则是早发现、早诊断、早治疗，恢复或部分恢复已丧失的听力，尽量保存并利用残余的听力。

（三）耳聋的康复

1. 正确选配助听器

现代助听器应用已成为耳聋康复的重要手段之一。凡经药物或手术治疗无效、病情稳定、有残余听力并期望改善言语交流程度的耳聋患者，均可在耳科医生或听力学家检查后正确选配助听器。向患者讲授正确使用与维护助听器的知识，使其能正确评价助听器的使用效果，并对助听器进行简单维护。

2. 电子耳蜗

对极重度耳聋者可安装电子耳蜗，以期使其重新感知声响。若术后配合言语训练，可使患者恢复部分言语功能。

3. 听觉和言语康复训练

儿童耳聋处理的关键是“三早”，即早期诊断、早期佩戴助听器和早期开展听觉和言语训练，利用其残余听力，在康复仪器和助听器的帮助下，结合康复训练，逐步培养其聆听习惯，提高听觉察觉、听觉注意、听觉定位等方面的能力，再通过学习发声、呼吸及读唇等项目的训练，逐渐建立正常语音。

三、上呼吸道保健

上呼吸道包括鼻、咽、喉等部分，是呼吸的门户，这些器官具有呼吸、嗅觉、发声、共鸣等重要生理功能。由于与外界关系密切，鼻、咽、喉等容易遭受细菌、病毒、烟酒和各种环境导致的理化因素等有害物质的刺激而引起急、慢性炎症，肿瘤，甚至引起全身其他脏器病变。因此，加强对上呼吸道的保健，对于减少鼻、咽、喉等疾病的发生，保障人体健康具有重要意义。上呼吸道疾病的预防措施主要包括：

（1）预防上呼吸道传染病传播：感冒流行期间避免与患者密切接触，可煎服板蓝根等有一定预防作用的中药，尽量不出入公共场所或外出戴口罩。

（2）加强劳动防护。①加强集体措施：粉尘较多的工作场地，应安装各种先进的吸尘、清洗设备；气温急剧变化的工作（如炼钢、烘熔、冷冻作业）场所，应注意采取降温或保暖措施。②加强个人防护措施：工作时应戴防护口罩或防护面具。③加强厂矿管理，改善工作环境，控制有害物质的排放浓度，减轻环境污染。

（3）锻炼身体，提倡冷水洗脸或冷水沐浴，增强体质，预防上呼吸道感染。

（4）注意劳逸适度和饮食调和，戒除烟酒等不良嗜好。

（5）注意居室通风，保持室内空气新鲜。

（6）对从事粉尘或有害化学气体作业人员，经常进行卫生宣传教育，提高自我防护能力；定期体检，发现职业性疾病后及时治疗或更换工作。

四、嗓音保健

发声器官由动力器官、振动器官、共鸣器官和吐字器官四个部分组成，这些器官的功能正常，是人们具有良好嗓音的基础。重视嗓音保健，必须做到：

（1）锻炼身体，增强体质，积极预防和治疗上呼吸道感染。

（2）职业用声者，要注意合理用嗓，正确发声，避免大声叫喊、滥用嗓音，一旦发生声音嘶哑，应及时诊治。

（3）多饮水，忌烟酒，避免辛辣等刺激性食物、有害气体和粉尘的刺激，以保护发声器官。

（4）男性青春期变声是一种生理现象，应消除其紧张和顾虑的心理，适当减少练声时间。

（5）妇女月经期，声带充血、水肿，应注意声带休息。

思考题

考试系统

1. 耳鼻咽喉科门诊护理管理内容有哪些？
2. 耳鼻咽喉科疾病患者常见的社会、心理反应有哪些？
3. 如何做好听力保健？
4. 如何对鼻塞患者进行护理评估？

第六章　耳鼻咽喉科常见疾病患者的护理

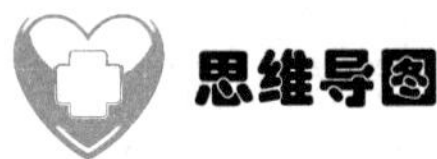

思维导图

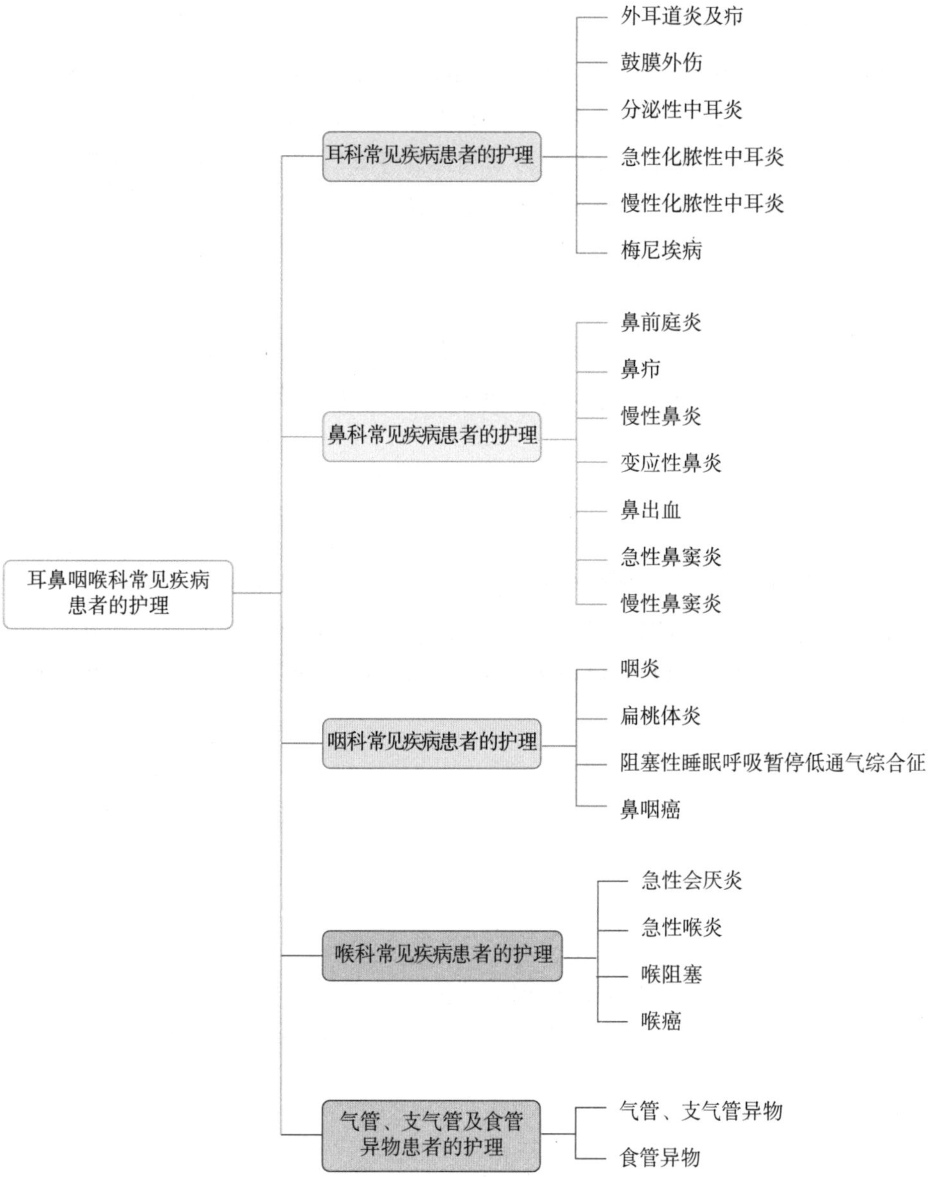

- 耳鼻咽喉科常见疾病患者的护理
  - 耳科常见疾病患者的护理
    - 外耳道炎及疖
    - 鼓膜外伤
    - 分泌性中耳炎
    - 急性化脓性中耳炎
    - 慢性化脓性中耳炎
    - 梅尼埃病
  - 鼻科常见疾病患者的护理
    - 鼻前庭炎
    - 鼻疖
    - 慢性鼻炎
    - 变应性鼻炎
    - 鼻出血
    - 急性鼻窦炎
    - 慢性鼻窦炎
  - 咽科常见疾病患者的护理
    - 咽炎
    - 扁桃体炎
    - 阻塞性睡眠呼吸暂停低通气综合征
    - 鼻咽癌
  - 喉科常见疾病患者的护理
    - 急性会厌炎
    - 急性喉炎
    - 喉阻塞
    - 喉癌
  - 气管、支气管及食管异物患者的护理
    - 气管、支气管异物
    - 食管异物

第一节　耳科常见疾病患者的护理

导学视频

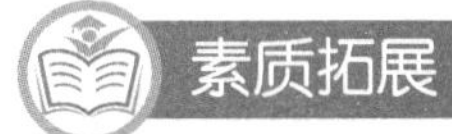

全国爱耳日

为了降低耳聋发生率，控制新生聋儿数量的增长，预防工作尤为重要。1999 年，卫生部（现国家卫健委）颁布了《常用耳毒性药物临床使用规范》，加大了对耳毒性药物临床使用中的规范化管理力度。中国有听力语言残疾者居残疾人总数的首位。针对耳聋发生率高、数量多、危害大，预防工作薄弱的现实，卫生部、教育部、民政部、国家计划生育委员会（现国家卫健委）、国家质量技术监督局（现国家市场监督管理总局）、国家药品监督管理局、国家广播电视总局、中华全国妇女联合会、中国老龄协会、中国残疾人联合会等十部委（局）共同确定：每年的 3 月 3 日为“全国爱耳日”（Ear Care Day）。2013 年，世界卫生组织正式将“中国爱耳日”确定为“国际爱耳日”。2023 年 3 月 3 日是第二十四次全国爱耳日，第十一次国际爱耳日，主题为“科学爱耳护耳，实现主动健康”。

学习目标

1. 掌握常见耳科疾病的概念和主要症状、治疗要点、护理措施。

2. 能熟练运用护理程序评价耳科疾病患者，正确书写护理计划，提出护理诊断，采取正确的护理措施。

一、外耳道炎及疖

外耳道炎（external otitis）分为弥漫性外耳道炎（diffuse external otitis）和局限性外耳道炎。弥漫性外耳道炎系外耳道皮肤或皮下组织的弥漫性炎症，分急性、慢性两种。局限性外耳道炎系外耳道皮肤或皮下组织的局限性炎症，又称外耳道疖（furunculosis of external auditory meatus），为外耳道软骨部毛囊或皮脂腺的急性化脓性炎症。

【疾病概况】

（一）病因与发病机制

1. 外耳道炎

外耳道炎为外耳道弥漫性炎症。病原菌以葡萄球菌为主，其次为链球菌、绿脓杆菌和变形杆菌等。引起感染的主要原因有：挖耳或异物损伤皮肤，中耳炎脓液刺激，糖尿病机体抵抗力下降，洗澡、游泳时不洁水进入耳内，高温、高湿等环境因素。

2. 外耳道疖

外耳道疖为外耳道局限性炎症。常见的感染诱因是外耳道皮肤擦伤或挖耳，也可因弥漫性外耳道炎症局限化形成。糖尿病、慢性便秘和身体衰弱者易患此病。

（二）治疗原则

消除诱因，控制感染，清洁外耳道，外耳道疖成熟后切开引流。

【护理评估】

（一）健康史

评估患者有无慢性中耳炎和有无挖耳等不良习惯，游泳时耳内是否进水以及是否有其他全身性疾病，如糖尿病、慢性便秘等。

（二）身体状况

1. 外耳道炎

外耳道炎分急、慢性两种。急性期外耳道灼热、疼痛，可流出少量分泌物。如皮肤肿胀和分泌物堆积堵塞外耳道，则导致传导性耳聋及耳鸣。重者可伴随全身不适症状。检查时有耳郭牵拉痛及耳屏压痛为本期的重要特征。检查见外耳道皮肤弥漫性充血、肿胀，肿胀明显者可使外耳道狭窄或闭塞，分泌物增多，或有糜烂、少许渗出物，耳周淋巴结肿大、压痛。慢性期主要表现为耳部不适或有痒感，少量渗出物。检查见外耳道皮肤增厚、结痂、脱腐、破裂、分泌物积存，可致外耳道狭窄。

糖尿病患者或老年人，可发生坏死性外耳道炎，这是一种特殊的弥漫性外耳道炎，常见致病菌为铜绿假单胞菌。常引起外耳道骨髓炎和广泛性进行性坏死，导致颞骨和颅骨骨髓炎，并发生多发性神经麻痹，以面神经麻痹最为常见。

2. 外耳道疖

外耳道疖主要表现为剧烈耳痛，伴张口咀嚼时加重，并放射至同侧头部引起头痛。常伴全身不适，体温升高。疖肿较大堵塞外耳道时，可有听力减退、耳鸣及耳闷。检查有耳郭牵拉痛及耳屏压痛，外耳道软骨部局限性红肿，触痛明显，成熟疖肿局部皮肤变软，破溃后流出少量脓液。

（三）辅助检查

实验室检查排除全身性疾病，如糖尿病、慢性消耗性疾病等。脓液细胞培养和药物敏感试验有助于针对性地选择治疗药物。

（四）心理社会状况

耳痛、发热等症状会影响患者的食欲及睡眠，导致患者产生烦躁不安或焦虑、恐惧心理。因此，应评估患者的心理状况、对疾病的认知程度以及对疼痛的耐受力等。

【护理诊断】

1. 疼痛

耳痛与外耳道炎症刺激和皮肤张力增大有关。

2. 体温过高

与外耳道急性炎症引起全身反应有关。

3. 有感染的危险

与炎症扩散有关。

4. 焦虑

与耳痛、发热以及缺乏相关知识有关。

5. 知识缺乏

缺乏外耳道炎及疖的防治知识。

【护理措施】

（一）一般护理

遵医嘱应用抗生素控制感染。早期可局部热敷或做超短波透热等理疗，促使炎症消退、疼痛缓解。必要时服用镇静、止痛剂。

（二）治疗配合

（1）局部尚未化脓时用1%~3%酚甘油滴耳或10%鱼石脂甘油纱条敷于患处，每日更换1~2次。

（2）外耳道炎急性期用3%双氧水清除外耳道分泌物，并放置无菌纱条，污染后随时更换。

（3）耳疖成熟后应切开排脓，用3%双氧水清除外耳道脓液及分泌物，每日换药。

（4）慢性者可用抗生素与糖皮质激素类合剂、糊剂或霜剂局部涂敷，不宜太厚。

（三）病情观察

对于坏死性外耳道炎患者，应及早做细菌培养和药物敏感试验选用抗生素，积极治疗原发病，并密切观察病情，防止并发症发生。

（四）心理护理

向患者介绍本病相关知识，消除患者的紧张、焦虑情绪。

【健康教育】

（1）加强健康知识宣传教育，纠正挖耳习惯。

（2）保持外耳道清洁、干燥，及时清除或取出外耳道异物或耵聍，操作时注意勿损伤外耳道。

（3）疾病急性期和治疗恢复期禁止游泳。游泳、洗头时，污水入耳后应及时拭净。

（4）对反复发作病例，应注意寻找可能存在的全身性疾病，如糖尿病、贫血、内分泌功能紊乱、维生素缺乏等。

二、鼓膜外伤

鼓膜外伤（tympanic membrane trauma）是指鼓膜受到直接或间接的外力损伤而导致破裂。临床以突发剧烈耳痛、耳聋、耳鸣，外耳道有少量出血为特征，部分患者可伴有短暂眩晕。

【疾病概况】

（一）病因与发病机制

直接外力常见于器械伤，如毛衣针、火柴梗挖耳损伤，或矿渣、火花、高温溶液溅入耳道烧伤。间接外力常见于气压损伤，如掌击耳部、高台跳水、遇爆破及炮震等。其他如颞骨纵行骨折和外耳道异物导致鼓膜外伤。

（二）治疗原则

保持外耳道干燥，预防感染。化脓者按急性化脓性中耳炎处理，鼓膜穿孔经久不愈者可行鼓膜修补术。

【护理评估】

（一）健康史

访问患者是否遭受过直接或间接外力击打。

（二）身体状况

1. 症状

突感剧烈耳痛、听力下降、耳鸣和有耳闭塞感，耳道时有少量出血。爆震伤可致内耳损伤而出现眩晕、恶心或混合性耳聋，且程度往往较重，严重外伤者伴有脑脊液耳漏、昏迷等症状。

2. 体征

鼓膜呈裂隙状不规则新鲜穿孔，穿孔边缘有少量血迹或血痂。外耳道若有水样液体流出，示伴有颅底骨折所致脑脊液耳漏。

（三）辅助检查

电测听检查听力曲线呈传音性耳聋，内耳损伤时听力曲线呈混合性耳聋，合并颞骨骨折则须行颞骨X线拍片或CT检查方能确诊。

（四）心理社会状况

因病情发生突然，担心鼓膜受损导致听力难恢复，患者表现为急躁不安、后悔和自责。

【护理诊断】

1. 感知改变

听力下降与鼓膜穿孔或内耳损伤有关。

2. 皮肤完整性受损

与耳部外伤或鼓膜穿孔有关。

3. 有感染的危险

与炎症有关。

4. 焦虑

与听力下降有关。

5. 知识缺乏

缺乏耳部保健方面的知识。

【护理措施】

（一）一般护理

嘱患者鼓膜损伤后4周禁止外耳道滴药，洗头或洗脸时禁止外耳道进水，避免用力擤鼻，以防中耳感染。

（二）治疗配合

（1）用75%酒精棉球清洁、消毒外耳道，用消毒棉球堵塞外耳道口。
（2）遵医嘱应用抗生素，如无感染，大多数鼓膜外伤可于3~4周自愈。
（3）感染化脓者按急性化脓性中耳炎处理；较大或长期不能愈合的鼓膜外伤可行鼓膜修补术。

（三）病情观察

（1）如患者外耳道流脓性分泌物，提示发生感染。
（2）注意观察患者症状变化和鼓膜愈合的情况。
（3）行鼓膜修补术者，术后观察耳部是否有出血及脓性分泌物，若发现异常，则及时报告医生。

（四）心理护理

向患者介绍本病相关知识，消除患者的紧张、焦虑情绪。对于需行鼓膜修补术者，应向患者及其家属介绍手术目的和过程、预后效果及可能出现的问题，让患者能顺利接受手术并保持情绪稳定。

【健康教育】

（1）加强卫生宣传，戒除挖耳不良习惯，严禁用火柴梗、发卡等锐器挖耳。
（2）取耵聍或外耳道异物时谨慎操作，勿损伤鼓膜。
（3）遇爆破声时，应立即张口或戴防护耳罩。

三、分泌性中耳炎

分泌性中耳炎（secretory otitis media）是以鼓室积液及听力下降为主要特征的中耳非化脓性炎性疾病，又称为卡他性中耳炎或非化脓性中耳炎。当中耳积液黏稠呈胶冻状，称胶耳。本病可分为急性和慢性两种。冬春季节多发，尤以小儿发病率较高，是小儿耳聋的常见原因。

【疾病概况】

（一）病因与发病机制

目前本病病因及发病机制尚未完全明确，但多数人认为与咽鼓管功能障碍、中耳局部感染和变态反应有关。

1. 咽鼓管功能障碍

一般认为此为本病的基本原因，包括机械性阻塞如急性鼻炎、肿瘤，长期的后鼻孔填塞、腺样体肥大；功能障碍如腭裂、软腭麻痹、气压改变等。咽鼓管功能障碍时，外界空气不能进入中耳，中耳腔内原有气体逐渐被黏膜吸收而形成负压，引起鼓膜内陷，以及中耳黏膜血管扩张、通透性增强，出现鼓室漏出液。中耳黏膜进一步发生病理变化，杯状细胞增多，分泌亢进。漏出液、渗出液和分泌液的混合液共同积聚为鼓室积液。

2. 中耳局部感染

一般认为是轻型、低毒的感染。鼓室积液中细菌培养阳性者为1/3~1/2。

3. 免疫反应

中耳是一个独立的免疫防御系统，分泌性中耳炎可能属于一种由抗感染免疫介导的病理过程，可溶性免疫复合物对中耳黏膜的损害（Ⅲ型变态反应）为慢性分泌性中耳炎的致病原因之一。

（二）治疗原则

清除中耳积液，改善咽鼓管通气功能，根除病因。积极治疗鼻咽或鼻腔疾病。

【护理评估】

（一）健康史

询问患者发病前是否有感冒、腺样体肥大、中耳感染、鼻炎及鼻窦炎等。

（二）身体状况

1. 症状

（1）耳闷与听力下降：多有耳堵塞和自听增强感。急性期多为感冒后听力逐渐下降，伴自听增强。变动头位时，听力可暂时好转。慢性者以渐进性耳聋为主，因积液黏稠，变动头位，听力无改善。小儿常因对声音反应迟钝，注意力不集中，学习成绩下降前来就医。

（2）耳痛：急性分泌性中耳炎患者可有轻微耳痛，慢性者多无耳痛。尚伴有耳内闭塞或闷胀感，按压耳屏后可暂时改善。

（3）耳鸣：常有低音调、间歇性耳鸣。打呵欠或擤鼻时，耳内出现气过水声，如“噼啪”声。

2. 体征

鼓膜内陷，表现为光锥缩短、变形或消失，锤骨柄向后上移位，锤骨短突明显外突。可见鼓室积液，鼓膜失去正常光泽，呈淡黄或琥珀色，透过鼓膜可见到液平面。积液多时，鼓膜向外隆凸，活动度受限。急性期鼓膜松弛部或紧张部周边有放射状的血管纹。

（三）辅助检查

1. 听力测试

（1）音叉试验：Rinne test（-）、Weber test 偏向患侧。

（2）纯音听阈测试：传导性听力损失。

（3）声导抗测试：平坦型（B型）是分泌性中耳炎的典型曲线。高负压型（C型）示鼓室负压、咽鼓管功能不良，其中部分中耳炎患者有积液。声导抗图对诊断有重要价值。

（4）小儿可做X线头部侧位片检查，了解腺样体是否肥大。

（5）成人做详细的鼻咽部检查，特别注意排除鼻咽癌。

2. 鼓膜穿刺

抽出积液可帮助确诊。

（四）心理社会状况

症状明显者因耳痛、耳鸣与听力下降而产生焦虑心理。慢性患者因病程长、病情易反复而产生焦躁不安和失望情绪。小儿若单耳患病，另耳听力正常，可长期不被察觉，体检时才被发现；或因小儿对声音反应迟钝，注意力不集中，学习成绩下降而由家长领来就医。

【护理诊断】

1. 感知改变

听力下降与中耳负压及积液有关。

2. 舒适改变

耳鸣、耳痛、耳闷塞感与咽鼓管阻塞、鼓室积液有关。

3. 知识缺乏

缺乏与本病有关的治疗和护理方面的知识。

【护理措施】

（一）一般护理

向患者及其家属介绍本病的病因及治疗方法，教会患者及其家属正确擤鼻和鼻腔滴药的方法。

（二）治疗配合

（1）遵医嘱急性期全身应用抗生素及糖皮质激素类药物控制感染并减轻炎性渗出，积极治疗鼻部及鼻咽部疾病。

（2）用1%麻黄碱溶液滴鼻，以保持鼻腔及咽鼓管引流通畅，改善中耳通气功能。疾病后期上呼吸道急性炎症消退后可用波氏球法或导管法行咽鼓管吹张，并教会患者实施捏鼻鼓气法，以利于中耳功能的恢复。小儿可通过咀嚼口香糖或吹气球使咽鼓管开放。

（3）经保守治疗鼓室积液未自行排除或吸收者，遵医嘱行鼓膜穿刺抽液，如积液过于黏稠，反复穿刺仍无效者，可行鼓膜切开术或鼓膜切开置管术。

（4）积极治疗鼻部或鼻咽部疾病，如行腺样体切除术、鼻息肉摘除术等。

（三）病情观察

注意观察有无耳痛、分泌物及听力变化情况等，如有异常应及时上报医生。

（四）心理护理

对于需行鼓膜穿刺术者，术前护士应向患者解释手术目的、方式及效果，解释术中、术后可能出现的问题、注意事项及应采取的应对措施，消除患者的思想顾虑，使其积极配合治疗。

【健康教育】

（1）加强身体锻炼，增强体质，防止感冒，及时治疗上呼吸道感染。

（2）已行鼓膜切开或鼓室置管的患者，避免耳内进水，以防中耳感染。

（3）积极治疗鼻部与鼻咽部疾病。

（4）提高家长和教师对本病的认识，对10岁以上儿童定期进行筛查，早发现、早治疗。

四、急性化脓性中耳炎

急性化脓性中耳炎（acute suppurative otitis media）是由细菌感染所引起的中耳黏膜急性化脓性炎症。儿童多见，常继发于上呼吸道感染，冬春季多见。

【疾病概况】

（一）病因与发病机制

主要致病菌为肺炎双球菌、流感嗜血杆菌、溶血性链球菌、葡萄球菌等。常见诱因为急性上呼吸道感染、急性传染病。咽鼓管途径感染最常见，如在污水中游泳或跳水及不适当地擤鼻、咽鼓管吹张等，使细菌经咽鼓管侵入中耳；婴幼儿哺乳位置错误，如平卧吮奶，乳汁可经咽鼓管流入中耳。鼓膜外伤亦可导致中耳继发性感染。外耳道鼓膜途径如鼓膜外伤，致病菌可由外耳道直接进入中耳。血行感染途径极少见。

（二）治疗原则

本病以控制感染、通畅引流、去除病因为主要原则。

【护理评估】

（一）健康史

评估患者是否有上呼吸道感染、传染病史。近期是否进行过鼓膜穿刺或置管、咽鼓管吹张等治疗。了解是否有污水入耳、擤鼻习惯不良以及婴幼儿吮乳姿势不当等情况发生。

（二）身体状况

1. 症状

（1）全身症状：轻重不一，可有畏寒、发热、食欲减退，儿童更甚，高热、惊厥，常伴呕吐、腹泻等消化道症状。鼓膜穿孔后，体温逐渐下降，全身症状明显减轻。

（2）耳痛：耳深部搏动性痛或刺痛，向同侧头部或牙齿放射；小儿深夜哭闹不休，抓耳。鼓膜穿孔后耳痛顿减。

（3）听力减退及耳鸣：初期耳闷、耳鸣及听力减退，鼓膜穿孔后耳鸣减轻。

（4）耳漏：鼓膜穿孔后，中耳腔内液体流出，初期为血水样，以后变为黏脓性乃至脓性。

2. 体征

（1）耳镜检查：早期鼓膜松弛部、锤骨柄及紧张部周边充血。继之鼓膜弥漫性充血、肿胀，向外膨出，鼓膜标志不清。鼓膜穿孔后外耳道有脓，鼓膜紧张部有小穿孔，脓液呈搏动性涌出（小穿孔可见脓液搏动的亮点——灯塔征）。

（2）耳部触诊：乳突部可有轻微压痛。

3. 并发症

急性乳突炎、耳源性脑脓肿等。

（三）辅助检查

听力检查曲线呈传导性耳聋，血常规检查为白细胞总数和多形核白细胞增加。

（四）心理社会状况

患者常因剧烈耳痛、耳流脓、听力下降而烦躁、焦虑不安。

【护理诊断】

1. 疼痛

耳痛与中耳急性化脓性炎症有关。

2. 体温过高

与中耳急性化脓性炎症有关。

3. 知识缺乏

缺乏急性化脓性中耳炎的治疗和护理方面的知识。

【护理措施】

（一）一般护理

嘱咐患者注意休息，多饮水，进食易消化、富含营养的食物，保持大便通畅。

（二）治疗配合

（1）对症护理：持续高热者采用物理方法或药物降温；耳痛剧烈者，遵医嘱予以止痛药。重症者给予补液等支持疗法。

（2）遵医嘱尽早全身使用足量有效的广谱抗生素控制感染，务求彻底治愈，以免复发或转为慢性。常选用青霉素类和头孢菌素类药物，鼓膜穿孔后可行细菌培养和药敏试验，改用敏感抗生素。抗生素须使用10天左右。

（3）遵医嘱使用1%麻黄碱滴鼻，减轻咽鼓管咽口肿胀症状，以利咽鼓管通畅引流。

（4）鼓膜穿孔前可用2%酚甘油滴耳，以消炎止痛，但鼓膜穿孔后应立即停用。

（5）如鼓膜膨隆明显、耳痛严重、全身症状重，经治疗亦无明显减轻者，或已穿孔但穿孔太小引流不畅者，可配合医生行鼓膜切开术，以利通畅引流。

（6）鼓膜穿孔后，用3%过氧化氢清洗并拭净外耳道脓液后，局部使用抗生素溶液如0.3%氧氟沙星、0.25%~1%氯霉素滴耳液等滴耳，控制感染。脓液减少后，可用3%硼酸甘油或3%硼酸酒精滴耳，但禁用粉剂入耳，以免与脓液结块，阻碍引流。

（三）病情观察

观察患者体温及耳痛有无缓解，外耳道分泌物的量、性质、气味等；注意耳后是否有红肿、压痛；如出现恶心、呕吐、剧烈头痛、烦躁不安等症状时，应警惕颅内并发症的发生；观察使用抗生素后的效果及可能出现的不良反应。

（四）心理护理

向患者及其家属做好解释工作，消除患者的思想顾虑，增强其信心，使其积极配合治疗。

【健康教育】

（1）教会患者正确擤鼻以及使用滴耳液的方法。

（2）指导正确的喂奶方法，喂养后应抱起婴儿，轻拍背部排出吸入胃内的气体，防止发生溢奶，避免乳汁进入咽鼓管。

（3）指导患者注意锻炼身体，提升身体素质，积极预防和治疗上呼吸道感染。

（4）做好各种传染病的预防接种工作。

（5）鼓膜穿孔及置管者禁止游泳。

五、慢性化脓性中耳炎

慢性化脓性中耳炎（chronic suppurative otitis media）是中耳黏膜、骨膜甚至骨质的慢性化脓性炎症，是常见耳科疾病之一。常与慢性乳突炎合并存在，以反复中耳流脓、鼓膜穿孔和听力下降为主要临床特征，重者可引起颅内外并发症而危及生命。

【疾病概况】

（一）病因与发病机制

慢性化脓性中耳炎主要由急性化脓性中耳炎反复发作，迁延未愈，病程累计达 8 周以上所致。

发生原因多为急性化脓性中耳炎未获及时有效彻底治疗迁延；身体抵抗力差或致病菌毒性过强、鼻部及咽部存在慢性病灶和咽鼓管功能障碍等，也是重要原因之一。致病菌常为金黄色葡萄球菌、铜绿假单胞菌、大肠杆菌、变形杆菌，其中主要是革兰氏阴性杆菌，且为两种以上细菌混合感染。无芽孢厌氧菌的感染或其与需氧菌的混合感染逐渐多见。

（二）治疗原则

清除病灶，通畅引流，控制感染，消除病因，恢复听觉。积极治疗上呼吸道病灶性疾病，局部用抗生素滴耳、清除中耳肉芽肿，对长期药物治疗无效、反复发作者应行手术治疗，预防与治疗并发症。

【护理评估】

（一）健康史

评估患者是否曾患急性化脓性中耳炎，是否有鼻咽部慢性疾病，是否有免疫功能低下等情况。

（二）身体状况

1. 症状与体征

根据临床症状与体征，本病分为静止期和活动期。

（1）静止期：最常见。病变主要位于鼓室黏膜层，反复间歇性耳流脓，量多少不等，呈黏液性或黏脓性，一般不臭；鼓膜紧张部呈中央性穿孔（图 6-1 a，b），大小、位置不一，听觉损伤为轻度传导性耳聋。

（2）活动期：病变超出黏膜深达骨质，引起听小骨、鼓环、鼓窦、乳突骨质坏死及肉芽组织形成，又称肉芽型。患耳持续性流黏稠脓液，常有臭味，可伴有血丝或耳内出血。鼓膜紧张部大穿孔、边缘性穿孔或完全缺失（图 6-1 b，c）。鼓室内有肉芽或息肉，可脱出穿孔，堵塞外耳道。患者多有较重的传导性耳聋。此型中耳炎可引起并发症。

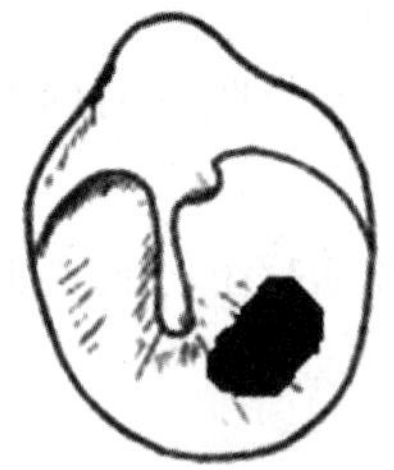

（a）紧张部前下方穿孔

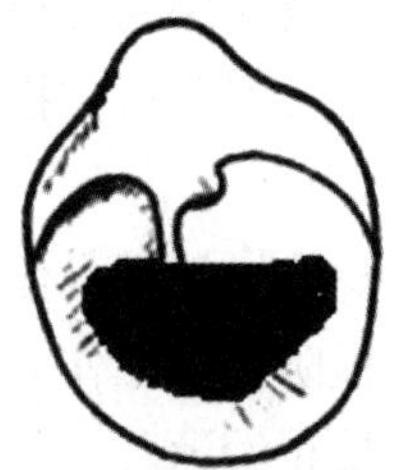

（b）紧张部大穿孔

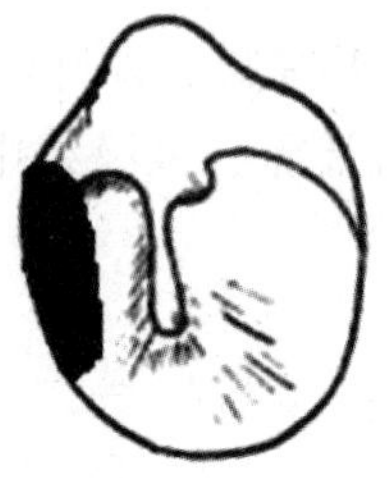

（c）边缘性穿孔

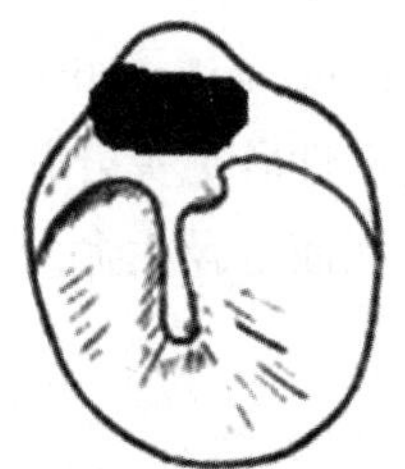

（d）松弛部穿孔

图 6-1　各种鼓膜穿孔示意图

2. 颅内外并发症

患者可出现高热、头痛、恶心、呕吐、神智改变等症状，表明炎症已由骨质破坏处向颅内外扩散。活动期慢性化脓性中耳炎可见。

（三）辅助检查

（1）听力检查：纯音听力测试显示传导性耳聋或混合性耳聋，程度轻重不一，少数可为重度感音神经性聋。

（2）乳突 X 线摄片、颞骨高分辨率 CT 有助于诊断。静止期无骨质破坏征象。活动期有骨质破坏征象。

（四）心理社会状况

有的患者因为长期耳流脓或担心手术效果而焦躁不安；有的患者不知其危险性，常不予重视。因此，应评估患者的性格特征、文化程度、对疾病的认知程度等。

【护理诊断】

1. 舒适改变

耳流脓与中耳长期慢性炎症有关。

2. 感知改变

听力下降与慢性化脓性中耳炎（鼓膜穿孔、鼓室肉芽破坏听小骨）有关。

3. 潜在并发症

颅内外感染。

4. 知识缺乏

缺乏与本病有关的治疗和自我保健知识。

【护理措施】

（一）一般护理

嘱患者注意休息，多饮水，进食易消化、富含营养的食物，保持大便通畅。

（二）治疗配合

1. 静止期

遵医嘱以局部使用抗生素滴耳液治疗为主，炎症急性发作时，宜配合全身应用抗生素。可根据细菌培养和药敏试验结果选用抗生素滴耳液，常用0.3%氧氟沙星、复方利福平、0.25%氯霉素等，禁用庆大霉素、复方新霉素等氨基糖苷类抗生素，以免引起内耳中毒，损害听力。炎症消退后，中耳仍潮湿者，可用3%硼酸酒精或3%硼酸甘油滴耳。滴药前先用3%过氧化氢和生理盐水清洗外耳道和鼓室腔，并用棉签拭干后，方可滴药。患耳停止流脓1个月后，如咽鼓管通畅，可协助医生行鼓膜修补术。静止期，若中耳炎症控制、耳流脓停止1~3个月、穿孔不愈，应及时行鼓室成形术，以改善听力。

2. 活动期

引流通畅者，以局部用药为主（同静止期）。小的肉芽可用10%~20%硝酸银烧灼，较大的肉芽可用刮匙刮除，或用圈套器摘除。引流不畅，保守治疗无效，或疑有并发症者，应协助医生进行鼓室探查和鼓室成形术。

（三）病情观察

（1）密切观察分泌物有无减少或停止分泌、听力有无改善等。如出现发热、头痛、恶心、呕吐或神智改变等情况，应警惕颅内并发症的发生，并及时报告医生。

（2）术后注意观察术耳敷料是否干燥、固定，患者体温、疼痛情况及有无脓性分泌物，注意观察有无周围性面瘫征象。

（3）对有颅内并发症者，应密切观察生命体征的变化；遵医嘱及时、准确地使用降颅压药物，全身使用足量抗生素；嘱咐患者注意休息，进食易消化、富含营养的食物，保持大便通畅。禁用止痛、镇静类药物，以免掩盖症状，延误诊断和治疗。

（四）心理护理

向患者及其家属介绍手术治疗知识、预后效果及可能出现的问题，使患者能顺利接受手术并保持情绪稳定，避免因过度担心而延误治疗，导致并发症的发生。

【健康教育】

（1）广泛宣传慢性化脓性中耳炎的危害，特别是引起颅内外并发症的严重性，一旦患病，应及时治疗。

（2）指导患者掌握正确的滴耳和洗耳方法。清除耳道内脓液后再滴入抗生素药水是提高疗效的关键。

（3）嘱患者术后避免打喷嚏和用力擤鼻，以防修补的鼓膜重新裂开。告知患者鼓膜穿孔或鼓室成形术后不宜游泳，洗头时需用干棉球堵塞外耳道口，以免进水导致中耳炎反复发作。

（4）指导患者合理用药，避免使用有耳毒性的药物。

（5）告知患者注意保持外耳道清洁，并定期随访。

六、梅尼埃病

梅尼埃病（Ménière's disease）是指以膜迷路积水为基本病理特征的内耳疾病。临床主要症状是发作性眩晕，波动性听力下降，耳鸣伴耳内胀满感。一般为青壮年发病，单耳多见。首次发病年龄多为30~50岁，一般单耳发病，双耳受累者常在3年内先后患病。

【疾病概况】

（一）病因与发病机制

病因尚未完全明确，可能与内耳微循环功能障碍、自主神经功能紊乱、病毒感染、变态反应、内分泌功能异常、膜迷路破裂、膜迷路机械性阻塞与内淋巴吸收障碍等有关。

主要病理改变为膜迷路积水膨大，前庭膜可破裂，裂孔小可自愈，反复发作可形成永久性瘘管。

（二）治疗原则

以调节自主神经功能、改善内耳微循环、减轻迷路积水为原则，采用药物综合治疗和手术治疗。

1. 一般治疗

发作期间卧床休息，低盐限水饮食。

2. 药物治疗

选用脱水药物、扩张血管药物、前庭神经抑制药物及能量制剂。

3. 手术治疗

眩晕发作频繁、剧烈，药物治疗无效，耳鸣和耳聋严重者选用内耳手术。

【护理评估】

（一）健康史

仔细询问患者是否曾患过耳病，家族中有无类似病例，有无反复发作的眩晕、耳鸣和听力障碍等情况。

（二）身体状况

1. 眩晕

多呈突发性旋转性眩晕，无先兆，患者感到自身或周围物体沿一定方向与平面旋转，或感摇晃、浮沉，持续数分钟至数小时，伴有恶心、呕吐、面色苍白、出冷汗、血压下降等自主神经症状，睁眼与转动头部时加剧，闭目静卧时略微减轻。患者神志清醒，数十分钟或数小时后症状可缓解，转入间歇期。眩晕常反复发作，发作间歇期可为数日或数年不等，甚至终生只发作1次。

2. 耳鸣

耳鸣多出现于眩晕发作前。起初为持续性低音调吹风声或流水声，久之转为高音调蝉鸣或汽笛声。

在眩晕发作时加剧，间歇期缓解，但不消失。多次发作可转为永久性，令患者烦躁不安。

3. 耳聋

耳聋常为单侧性，偶呈双侧性，呈明显波动性变化。在眩晕发作期加重，间歇期好转，多次发作后听力明显下降。耳聋逐渐加重可转为不可逆的永久性感音神经性聋。

4. 耳胀满感

发作时患耳有闷胀感、压迫感或头胀满感。

（三）辅助检查

1. 耳镜检查

鼓膜正常、咽鼓管功能良好。

2. 平衡试验

闭目直立试验多倒向患侧。闭目行走试验多向患侧倾斜。动静平衡功能多有紊乱。

3. 前庭功能检查

发作期可看到节律整齐、强度不等的眼球震颤。

4. 听力检查

呈感音性耳聋。

5. 甘油试验

试验前进行纯音测听，确定基准听阈。患者禁食 2 h 后，一次顿服 50%甘油 2. 4~3. 0 mL/kg，每隔 1 小时测听 1 次，共测 3 次，若患耳在服用甘油后平均听阈提高 15 dB 以上，则为阳性。可诊断听力下降系由膜迷路积水引起，但阴性者尚不能否定诊断。

6. 颞骨影像学检查

可排除听神经瘤、脑干或小脑肿瘤、脑部血管病变、颈椎疾病等。

（四）心理社会状况

由于该病可致眩晕，发作时异常痛苦、惊恐。有的患者因为反复发作、病程长影响生活与工作而焦虑与烦躁不安。

【护理诊断】

1. 舒适改变

眩晕、恶心、呕吐与膜迷路积水有关。

2. 感知改变

听力下降与膜迷路积水有关。

3. 有外伤的危险

与眩晕有关。

4. 焦虑

与眩晕反复发作影响生活、工作有关。

5. 知识缺乏

缺乏本病的预防保健知识。

【护理措施】

（一）一般护理

发作期嘱患者卧床休息，环境安静舒适，室内光线宜稍暗。限制水、盐摄入量，忌烟、酒和浓茶。症状缓解后宜尽早下床活动。

（二）治疗配合

（1）遵医嘱给予镇静剂或自主神经调节药物，如安定、谷维素、盐酸氯丙嗪等；血管扩张剂如培他啶、尼莫地平等；脱水剂如50%葡萄糖注射液40 mL加维生素B_2注射液100 mg静脉注射，以及钙离子拮抗剂、抗组胺药等，以达到镇静、改善微循环、减轻膜迷路积水的效果，同时观察药物疗效及副作用。

（2）对症状重或服用镇静剂者，加床栏保护，下床活动时注意搀扶，防止患者跌倒。

（3）对症状发作频繁、症状重、保守治疗无效而需手术治疗者，根据病情选择术式，如内淋巴囊减压术、前庭神经切断术等。协助医生做好术前准备。

（三）病情观察

（1）注意观察患者眩晕发作的次数、持续时间，患者的自我感觉以及神志、面色等情况。

（2）注意观察患者各项生命体征的变化情况。

（四）心理护理

向患者和其家属讲解本病的有关知识，使其主动配合治疗和护理，消除其紧张、恐惧心理，使之心情愉快、精神放松，一般经安静休息和治疗后症状很快可得到控制。对久病、频繁发作伴神经衰弱者多做解释工作，以增强其战胜疾病的信心。鼓励患者加强锻炼，增强体质。指导患者平时保持良好心态，生活和工作有规律，劳逸适度，保证睡眠充足，禁烟酒和浓茶。

【健康教育】

（1）指导患者出院后仍要低盐饮食，心情愉快、精神放松，合理地安排工作和休息，做到劳逸结合，增强体质，避免复发。

（2）指导患者复发时应静卧休息，且应有人陪伴，以防意外发生。

思考题

1. 请列出慢性化脓性中耳炎的分型和相应护理措施。
2. 请列出梅尼埃病的主要护理诊断及其相应护理措施。

第二节　鼻科常见疾病患者的护理

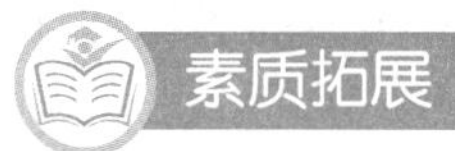

全国爱鼻日

每年4月的第二个星期六，被设定为“全国爱鼻日”——全国性鼻科疾病宣传日。全国爱鼻日的设立是为了引起公众对呼吸健康和鼻部疾病的关注。每一年的全国爱鼻日都有不同的主题，旨在倡导人们爱鼻护鼻，注重对鼻子这一气道门户的保健意识，加强民众对于呼吸道健康和鼻部疾病的关注，普及鼻科疾病常识，增强健康意识，培养良好生活习惯。2020年的主题是“关爱鼻腔，守护健康”；2021年的主题是“关注鼻腔健康，加强气道防护”；2022年的主题是“关爱儿童鼻腔，守护气道健康”；2023年4月8日是第21个“全国爱鼻日”，主题是“气道健康　从鼻开始”。

学习目标

1. 掌握常见鼻科疾病的概念和主要症状、治疗要点、护理措施。

2. 能熟练运用护理程序评价鼻科疾病患者，正确书写护理计划，提出护理诊断，采取正确的护理措施。

一、鼻前庭炎

鼻前庭炎（nasal vestibulitis）是鼻前庭部皮肤弥漫性炎症，临床上有急性、慢性之分。

【疾病概况】

（一）病因与发病机制

鼻前庭炎常因急、慢性鼻炎，鼻窦炎，变应性鼻炎的鼻腔分泌物刺激鼻前庭皮肤所致，以鼻腔急性炎症多见。异物刺激亦可致病。慢性者多与变态反应体质或职业因素有关。多因长期在粉尘环境中工作，或由于以上关系而常用手指挖鼻孔，加上细菌感染而致。

（二）治疗原则

消除病因、局部清洁、控制感染。

【护理评估】

（一）健康史

询问患者近期是否有鼻窦炎病史及异物刺激史，询问患者职业、发病前的健康状况及过敏史。

（二）身体状况

1. 症状与体征

（1）急性期：鼻前部剧痛，有烧灼感。鼻前庭及其邻近的上唇皮肤弥漫性红肿，触痛明显；重者糜烂，表面附有薄痂。

（2）慢性期：鼻前庭皮肤发痒、干燥，伴灼热、触痒。皮肤增厚，甚至皲裂或结痂，鼻毛因脱落而稀少。

2. 并发症

如处理不当或机体抵抗力低下，导致感染扩散，可引起上唇或面颊部蜂窝织炎，甚至海绵窦血栓性静脉炎而危及生命。

（三）辅助检查

血常规白细胞总数上升，中性粒细胞百分比偏高。

（四）心理社会状况

患者一般认为鼻前庭炎为小病而不予重视，甚至自行挤压或挑破疖肿，致感染扩散后又易产生焦虑、恐惧心理。

【护理诊断】

1. 舒适改变

疼痛、干痒、有异物感，由鼻前庭炎症所致。

2. 知识缺乏

缺乏防治鼻前庭炎的保健知识。

【护理措施】

（一）一般护理

嘱患者注意休息，饮食宜清淡、易消化，多食蔬菜、水果，保持大便通畅。

（二）治疗配合

1. 对症护理

解热镇痛，高热患者给予物理降温，剧痛者可酌情使用镇痛剂。

2. 局部治疗

急性期给予温生理盐水或硼酸溶液热敷或理疗；慢性者用3%双氧水清洗痂皮和脓液，然后以5%氧化锌软膏涂擦，促进炎症消除。皮肤糜烂和皲裂处涂以1%硝酸银烧灼后，再涂抗生素软膏。

3. 控制感染

局部感染或所属淋巴结肿大压痛者，遵医嘱全身应用磺胺类药物或抗生素，抗生素应选用敏感的抗生素，可采取口服、肌内注射，当炎症加剧时甚至可以静脉滴注。剧痛者可适当服用镇痛剂。

4. 病因治疗

消除导致鼻前庭炎的各种因素，防止复发。

（三）病情观察

注意观察患者局部红肿及疼痛变化，如出现高热、剧烈头痛、患侧眼睑及结膜水肿、眼球突出固定等现象，应及时报告医生。

（四）心理护理

关心体贴患者，介绍本病的发生、发展及防治知识，使患者能正确认识本病。

【健康教育】

（1）指导患者正确清洁鼻腔，克服挖鼻的不良习惯。
（2）避免接触刺激性气体、粉尘，过敏体质患者避开致敏原。
（3）禁止挤压或自行针挑疖肿，以防感染扩散。

二、鼻疖

鼻疖（furuncle of nose）是鼻前庭或鼻尖部的毛囊、皮脂腺或汗腺局限性急性化脓性炎症。

【疾病概况】

（一）病因与发病机制

多因挖鼻或拔鼻毛致鼻前庭皮肤损伤继发细菌感染，致病菌主要为金黄色葡萄球菌。亦可继发于慢性鼻前庭炎，全身抵抗力低下或糖尿病患者常反复发作。

（二）治疗原则

早期局部理疗，全身应用足量抗生素，成熟疖切开排脓。未成熟者忌切开，切忌挤压。

【护理评估】

（一）健康史

询问患者近期是否有挖鼻、拔鼻毛损伤鼻前庭或鼻前庭炎史，询问患者发病前的健康状况，是否伴有糖尿病等病史。

（二）身体状况

1. 症状与体征

局部红、肿、热、痛，严重者伴有全身不适和发热。初期患部见丘状隆起，周围充血、发硬、疼痛，伴明显触痛。疖肿成熟后，丘状隆起顶部可见黄白色脓点，继而破溃，脓液流出，疼痛随之减轻。一般疖肿局限于一侧鼻前庭，可单发或多发。疖肿一般在 1 周内自行穿破而愈。

2. 并发症

感染扩散可致上唇和面颊部蜂窝织炎、海绵窦血栓性静脉炎。

（三）辅助检查

血常规白细胞总数上升，中性粒细胞百分比偏高。

（四）心理社会状况

患者一般认为鼻疖为小病而不予重视，甚至自行挤压或挑破疖肿，致感染扩散后又易产生焦虑、恐惧心理。

【护理诊断】

1. 疼痛

与局部炎症有关。

2. 体温过高

因细菌感染引起。

3. 缺乏知识

缺乏保健知识和卫生常识。

【护理措施】

（一）一般护理

嘱患者注意休息，饮食宜清淡、易消化，多食蔬菜、水果，保持大便通畅。

（二）治疗配合

1. 解热镇痛，对症护理

高热患者给予物理降温，剧痛者可酌情使用镇痛剂。

2. 疖肿未成熟者

局部理疗、热敷，促使炎症消退吸收，或用10%鱼石脂软膏敷于患处，促其成熟。

3. 疖肿已成熟者

用探针蘸少许15%硝酸银腐蚀脓头，促其破溃排脓。或切开排脓，清洁局部后，涂以抗生素软膏。严禁切开或挤压未成熟疖肿，以免感染扩散。

4. 控制感染

遵医嘱应用抗生素，有高热或并发症出现者，需静脉滴入足量广谱抗生素，以迅速控制感染。合并海绵窦血栓性静脉炎者请眼科及神经内科医师会诊。

（三）病情观察

注意观察患者局部红肿及疼痛情况，如出现高热、剧烈头痛、患侧眼睑及结膜水肿、眼球突出固定等现象，应及时报告医生。

（四）心理护理

关心体贴患者，介绍本病的发生、发展及防治知识，使患者能正确认识本病。

【健康教育】

（1）教育患者戒除挖鼻、拔鼻毛等不良习惯，避免烟、酒、辛辣食物刺激。

（2）切忌挤压鼻部，疖肿未成熟者忌切开，以免造成感染扩散至颅内。

（3）积极治疗鼻腔或全身原发性疾病。

（4）未痊愈者按医嘱定期复查，坚持治疗。

三、慢性鼻炎

慢性鼻炎（chronic rhinitis）是鼻腔黏膜或黏膜下组织的慢性非特异性炎症，无明确的致病微生物感染。临床上分为慢性单纯性鼻炎（chronic simple rhinitis）和慢性肥厚性鼻炎（chronic hypertrophic rhinitis）。二者病因相同，后者多在前者的基础上发展而来。

【疾病概况】

（一）病因与发病机制

病因与发病机制尚未明确。一般认为本病不是一种感染性疾病，与多种因素相关。

1. 局部因素

本病多因急性鼻炎反复发作或治疗不彻底迁延而成；由邻近组织慢性炎症（如慢性化脓性鼻窦炎、慢性扁桃体炎、腺样体肥大）刺激所致；由鼻腔用药（如滴鼻净、麻黄碱滴鼻剂）不当或过久，引起药物性鼻炎所致。

2. 全身因素

全身性慢性疾病，如糖尿病，贫血，营养不良，心、肝、肾疾病或自主神经功能紊乱，可引起鼻黏膜血管长期淤血或反射性充血；内分泌失调、甲状腺功能减退引起鼻黏膜水肿；妊娠后期或青春期，常出现生理性鼻黏膜充血、肿胀。

3. 环境及职业因素

如粉尘（如水泥、煤尘、石灰、岩石、面粉等）、有害气体（如二氧化硫、甲醛及酒精等）长期刺激；生活或生产环境（如炼钢、烘熔、冷冻作业等）中温度和湿度的急剧变化以及通风不良等，均可导致本病。

4. 其他因素

变态反应和免疫功能障碍；嗜好烟酒和长期过度疲劳等，使鼻黏膜血管正常的舒缩功能发生障碍。

（二）治疗原则

根除病因，清除分泌物，消除鼻黏膜肿胀，改善鼻腔通气功能。

【护理评估】

（一）健康史

应询问患者有无上述局部因素、全身或变态反应性疾病，有无烟酒嗜好。

（二）身体状况

慢性单纯性鼻炎、慢性肥厚性鼻炎主要表现为鼻塞、多涕、下鼻甲肿胀，但二者具体表现不同。

1. 慢性单纯性鼻炎

鼻塞呈间歇性和交替性。间歇性是指运动时、白天、热天鼻塞减轻或无，休息、夜间和寒冷时加重；交替性是指交换侧卧体位时居下位的鼻腔阻塞，居上位者通。伴半透明黏液涕增多，继发感染可为脓涕。可伴有鼻根部不适、胀痛、头痛和咽干、咽痛等症状；闭塞性鼻音、嗅觉减退、耳鸣和耳闭塞感不明显。前鼻镜检查见下鼻甲黏膜肿胀，暗红色充血，表面光滑、柔软而有弹性。以探针轻压可现凹陷，移开后马上复原。对减充血剂反应灵敏，黏膜收缩明显，通气改善。

2. 慢性肥厚性鼻炎

鼻塞呈单侧或双侧持续性，较重，无交替性变化。鼻分泌物多，呈黏液性或黏脓性，难以擤出。鼻塞明显者，可有闭塞性鼻音、耳鸣或耳闭塞感。嗅觉减退，伴有咽干、咽痛、头昏、头痛、失眠和精神萎靡等。鼻腔检查见下鼻甲黏膜暗红色充血、肥厚，可伴有鼻甲骨肥大。黏膜表面不平，呈桑葚样或结节样。触诊有硬结感，探之虽有凹陷，但不易复原。对减充血剂不敏感，鼻底、下鼻道或总鼻道内有黏液性或黏脓性鼻涕聚集。

慢性单纯性鼻炎与慢性肥厚性鼻炎的鉴别要点见表 6-1。

表 6-1　慢性单纯性鼻炎与慢性肥厚性鼻炎鉴别要点

身体状况	慢性单纯性鼻炎	慢性肥厚性鼻炎
鼻塞	间歇性或交替性	持续性
鼻涕	黏液性，量较多	黏液性或黏脓性，量多
嗅觉减退	不明显	有
闭塞性鼻音	一般无	有
头痛、头晕	可有	常有
耳鸣、耳闭塞感	无	有
前鼻镜检查	下鼻甲黏膜表面光滑，暗红肿胀，柔软有弹性	下鼻甲黏膜表面凹凸不平，肥厚，暗红，硬实无弹性
对麻黄碱反应	有明显反应	反应不明显

（三）心理社会状况

因长期慢性疾病困扰，患者的学习、生活受到影响，患者感到苦闷。因此，应注意评估患者的情绪和心理状态，了解其对疾病的认知程度、生活习惯、职业环境等。

【护理诊断】

1. 舒适改变

鼻塞、头昏、头痛与鼻黏膜充血、肿胀、肥厚及分泌物增多有关。

2. 感知改变

嗅觉减退与慢性鼻炎鼻腔黏膜肿胀、分泌物增多有关。

3. 潜在并发症

如鼻窦炎、中耳炎。

4. 知识缺乏

缺乏慢性鼻炎的防治知识。

【护理措施】

（一）一般护理

注意休息，避免上呼吸道感染，戒除烟酒，饮食清淡。指导患者正确的擤鼻方法，切忌紧捏双侧鼻翼、用力擤鼻，以免导致鼻窦炎或中耳炎等并发症。

（二）治疗配合

（1）积极查找病因，并给予相应治疗。

（2）慢性单纯性鼻炎：保守治疗为主。鼻用糖皮质激素为首选用药，指导患者正确的滴鼻方法。可用生理盐水冲洗鼻腔，改善鼻腔通气功能。鼻塞严重者，可选用盐酸羟甲唑啉、鼻塞喷雾剂或1%（小儿用0.5%）麻黄碱滴鼻液，连续应用不超过7天。保守治疗无效者，可行下鼻甲黏膜下低温等离子消融术。

（3）慢性肥厚性鼻炎：药物治疗同慢性单纯性鼻炎；如疗效不满意，可选用下鼻甲黏骨膜下切除术、下鼻甲黏膜下硬化剂注射法、激光疗法、冷冻疗法等；上述治疗均无效者，可行下鼻甲黏膜下部分切除术、下鼻甲骨折外移术等，按鼻部手术常规进行手术前后护理。

（三）心理护理

针对患者久病的焦虑心理，积极与其沟通，耐心解释与本病相关的知识，增强其治疗的信心，使患者能积极主动配合治疗。

【健康教育】

（1）指导患者锻炼身体，增强抵抗力。

（2）积极寻找病因并坚持治疗。

（3）改善生活和工作环境，避免粉尘和有毒、有害气体刺激。气温急剧变化应注意降温或保暖。

（4）向患者介绍正确的滴药方法。

（5）减充血剂连续滴用不能超过7天，否则易引起药物性鼻炎。

（6）戒除烟酒等不良嗜好。

（7）向患者科普卫生知识，普及防病与治病的卫生常识；介绍疾病的发生及预防，增强患者战胜疾病的信心。

四、变应性鼻炎

变应性鼻炎（allergic rhinitis，AR）又称过敏性鼻炎，是由变应原（抗原）刺激鼻黏膜所引起的鼻黏膜变态反应性疾病。临床分为常年性变应性鼻炎和季节性变应性鼻炎两种，后者又称“花粉症”。近年来，该病的发病率有增加趋势，可能与大气污染、空气中SO_2浓度增高有关。本病以儿童、青壮年多见，无男女性别差异。

【疾病概况】

（一）病因与发病机制

变应原是诱发本病的直接原因。变应原主要为吸入物，季节性变应性鼻炎主要由植物花粉引起。常年性变应性鼻炎主要由室内尘土、螨虫、霉菌、棉絮、烟草、动物皮屑及甲醛，室外二氧化硫（SO_2）、职业过敏原等引起。某些食物、饮料以及药物也可引起。

发病与遗传（特应性个体）和环境密切相关，发病机制为IgE介导的Ⅰ型变态反应。患者多为特应性个体。

（二）治疗原则

避免接触过敏原。变应性鼻炎的治疗分非特异性治疗和特异性治疗。前者主要是指药物治疗，如抗组胺药、肥大细胞膜稳定剂、糖皮质激素等；后者主要是指免疫治疗。必要时可选择手术。

【护理评估】

（一）健康史

患者一般有接触某种变应原的病史，患者多为特应性体质，常伴有其他变态反应性疾病病史和家族史。

（二）身体状况

1. 症状与体征

主要表现为突发性鼻痒，阵发性、连续性打喷嚏，每次 3 个以上，大量水样鼻涕，鼻塞伴嗅觉减退。鼻黏膜苍白、水肿或呈浅蓝色，鼻甲肿大，病史长、症状反复发作者可有息肉样变或鼻息肉，鼻腔有大量浆液性分泌物。花粉症者可伴有眼和咽部发痒。鼻塞程度轻重不一，季节性者一般较重，部分患者尚有嗅觉减退症状。

2. 并发症

变应性鼻窦炎（包括变应性真菌性鼻窦炎）、支气管哮喘和分泌性中耳炎等。

（三）辅助检查

采用变应原皮肤点刺试验、鼻黏膜激发试验和体外特异性 IgE 检测查找变应原，鼻分泌物涂片检查见嗜酸性细胞增多。

（四）心理社会状况

大量连续的喷嚏和流涕可影响患者的正常生活、学习和工作效率。应注意评估患者的情绪、年龄，对疾病的认知程度、文化程度等。

【护理诊断】

1. 舒适改变

鼻塞、鼻痒、多涕、打喷嚏由鼻腔变态反应引起。

2. 感知改变

嗅觉减退与变应性鼻炎鼻腔黏膜肿胀、分泌物增多有关。

3. 清理呼吸道无效

与鼻黏膜水肿、分泌物增多有关。

4. 知识缺乏

缺乏变应性疾病的防治知识。

【护理措施】

（一）一般护理

查找变应原，明确变应原后尽量避免与变应原接触。花粉传播季节，外出时应戴口罩，尽可能不接近树木、野草和农作物。保持室内外清洁干燥，经常晒洗衣物、被褥，打扫卫生时应戴口罩，不要饲养宠物等。

（二）治疗配合

（1）应用抗组胺药物：第一代抗组胺药物如扑尔敏有明显的中枢抑制作用，从事驾驶或高空作业者应慎用。应改用无嗜睡作用的第二代抗组胺药物，如西替利嗪、氯雷他定、特非那丁等，可改善症状、减少鼻腔分泌物。第三代抗组胺药物，如立复汀（左卡巴斯汀）、爱赛平（盐酸氮卓斯汀）鼻喷剂，药物起效迅速，可明显改善症状且无明显副作用。

（2）应用糖皮质激素：具强大抗炎抗过敏作用，可选用二丙酸倍氯米松、丙酸氟替卡松、布地奈德、糠酸、莫米松等鼻喷剂，其生物利用率低，可长期应用。

（3）应用肥大细胞膜稳定剂，如4%色甘酸钠、酮替芬等，但起效多在一周以后，属于预防用药。

（4）使用减充血剂滴鼻，如1%麻黄碱生理盐水（儿童用0.5%）、阿福林鼻喷剂等，可改善鼻腔通气引流，但不宜长期使用，连续使用通常<7天，以免引起药物性鼻炎。

（5）协助进行免疫治疗：适应于药物治疗效果不理想、Ⅰ型变态反应、吸入致敏物明确且难以避免者。选用皮肤试验阳性的相应变应原溶液，开始由低浓度皮下少量注射，渐加大浓度和剂量，以阻断变应原与IgE的结合，降低肥大细胞和嗜碱细胞的敏感度。疗程一般须2年或更长时间。

（6）其他疗法：对部分药物和（或）免疫治疗效果不理想的病例，可考虑行选择性神经切断术，包括鼻管神经切断术、筛前神经切断术和筛后神经切断或阻滞术等。也可对鼻腔“触发点”黏膜行微波、射频等烧灼，以降低其敏感性。

（三）病情观察

注意观察患者鼻塞、喷嚏和分泌物有无改善，是否出现鼻窦、耳部等处异常症状。

（四）心理护理

向患者介绍与本病相关的知识，增强其治疗的信心，使其积极配合治疗和护理。

【健康教育】

（1）避免接触变应原。
（2）保持环境卫生，勤晒衣物、被褥，保持室内通风、清洁、干燥。
（3）勿养宠物，不用地毯，尽可能少接触动物皮革、羽毛制品，正确选择化妆品。
（4）花粉传播季节，尽可能避免外出接近树木、花草，必要时戴口罩或易地居住。
（5）适当休息和睡眠，科学起居与饮食。
（6）用免疫疗法时，应注意必须连续、长期坚持才能显效。

五、鼻出血

鼻出血（epistaxis，nasal hemorrhage）是鼻窦、鼻腔常见疾病或全身性疾病引起的鼻腔血管破裂出血。它既可是鼻腔疾病，也是某些全身性疾病和邻近器官疾病表现在鼻腔的症状之一。

【疾病概况】

（一）病因与发病机制

可分为局部原因和全身原因两类。

1. 局部原因

（1）外伤：机械性外伤和手术等医源性损伤。鼻骨、鼻中隔或鼻窦骨折；鼻窦压力骤变；挖鼻、用力擤鼻，剧烈喷嚏；鼻腔异物；鼻或鼻窦手术及经鼻插管等损伤血管或黏膜等均可引起鼻出血。

（2）炎症：鼻腔、鼻窦各种特异性或非特异性炎症均可损伤鼻黏膜而致出血。

（3）鼻中隔病变：鼻中隔偏曲、溃疡、糜烂、穿孔等均可引起不同程度的鼻出血。

（4）肿瘤：各种良性和恶性肿瘤均可出现鼻出血。鼻、鼻窦、鼻咽部恶性肿瘤早期可少量反复出血，晚期可因肿瘤组织侵犯大血管而引起大出血，良性肿瘤如鼻咽纤维血管瘤则出血量较多。

（5）鼻腔异物：常见于儿童，多为单侧脓性血涕。

2. 全身原因

凡可引起血压升高、凝血功能障碍或血管张力改变的全身性疾病均可能引起鼻出血。

（1）急性发热性传染病：流感、麻疹、疟疾、出血热、鼻白喉、伤寒和传染性肝炎等均可引起鼻出血。

（2）心血管疾病：高血压、血管硬化和充血性心力衰竭等。由动脉压升高所致，出血前常有头昏、头痛、血液上涌等不适感。

（3）血液病：凝血机制异常的疾病，如血友病；血小板量或质异常的疾病，如白血病、血小板减少性紫癜、再生障碍性贫血等。常为双侧鼻腔持续渗血，反复发生，并伴身体其他部位的出血。

（4）营养障碍或维生素缺乏：维生素 C、维生素 P、维生素 K 或钙缺乏等。

（5）其他因素：如肝、肾等慢性疾病和风湿热；长期使用水杨酸类药物；磷、汞、砷、苯等中毒；女性内分泌失调；遗传等。

（二）治疗原则

鼻出血属于急诊，应镇静，立即止血，对因治疗。

【护理评估】

（一）健康史

询问患者或其家属发病前的健康状况，有无与鼻出血有关的局部因素或全身性疾病，有无家族史，有无接触风沙或气候干燥的生活史，发病后的诊治经过等。

（二）身体状况

1. 症状

鼻出血多为单侧，出血量多少不等，轻者仅涕中带血，重者出血量可达数百毫升，可致休克。可呈间歇性，亦可呈持续性或阵发性，反复出血可导致贫血。短时间内失血达 500 mL 可出现头昏、口渴、乏力、面色苍白等症状；超过 500 mL 常有胸闷、出冷汗、血压下降等表现；超过 1000 mL 者可休克。

2. 体征

出血部位：儿童、青少年多发生于鼻中隔前下方易出血区，中老年则多发生于鼻腔后段鼻-鼻咽静脉丛及鼻中隔后部动脉出血区。

3. 并发症

失血性休克、感染。

（三）辅助检查

1. 鼻腔检查

鼻腔检查为最直接的检查方法，借此可以初步了解鼻、鼻腔及鼻窦情况和出血部位，为下一步止血方法的选择提供依据。

2. 鼻咽部检查

鼻咽部检查可以判断鼻咽部有无新生物、有无明确出血点。

3. 实验室检查

实验室检查包括全血细胞计数、出凝血时间、凝血酶原时间、凝血因子等及其他相关检查，可排除血液系统疾病导致的出血。

4. 影像学检查

必要时可做 CT 或 MRI 检查，排除鼻腔和鼻窦肿瘤引起的出血。

（四）心理社会状况

患者常因大出血或反复出血而情绪紧张和恐惧，家属往往情绪激动，唯恐医护人员对患者诊治不及时，造成更加严重的不良后果。因此，专科护士应在积极配合医生抢救的同时，注意评估患者及其家属的情绪和心理状态，了解其对疾病的认知程度和预后期望。

【护理诊断】

1. 焦虑与恐惧

与反复出血、出血量较多及担心疾病的预后有关。

2. 潜在并发症

再次鼻出血、失血性休克。

3. 感知改变

嗅觉减退与鼻腔填塞有关。

4. 舒适改变

口干、鼻塞、疼痛与鼻腔填塞、张口呼吸有关。

5. 知识缺乏

缺乏鼻出血的防治及自我保健知识。

【护理措施】

（一）一般护理

（1）热情接待、安慰患者，消除其紧张、恐惧心理。嘱其尽量放松心情，安心接受治疗。

（2）在实施治疗措施前应向患者交代目的、意义、注意事项，以缓解其紧张、焦虑情绪。

（3）患者取坐位或半卧位，休克者则取平卧头低位，嘱患者勿将口腔内血液咽下。出血时嘱患者将口中血液吐到痰杯中勿吞，以免血液刺激胃部黏膜引起呕吐，并影响对出血量的正确估计。

（4）必要时可给予镇静剂。

（5）迅速准备止血所需的器械、药品及敷料。

（6）对于需要进行烧灼、填塞、血管栓塞术或结扎术者，应向患者解释手术的必要性、大概的过程及可能带来的不适，做好术前准备，以取得患者的配合。

（二）治疗配合

1. 协助止血处理

少量鼻出血可采用简易止血法（指压双侧鼻翼 10~15 min），同时冷敷前额及后颈；也可用浸以 1% 麻黄碱生理盐水的棉片置于鼻腔暂时止血。待出血稳定后在鼻内镜下详细检查鼻腔，查明出血部位并给予止血处理。明确出血点可采用烧灼法止血；出血量大、部位不明确、出血面广者，采用鼻腔填塞法，包括前鼻孔填塞和后鼻孔填塞，填塞材料有凡士林纱条、维生素油膏纱条和碘仿纱条等；大量顽固性出血可采用动脉结扎手术和介入法治疗。

2. 遵医嘱

应用止血剂、维生素 C、维生素 K、维生素 P、输液或输血等。

3. 全身治疗

针对出血原因，酌情全身应用止血药物和抗生素，补充体液并预防感染。

4. 鼻腔填塞后患者的护理

①嘱患者尽量取半卧位休息，减少活动。定时向鼻腔内滴入液体石蜡以润滑纱条，加强口腔护理，按医嘱使用抗生素，防止嘴唇干裂和感染。②监测患者的生命体征，密切观察鼻腔有无活动性出血，后鼻孔纱球丝线的固定是否牢固，有无松动、断裂，并及时处理，准备好床旁插灯、吸引器、鼻止血包，以备患者再次出血时紧急处理。③嘱患者避免打喷嚏、咳嗽、用力擤鼻、弯腰低头，防止纱条松动；避免外力碰撞鼻部；保持大便通畅，勿用力屏气，防止再次出血及后鼻孔纱球脱落而引起窒息。④鼻腔填塞物一般在 24~48 h 内分次取出，碘仿纱条可适当延长留置时间。

（三）病情观察

观察并记录血压、脉搏及出血等情况，填塞物是否松动脱落。如发现鼻腔大出血、休克等症状，应立即报告医生并积极配合抢救。对疑有休克者，应取头低平卧位，密切监测脉搏、血压等生命体征变化。建立静脉通道，遵医嘱给予镇静剂、止血药、补液、交叉配血、吸氧等。对行鼻内镜下止血的患者，应特别注意观察术后有无再次出血。

（四）心理护理

鼻出血时，患者多有烦躁、紧张、恐惧心理。要热情接待，安慰患者及其家属，消除其恐惧感和紧张情绪，同时，紧张有序、沉着镇静地协助医生检查治疗。

【健康教育】

（1）向患者介绍指压、冷敷等简易止血方法。

（2）指导患者戒除挖鼻、拔鼻毛、用力擤鼻等不良习惯；避免烟、酒、辛辣食物刺激。

（3）积极寻找并治疗相关原发病。

（4）鼻出血患者应注意休息，适当饮食，多食蔬菜水果，保持大便通畅，避免剧烈运动和阳光曝晒，以防血管内压力突然变化而致再次鼻出血。

六、急性鼻窦炎

急性鼻窦炎（acute nasosinusitis）是细菌感染引起的鼻窦黏膜急性化脓性炎症。因鼻窦炎均合并有鼻炎，二者发病机制和病理生理过程相同，且相辅相成，故近年来已将鼻炎和鼻窦炎统称为“鼻-鼻窦炎”（rhinosinusitis）。

【疾病概况】

（一）病因与发病机制

近年的观点认为鼻及邻近鼻道的引流和通气障碍是鼻窦炎发生的最主要机制。鼻窦具有以下特点：①窦口小，窦腔结构复杂，鼻道狭窄而曲折，易阻塞。②各组鼻窦开口位置相邻，炎症时相互累及。③鼻窦黏膜与鼻腔黏膜相连续，炎症时必累及。④各窦自身特点及窦口位置的特殊性。故邻近组织或器官炎症病灶、急性上呼吸道感染和急性传染性疾病、特应性体质等会诱发鼻窦感染。

急性鼻窦炎常继发于上呼吸道感染或急性鼻炎。致病菌多为化脓性球菌，如肺炎链球菌、溶血性链球菌、葡萄球菌等。其次为杆菌，厌氧菌感染也较常见，甚至可表现为混合感染。

（二）治疗原则

治疗原则为根除病因，解除鼻腔鼻窦引流和通气障碍，控制感染，预防并发症。

【护理评估】

（一）健康史

评估患者有无上述相关的全身性或局部因素，有无明确的诱发因素，疼痛的性质、特征，询问患者治疗经过等。

（二）身体状况

1. 症状

常有畏寒、发热、食欲减退、便秘、全身不适等表现。小儿表现为咳嗽、呕吐、腹泻等呼吸道和消化道症状。因鼻塞出现嗅觉暂时减退或消失。鼻部症状为持续性鼻塞，脓涕或黏脓涕多难以擤尽，牙源性者可有恶臭，伴头痛或局部疼痛。前组鼻窦炎头痛多在额部和颌面部，局部压痛。后组鼻窦炎头痛多在颅底和枕部。头痛和局部疼痛常有比较明确的部位和时间规律性，但各有特点。

（1）急性上颌窦炎：前额部、同侧面颊部胀痛，晨起轻，午后重。

（2）急性额窦炎：前额部明显周期性疼痛。晨起因脓性分泌物积聚于窦底和窦口，排出缓慢，窦内产生负压，故晨起即感头痛，逐渐加重。午后脓性分泌物逐渐排空，故头痛逐渐减轻，晚间则完全消失，次日又重复。

（3）急性筛窦炎：内眦或鼻根部疼痛，也可放射至头顶，时间规律上前组同额窦炎，后组同蝶窦炎。

（4）急性蝶窦炎：颅底或眼球深处钝痛，可放射至头顶和耳后，甚至枕部痛，早晨轻，午后重。

2. 体征

鼻黏膜充血、肿胀，或有息肉样变。尤以中鼻甲和中鼻道黏膜明显。前组鼻窦炎中鼻道积脓，后组鼻窦炎嗅裂积脓。前组鼻窦炎相应体表有压痛。

3. 并发症

急性咽炎、扁桃体炎、喉炎、气管炎、中耳炎、眶内和颅内并发症等。

（三）辅助检查

1. 前鼻镜检查

初步判断受累鼻窦。

2. 鼻内镜检查

检查鼻道和窦口及其附近黏膜的病理改变，包括窦口形态、黏膜红肿程度、息肉样变以及脓性分泌物来源等。

3. 鼻窦 CT 扫描

可清楚显示鼻窦黏膜增厚情况、脓液及炎症范围等。

4. 上颌窦穿刺冲洗

为诊断性穿刺，须在患者无发热和在抗生素控制下施行。冲洗出的脓性分泌物可做细菌培养和药物敏感试验，为进一步治疗提供指导。

（四）心理社会状况

患者可因头痛、鼻塞、食欲减退等影响正常生活，有一定的焦虑感，护士应理解患者并给予适当解释，使其积极配合治疗。

【护理诊断】

1. 疼痛

头痛与炎症引起黏膜肿胀和分泌物、细菌毒素压迫和刺激神经末梢有关。

2. 体温过高

与炎症引起全身反应有关。

3. 潜在并发症

咽炎、扁桃体炎、喉炎、气管炎、中耳炎等。

4. 知识缺乏

缺乏急性鼻窦炎的预防保健知识。

【护理措施】

（一）一般护理

嘱患者注意休息，多饮水，进易消化食物。

（二）治疗配合

1. 控制感染

全身应用足量抗生素，及时控制感染，尽量选择敏感抗生素，防止并发症或转为慢性，并观察疗效。

2. 鼻部滴药

鼻内滴用减充血剂和糖皮质激素，改善鼻腔鼻窦的通气与引流功能。

3. 局部治疗

①局部热敷、短波透热或红外线照射等物理治疗，帮助炎症吸收并缓解疼痛；②鼻腔冲洗，清除分泌物，每日1~2次。

4. 上颌窦穿刺冲洗

应在全身症状消退和局部炎症基本控制后施行。每周冲洗1次，直至再无脓液为止。冲洗后可向窦腔内注入抗生素、类固醇激素、糜蛋白酶等加强治疗。

5. 口腔护理

如患者因鼻塞而张口呼吸，应嘱患者少量多次饮水，并用漱口液漱口，保持口腔黏膜湿润和清洁。口唇干燥者可用液体石蜡涂于唇部，避免干裂。

（三）病情观察

密切观察患者病情变化，如出现体温升高、脓涕增多、鼻塞及头痛加剧，提示感染加重；如出现耳鸣、耳痛、听力下降等，提示可能发生中耳炎；如出现剧烈咽痛、吞咽困难等，提示可能发生扁桃体炎；如出现眼痛、眼球运动障碍、视力下降等，则提示可能发生眶内感染。一旦发现上述情况，应及时报告医生处理。

（四）心理护理

向患者介绍与本病相关的知识，增强其治疗疾病的信心，使其能积极配合医师治疗。对出现并发症的患者，应关心患者的需求，并给予耐心解释，以缓解患者的焦虑情绪。

【健康教育】

（1）指导患者正确滴药及体位引流。
（2）嘱患者注意锻炼身体，生活规律，防寒保暖，以避免受凉感冒。
（3）积极治疗上呼吸道感染，防止炎症扩散。
（4）生活和工作场所保持良好通风和卫生。尽量避免粉尘及各种有害化学物质等刺激。
（5）病因治疗：如鼻中隔矫正术，治疗牙疾病等邻近病灶，抗变态反应药治疗特应性疾病等。
（6）积极治疗急性鼻窦炎，以免转为慢性。

七、慢性鼻窦炎

慢性鼻窦炎（chronic sinusitis）是鼻窦黏膜的慢性化脓性炎症。可为单侧发病，但双侧发病或多窦发病很常见。如一侧或两侧各窦均发病，则为“全组鼻窦炎”（pansinusitis）。

【疾病概况】

（一）病因与发病机制

与急性化脓性鼻窦炎相似，多为急性鼻窦炎治疗不彻底，窦口引流不畅所致。特应性体质与本病关系甚为密切。

（二）治疗原则

不伴鼻息肉者首选药物治疗，无效者可考虑手术治疗；伴有鼻息肉或鼻腔解剖结构异常者首选手术治疗。

【护理评估】

（一）健康史

评估患者有无急性鼻窦炎反复发作史或牙源性上颌窦炎史，是否为特应性体质等。

（二）身体状况

1. 症状与体征

全身症状轻重不一，多表现为精神不振、头昏、倦怠、记忆力减退、注意力不集中等。局部症状主要为黏液性或脓涕多，持续性鼻塞，可有嗅觉减退或消失，少数患者可伴视力障碍。牙源性上额窦炎者的脓涕常有腐臭味。检查可见鼻黏膜充血肥厚，中鼻甲肥大或息肉样变，鼻息肉，中鼻道或嗅裂积脓。头痛为钝痛、闷痛。头痛有时间规律性或固定部位，白天重、夜间轻。经鼻内用减充血剂、蒸汽吸入等治疗后头痛缓解。咳嗽、低头位或用力时头痛加重。吸烟、饮酒和情绪激动时头痛亦加重。

2. 并发症

球后视神经炎、脑膜炎等。

（三）辅助检查

1. 鼻内镜检查

可清楚准确判断各种病变及其部位，并可发现前鼻镜不能窥视到的其他病变。

2. 口腔和咽部检查

牙源性上颌窦炎者可见牙齿病变，咽后壁有时可见到脓液或干痂附着。

3. 影像学检查

鼻窦 CT 扫描可示鼻窦黏膜增厚情况和鼻窦病变范围等。

4. 上颌窦穿刺冲洗

了解窦内脓液的性质、量和有无恶臭等，并行脓液细菌培养和药物敏感试验。

5. 鼻窦 A 型超声检查

适用于上颌窦和额窦检查。

（四）心理社会状况

患者可因长期反复发病而明显焦虑，学习成绩下降，工作效率降低，社交不活跃，对治疗缺乏信心。

【护理诊断】

1. 舒适改变

鼻塞、嗅觉减退或消失、头痛与鼻窦慢性炎症及手术创伤有关。

2. 焦虑

由顾虑鼻窦手术可损及邻近器官或组织而引起。

3. 潜在并发症

鼻出血与鼻窦慢性炎症及手术创伤有关。

4. 知识缺乏

缺乏鼻窦炎术后的护理知识。

【护理措施】

（一）一般护理

增加营养，注意休息，加强锻炼，戒除烟酒。

（二）治疗配合

1. 消除病因

治疗阻塞性鼻部疾病；清除邻近感染性病灶；去除变应性病因。

2. 抗感染治疗

遵医嘱全身应用抗生素，包括青霉素或头孢类、大环内酯类抗生素等，尤其是低剂量大环内酯类抗生素，既可抗炎又可抗菌。

3. 减充血剂滴鼻

遵医嘱用减充血剂滴鼻，以改善鼻腔鼻窦的通气、引流功能。常用 1%麻黄碱生理盐水，可在滴鼻剂中加入适量糖皮质激素。

4. 鼻腔冲洗

分泌物较多时，可用生理盐水或生理盐水+甲硝唑+地塞米松进行冲洗。

5. 上颌窦穿刺冲洗

对慢性化脓性上颌窦炎有诊断和治疗价值，可清除脓性分泌物，使药物直接作用于窦腔黏膜。每周穿刺冲洗 1~2 次。穿刺冲洗时应注意观察脓液的性质、量及疗效。如患者出现晕针现象，应停止冲洗，拔除穿刺针，让患者去枕平卧休息，并及时报告医生处理。

6. 鼻窦置换疗法

可用于治疗额窦炎、筛窦炎和蝶窦炎，特别适用于全组鼻窦炎患者，用负压原理吸引药液进入鼻窦，以达到治疗目的。

7. 全身治疗

中成药如鼻窦炎口服液、藿胆丸等，促进炎症吸收。

8. 手术护理

保守治疗无效时，可协助医生施行辅助手术或鼻窦手术治疗，按照鼻部手术护理常规进行围手术期护理。辅助手术包括摘除鼻息肉、切除肥大的中鼻甲、矫正鼻中隔偏曲等。功能性鼻内镜鼻窦手术现已在临床广泛开展，是目前治疗慢性鼻窦炎的主要方法，鼻内镜技术大大提高了慢性鼻窦炎的临床治愈率。

（三）病情观察

手术后应密切观察患者的体温、脉搏的变化，注意有无大出血、剧烈头痛、恶心、呕吐等，术后鼻腔内有无清水样物流出，有无视力下降和眼球运动障碍等各种并发症的表现，一旦发现应及时报告医生处理。

（四）心理护理

向患者介绍本病的相关知识，说明手术的目的、必要性、方式和可能出现的不适，消除患者顾虑，增强其信心，使其积极配合治疗。

【健康教育】

（1）向患者说明预防本病的重要性。嘱患者平时注意均衡营养，锻炼身体，增强抵抗力，预防感冒，积极治疗贫血、糖尿病及鼻部、咽部、口腔疾病等。

（2）彻底治愈急性鼻炎或鼻窦炎，避免病程迁延或反复发作，慢性鼻窦炎要坚持药物治疗3~6周。

（3）养成良好的生活起居习惯，避免过度劳累，戒除烟酒。

（4）注意改善生活和工作环境，保持环境清洁和通风。

（5）手术后按医嘱正确用药，冲洗鼻腔，定期复查，术后1个月内避免重体力活动。

思考题

1. 试述慢性鼻炎的分类、常见病因及其典型症状。

2. 简述鼻出血的病因、治疗原则。

3. 李先生，男，55岁。因受凉感冒后，出现鼻塞、流脓性分泌物，伴头部闷痛、低头时头痛加重。白天重，午后和傍晚减轻，嗅觉明显减退。反复发作半年余，并有精神不振、记忆力减退和注意力不集中，易疲倦等症状。前鼻镜检查示鼻腔黏膜充血，中鼻道有脓性分泌物，鼻中隔右偏，外鼻正常，鼻窦区无明显压痛。CT扫描提示右侧上颌窦积液，鼻中隔偏曲。患者心情紧张，其家属和朋友对治疗效果非常担心。

（1）该患者主要的临床诊断和护理诊断是什么？

（2）应采取的处理原则是什么？

（3）护理措施有哪些？

第三节　咽科常见疾病患者的护理

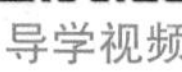

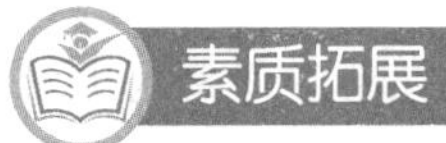

抗癌女孩的逆袭人生

2021年1月，95后潮汕女孩陈琳琼被确诊为鼻咽癌。在经历了患癌、失业、分手的巨大打击后，不甘人后的她，决定边抗癌边考研。她与病魔殊死搏斗，历经3次化疗，30多次放疗，忍受着常人难以忍受的痛苦。陈琳琼克服注意力难以集中和治疗后身体不适两大困难，全身心投入复习备考。每天除了午休和晚休，她都在学习，就连吃饭也在上网课。2022年4月11日，陈琳琼以初试405分、复试84.30分的成绩被广州大学心理学专业录取。这位美貌与智慧并存的"励志女孩"在战胜病魔后，终于圆梦。她的故事也教会无数在困境中的人们该用怎样的信念去谱写自己的人生。

学习目标

1. 掌握常见咽科疾病的概念和主要症状、治疗要点、护理措施。
2. 能熟练运用护理程序评价咽科疾病患者，正确书写护理计划，提出护理诊断，采取正确的护理措施。

一、咽炎

咽炎（pharyngitis）按发病的缓急分为急性咽炎和慢性咽炎。急性咽炎是咽部黏膜的急性炎症，多累及咽部淋巴组织，可单独发生，亦可继发于急性鼻炎或急性扁桃体炎，常发生于秋冬及冬春季节交替之际。慢性咽炎为咽部黏膜、黏膜下组织及局部淋巴组织的弥漫性炎症，病程较长，久治难愈。根据咽部黏膜病变情况，慢性咽炎可分为慢性单纯性咽炎、慢性肥厚性咽炎、慢性萎缩性咽炎三种。

【疾病概况】

（一）病因与发病机制

1. 急性咽炎常见病因

①多为病毒感染；②少数为细菌感染；③长期受粉尘和有害气体的刺激；④烟酒过度。

2. 慢性咽炎常见病因

①急性咽炎反复发作或治疗不彻底；②长期的烟酒过度，食物过于辛辣，环境污染；③牙病、慢性扁桃体炎、长期鼻腔疾病时脓液的刺激所致；④全身慢性疾病如贫血、消化不良、维生素缺乏、内分泌失调、免疫功能低下等都可引起。

（二）治疗原则

消除病因，局部治疗，中医中药治疗和增强体质等。

【护理评估】

（一）健康史

仔细询问患者咽痛的程度，发病前有无受凉、感冒、发烧或劳累以及烟酒过度等情况，有无与上呼吸道感染患者接触史，是否与天气、季节的变化有关，是否与职业及生活环境有关等。

（二）身体状况

1. 急性咽炎

表现为咽部干燥，有灼热感、粗糙感，继而咽痛明显，空咽时疼痛加剧，可放射至同侧耳部。咽黏膜急性充血，咽后壁淋巴滤泡增生、肿大或有脓点。常伴有颌下淋巴结肿大、压痛。

2. 慢性咽炎

表现为咽部干燥，有异物感、灼热感、瘙痒，常有黏稠分泌物附着于咽后壁引起起床时出现频繁的刺激性咳嗽，伴恶心。

（1）慢性单纯性咽炎（chronic simple pharyngitis）：咽黏膜呈慢性充血，黏膜下结缔组织及淋巴组织增生，上皮下层血管增多，鳞状上皮层增厚，周围淋巴细胞浸润。黏液腺肥大，分泌亢进。

（2）慢性肥厚性咽炎（chronic hypertrophic pharyngitis）：咽黏膜充血增厚，黏膜下有广泛的结缔组织及淋巴组织增生，黏液腺周围淋巴组织增生，咽后壁可见大量颗粒状隆起，咽侧索淋巴组织增生、肥厚呈条索状。

（3）萎缩性咽炎（atrophic pharyngitis）与干燥性咽炎（sicca pharyngitis）：腺体分泌减少，黏膜干燥、萎缩变薄，如蜡纸样，有时可咳出带臭味的黄褐色痂皮。临床少见。

（三）心理社会状况

部分患者对该病的危害性认识不足，没有及时就诊或治疗不彻底。有的精神紧张，担心癌症发生。因此，要注意评估患者对疾病的认知程度。

【护理诊断】

1. 疼痛

咽部灼痛与慢性炎症有关。

2. 舒适改变

咽部不适感与慢性炎症有关。

3. 焦虑

与咽部不适感、久治不愈有关。

4. 知识缺乏

缺乏咽部炎症防治知识。

【护理措施】

（一）一般护理

1. 病因治疗

消除各种致病因素，加强身体锻炼，增强体质。

2. 急性咽炎

全身症状较重伴有高热者，应卧床休息，多饮水，进流质饮食，加强抗病毒治疗。

（二）治疗配合

（1）局部治疗：①漱口、含片。用复方硼砂溶液或 1∶5000 呋喃西林溶液漱口，含服度米芬含片、溶菌酶含片、碘喉片、薄荷喉片及其他中成药含片等。②离子导入、超短波透热治疗。③对于慢性肥厚性咽炎患者，可用 10%～20% 硝酸银、激光、微波治疗增生的淋巴滤泡，但每次治疗范围不宜过广。④对于萎缩性咽炎患者，局部涂 2% 碘甘油，以改善局部血液循环，促进腺体分泌。⑤用超短波、药物离子导入、红外线等物理疗法。

（2）中医中药治疗：急性期宜清热解毒，如服用六神丸或喉痛消炎丸；慢性者宜滋阴清热，可用金银花、麦冬、胖大海等中药代茶饮，增液汤加减，桂林西瓜霜、草珊瑚含片等。

（3）服用维生素 A、B_2、C、E，可促进黏膜上皮生长。

（三）心理护理

耐心向患者介绍本病的发展和转归，尽快消除患者的焦虑、烦躁情绪，使其树立信心，坚持治疗。必要时可行喉镜、食管镜检查，以消除患者恐癌心理。

【健康教育】

（1）指导患者消除各种致病因素、戒除各种不良生活习惯，如戒除烟、酒，避免刺激性饮食，消除急躁、抑郁情绪，这对本病的防治至关重要。

（2）改善工作环境，积极治疗鼻及鼻咽部慢性炎症等。

（3）锻炼身体，增强体质，坚持户外活动，可改善全身血液循环，消除咽部淤血和减轻炎症。

（4）向患者介绍慢性咽炎的发生、发展和转归，消除其紧张心理。

二、扁桃体炎

扁桃体炎（tonsillitis）为腭扁桃体的非特异性炎症，临床上可分为急性扁桃体炎（acute tonsillitis）和慢性扁桃体炎（chronic tonsillitis），常伴有不同程度的咽黏膜和淋巴组织炎症，是一种极为常见的咽部疾病。多发生于儿童及青少年，春秋两季多见。

【疾病概况】

（一）病因和发病机制

主要致病菌为乙型溶血性链球菌、葡萄球菌、肺炎双球菌，腺病毒也可引起本病。细菌和病毒混合感染也不少见。偶见厌氧菌感染。

正常人咽部及扁桃体隐窝内存留着某些病原体，当机体抵抗力降低时，存在于咽部和扁桃体隐窝的病原菌生长增殖，使扁桃体发生感染。如急性扁桃体炎反复发作，或隐窝引流不通畅，致病菌滋生感染，可迁延为慢性扁桃体炎。免疫学说认为，积累在扁桃体隐窝内的病原微生物与组织长期接触导致自身变应原形成，引起自身变态反应，也是引起慢性扁桃体炎的重要因素之一。

（二）治疗原则

急性期全身使用足量抗生素控制感染，辅以解热镇痛药物，局部含漱、含服。长期反复发作的慢性扁桃体炎，则常采用手术治疗，也可采用隐窝冲洗、理疗、免疫疗法等。

【护理评估】

（一）健康史

询问患者发病前是否有受凉、劳累、烟酒过度、有害气体刺激以及上呼吸道炎症反复发作史，以及全身性疾病史等。

（二）身体状况

1. 症状与体征

（1）急性扁桃体炎：依其病理变化可分为以下两种类型。①急性卡他性扁桃体炎，多为病毒感染，病变较轻，炎症仅限于表面黏膜，隐窝内及扁桃体实质无明显炎症改变。患者表现为咽痛、低热，全身症状较轻。检查可见扁桃体及腭舌弓黏膜充血肿胀，扁桃体实质无显著肿大，隐窝内一般无脓性渗出物。②急性化脓性扁桃体炎，多为细菌感染。炎症始于隐窝，继而进入扁桃体实质，表现为扁桃体明显肿胀，重者可出现多发性小脓肿。隐窝口有黄色脓点，可融合成片。急性化脓性扁桃体炎起病较急，咽痛剧烈，吞咽困难，并可有颌下淋巴结肿大。全身症状较重，高热、恶寒，伴关节酸痛及全身不适。幼儿可因高热而抽搐、呕吐或昏睡。

（2）慢性扁桃体炎：特点为平时多无明显自觉症状，而常有反复急性发作史。患者主诉咽干、发痒、有异物感等。如扁桃体过度肥大，可出现呼吸、吞咽或语言共鸣障碍。由于隐窝内细菌毒素被吸收，可导致头痛、乏力、低热等全身反应。检查可见扁桃体和腭舌弓慢性充血，隐窝口可挤出干酪样点状物，扁桃体表面瘢痕粘连、大小不等、凹凸不平，常与周围组织粘连，下颌角淋巴结肿大。

2. 并发症

（1）急性扁桃体炎常可引起：①局部并发症，如扁桃体周围脓肿、急性中耳炎、急性鼻炎及鼻窦炎、急性喉炎、咽旁脓肿等；②全身并发症，如风湿热、急性肾炎、急性关节炎、急性心肌炎、急性心内膜炎等。

（2）患慢性扁桃体炎时的扁桃体是常见的全身感染“病灶”之一，机体可能受扁桃体隐窝内病原微生物的影响而发生变态反应，产生各种并发症，如风湿热、风湿性关节炎、风湿性心脏病、肾炎和低热等。

（三）辅助检查

急性扁桃体炎时，血液检查白细胞总数和中性粒细胞比例增高。细菌培养和药敏试验有助于查明病原微生物和选用抗生素。由于患慢性扁桃体炎时，扁桃体可成为引起其他全身疾病的病灶，因此必要时可进行血沉、抗链球菌溶血素“O”、血清黏蛋白检测及心电图检查等。

（四）心理社会状况

扁桃体急性炎症期，起病急骤，症状明显，容易引起患者和其家属重视，大部分能得到及时治疗，仅有少数患者因忽视而延误治疗或治疗不彻底。发生并发症时，患者常感到痛苦、烦躁不安。注意评估患者的文化程度、对疾病的认知程度，询问其职业以及工作、居住环境等。

慢性扁桃体炎平时无明显症状，患者多不予重视，当急性发作或出现并发症和拟订手术时，患者则出现紧张或恐惧等心理反应。注意评估患者对疾病的认知程度及情绪状况，了解患者的饮食习惯、生活和工作环境、有无理化因素的长期刺激。

【护理诊断】

1. 疼痛

咽痛与扁桃体急性炎症有关。

2. 体温过高

与扁桃体急性炎症有关。

3. 潜在并发症

扁桃体周脓肿、风湿性关节炎、风湿热、风湿性心脏病、肾炎等。

4. 恐惧

与扁桃体切除术及扁桃体周脓肿切开引流有关。

5. 知识缺乏

缺乏扁桃体炎的防治知识。

【护理措施】

（一）一般护理

急性扁桃体炎有一定的传染性，最好能隔离治疗或嘱患者戴口罩，对症解热止痛等。进冰流质饮食可减轻进食疼痛感，多饮水可保持大便通畅。故嘱患者注意休息，加强营养，多饮水，进食清淡易消化、营养丰富的流质或半流质饮食。

（二）治疗配合

1. 急性扁桃体炎

（1）控制感染：遵医嘱给予足量抗生素，首选青霉素。若治疗 2~3 天后病情无好转，需改用其他抗生素，或酌情使用皮质类固醇激素。

（2）中医中药治疗：使用疏风清热、消肿解毒中药，如银翘柑橘汤和清咽防腐汤。

（3）局部治疗：加强口腔护理。用复方硼砂溶液或 1：5000 呋喃西林溶液漱口，或选用度米芬含片、溶菌酶含片。

（4）手术治疗：急性扁桃体炎若并发扁桃体周脓肿，需手术切开排脓。炎症消退 2~3 周后，需施行扁桃体切除术。参照扁桃体切除术的护理。

2. 慢性扁桃体炎

（1）非手术疗法：冲洗或吸引扁桃体隐窝，清除隐窝内积存物，减少细菌繁殖的机会；应用有脱敏作用的细菌制剂以及各种免疫增强剂，如注射胎盘球蛋白、转移因子等。

（2）扁桃体切除术患者的护理：目前扁桃体切除术仍是治疗慢性扁桃体炎的主要手段。扁桃体是咽部的一个重要的免疫器官，特别在儿童期更为重要。随意切除扁桃体将降低呼吸道的免疫力，出现免疫监视功能障碍。但有手术指征者，也不能因此而放弃手术，导致局部或全身并发症的发生。扁桃体对机体具有重要的保护作用，应严格掌握手术适应证，并做好行扁桃体切除术患者的护理（参见“附：扁桃体切除术患者的护理”）。

（三）病情观察

（1）监测体温，体温过高者给予物理降温，如用温水擦浴。

（2）密切观察患者病情，若出现一侧咽痛加剧、张口受限、语言含糊、软腭及腭舌弓红肿膨隆、腭垂偏向对侧，应考虑并发扁桃体周脓肿的可能，应立即报告医生进行切开排脓。

（四）心理护理

主动关心患者，为患者及其家属介绍疾病的特点和防治知识，为患者营造舒适的休息环境，缓解患者的焦虑情绪以配合治疗。对于需手术的患者，还应做好术前心理辅导。

【健康教育】

（1）积极治疗鼻及鼻咽部慢性炎症性疾病。

（2）戒除烟、酒等不良刺激，加强身体锻炼，增强体质。

（3）改善工作环境及防护条件，控制有害物质在空气中的含量。

（4）季节更换时注意防寒保暖，避免感冒。

知识链接

扁桃体切除术患者的护理

目前，扁桃体切除术常用的手术方法有剥离法和挤切法。

【适应证】

（1）慢性扁桃体炎反复急性发作或多次并发扁桃体周脓肿。

（2）扁桃体过度肥大，妨碍吞咽、呼吸及发声功能。

（3）慢性扁桃体炎已经成为引起其他脏器病变的病灶，或与邻近器官病变有关联。

（4）因扁桃体、增殖体肥大，影响咽鼓管功能，造成慢性分泌性中耳炎，经保守治疗无效者。

（5）白喉带菌者，经保守治疗无效时。

（6）不明原因的长期低热，而扁桃体又有慢性炎症存在时。

（7）各种扁桃体良性肿瘤，可连同扁桃体一并切除；对恶性肿瘤则应慎重。

【禁忌证】

（1）急性扁桃体炎发作时，一般不施行手术，须炎症消退后2~3周方可手术。

（2）严重的全身性疾病如活动性肺结核、风湿性心脏病、关节炎、肾炎、高血压、精神病等。

（3）造血系统疾病及凝血功能障碍者，如再生障碍性贫血、血小板减少性紫癜、过敏性紫癜者等，一般不手术。若扁桃体炎症会导致血液病恶化必须手术切除时，应充分准备、精心操作，并在围手术期采取综合治疗。

(4) 在脊髓灰质炎及流感等呼吸道传染病流行季节或流行地区，以及其他急性传染病流行时，不宜手术。

(5) 妇女月经期，5 岁以下儿童及老年人，也不宜实施手术。

(6) 患者家属中有免疫球蛋白缺乏或自身免疫性疾病发病率高者，白细胞计数低于 3000/L 者。

【护理诊断】

1. 潜在并发症

术后出血。

2. 疼痛

咽痛与手术有关。

3. 有感染的危险

与手术创伤及口腔卫生有关。

【护理措施】

(一) 术前护理

1. 一般护理

(1) 详细询问病史并进行体格检查，特别注意有无出血性疾病、过敏性疾病及近期急性发作史。

(2) 测血压、心肺功能、血尿常规、血小板计数及出凝血时间等。

2. 治疗配合

(1) 用复方硼砂溶液清洁漱口 3 天。

(2) 手术前夜给予适量镇静剂，使患者安睡。

(3) 术前 4~6 h 禁食禁饮。术前半小时注射阿托品和苯巴比妥，以减少唾液分泌和镇静，减少创面污染机会。

(4) 如为病灶性扁桃体炎患者施行手术，术前术后应常规给予抗生素。

(二) 术后护理

1. 一般护理

(1) 保持正确卧位：全麻未醒者采取侧卧位，头偏向一侧，以便口腔分泌物流出和观察术后有无出血。局麻或全麻者清醒后取半坐卧位，以减轻头部充血及创口出血症状。

(2) 加强饮食护理：局麻术后 4 h 或全麻清醒后吞咽动作恢复且无出血者可进冷流质饮食。第 2 天有白膜长出后可改半流质饮食。10 天内忌粗硬、过热食物，以免损伤创面而继发出血。

(3) 止痛：术后颈部用冰袋冷敷，既可止痛又可止血。嘱患者深慢呼吸等以缓解疼痛。

(4) 口腔清洁：术后第 2 天白膜长出后即可开始漱口。

2. 治疗配合

(1) 术后遵医嘱使用止血剂、静脉使用抗生素治疗。

(2) 疼痛时不宜用水杨酸类药物止痛，避免因其抑制凝血酶原的产生而致出血倾向。

(3) 术后口含冰淇淋能止痛、止血，服用中药抗炎、促进创面白膜生长。

(三) 病情观察

(1) 密切观察出血情况：注意患者唾液中的含血量，手术当天痰中有血丝为正常现象，如不断有鲜血吐出，则为术后出血。全麻未醒者，如有频繁吞咽动作，且面色苍白、脉搏加快等应考虑有出血的可能，应立即通知医生处理。

(2) 观察病情：若出现白膜污秽、咽痛加剧、发热等感染征兆，应及时告知医生。

(四) 心理护理

(1) 向患者解释手术的必要性及配合的注意事项，以消除其紧张、焦虑心理。

(2) 评估患者疼痛程度，解释术后疼痛的原因、持续时间及性质，消除其恐惧心理。

(3) 因伤口疼痛，患者可能拒绝进食，应说明进食能保证营养供给，有利于创面愈合，以鼓励其进食。

三、阻塞性睡眠呼吸暂停低通气综合征

阻塞性睡眠呼吸暂停低通气综合征（obstructive sleep apnea hypopnea syndrome，OSAHS）是指上气道塌陷堵塞引起的呼吸暂停和低通气不足。成人在 7 h 的夜间睡眠时间内，至少有 30 次呼吸暂停，每次气流中断时间至少在 10 s 以上（儿童在 20 s 以上），呼吸暂停指数（每小时呼吸暂停的平均次数）大于 5，并伴有血氧饱和度下降等一系列病理生理改变或睡眠过程中呼吸气流强度较基础水平降低 50%以上，并伴动脉血氧饱和度下降≥4%。

【疾病概况】

(一) 病因与发病机制

常见因素有上呼吸道狭窄或堵塞、肥胖、内分泌紊乱、老年性变化、遗传因素等，其中以前三者为主。

1. 上呼吸道狭窄或堵塞

正常呼吸时，外界空气进入肺泡进行气体交换，其关键是喉以上的上呼吸道能够使气流通畅地进入气管、支气管。如果某种原因使这段气流受阻，就出现打鼾或阻塞性睡眠呼吸暂停。上呼吸道任何解剖部位的狭窄或堵塞、组织的肥厚，都可导致此病的发生。常见因素有：鼻和鼻咽部阻塞，如鼻中隔偏曲、鼻息肉、鼻甲肥大、鼻腔肿瘤、腺样体肥大和鼻咽肿瘤等。口咽和软腭也是睡眠时出现阻塞的常见部位，如扁桃体Ⅲ度肥大、口咽狭窄以及软腭和腭垂过长。

2. 肥胖

颈、咽部组织肥厚拥挤，可导致气道狭窄，肥胖是导致 OSAHS 的常见原因。

3. 内分泌紊乱

如甲状腺功能低下导致的黏液性水肿，老年人组织松弛，肌张力减退，致咽壁松弛、塌陷，引起打

鼾或 OSAHS。

（二）治疗原则

在查明病因、明确诊断的基础上进行非手术治疗和手术治疗，解除呼吸道阻塞。悬雍垂腭咽成形术（UPPP）、腭咽成形术（PPP）、激光手术等以增加咽腔左右及前后间隙，降低睡眠时上呼吸道的阻力。对于症状较轻的患者可采用非手术治疗如服用抗抑郁药等。

【护理评估】

（一）健康史

询问并评估患者是否有引起上呼吸道狭窄的相关疾病，是否有甲状腺功能低下、糖尿病等影响呼吸的全身性疾病。询问家族中有无肥胖、鼾症患者等。

（二）身体状况

1. 症状与体征

（1）打鼾：鼾声如雷，响度超过 60 dB，严重影响他人睡眠。

（2）呼吸暂停：频繁发作，每次持续数十秒。憋气与睡眠姿势有一定关系，早期病例憋气常发生于仰卧位，侧卧位时减轻或消失。患者憋醒后常感心慌、胸闷或胸前区不适。憋醒时患者奋力呼吸，胸腹部隆起，肢体不自主骚动。

（3）过度嗜睡：表现为精神不振，记忆力减退，注意力不集中，工作效率低下。患者总感觉睡眠不足，在阅读、看电视、听报告等场合，特别是在安静的环境中很容易入睡，甚至在谈话间不自觉地入睡。

（4）心血管症状：患者常表现为高血压、心律失常，严重者出现右心衰竭。

（5）肥胖：大多数患者食欲较好，尤其喜欢油腻食物，加之嗜睡及活动量小，因此，70%的患者属肥胖体型。

2. 并发症

高血压、心律失常、心绞痛、心肺功能衰竭。

（三）辅助检查

1. 声学监测

应用声级计和频谱仪对鼾声做客观的声学监测，有助于治疗前后的对比。

2. 内镜检查

如用纤维喉镜、鼻内镜等器械检查有助于明确病变性质及部位。

3. 影像学检查

为进一步明确上呼吸道阻塞部位，可做头颅 X 线摄片、CT 或 MRI 检查。

4. 多导睡眠描计图

包括心电图、脑电图、眼电图、肌电图、口腔气流测定、鼻腔气流测定、胸腹运动测定、动脉血氧饱和度测定等多项复合检查。

5. 呼吸紊乱指数测定

多次睡眠潜伏期试验等。

（四）心理社会状况

夜间不能安静入睡、躁动、多梦、呼吸暂停、遗尿、阳痿等。晨起头痛、倦怠。过度嗜睡（与人交谈时不自觉地入睡），记忆力和判断力减退，注意力不集中，工作效率低，行为怪异、性格乖戾等。

尽管 OSAHS 对患者有很大危害，但起病初期往往被忽视，直到出现严重并发症才引起重视。一旦确诊，患者及其家属因为缺乏相关知识及担心预后而恐惧和焦虑。因此，应注意评估患者的饮食与生活习惯、性格特征等。评估患者的情绪状况以及对疾病的认知程度。

【护理诊断】

1. 气体交换障碍

与上呼吸道狭窄和阻塞有关。

2. 睡眠形态紊乱

与疾病本身和环境的改变、心理负担过重有关。

3. 潜在并发症

脑卒中、心肌梗死、呼吸衰竭、睡眠中猝死等与呼吸骤停有关。

4. 知识缺乏

缺乏本病相关防治知识。

【护理措施】

（一）一般护理

（1）调整睡眠姿势，尽量采取侧卧位，可避免舌根后坠，减轻呼吸暂停症状。

（2）睡前将舌保护器置于口中，使舌保持轻度前置位，增加喉腔前后距离，从而减轻上呼吸道阻塞症状。口腔矫正器主要适用于以舌根后气道阻塞为主、病情较轻的患者。

（3）减肥，控制饮食，戒烟酒，适量运动，辅以中医药疗法，可以在一定程度上缓解 OSAHS 症状。

（4）对有手术指征的患者，积极完善术前准备，尽快进行手术治疗。

（5）改善休息环境，以利于睡眠和减少对他人的影响。

（二）治疗配合

1. 药物治疗

对症状较轻的 OSAHS 患者，睡前可服用抗抑郁药普罗替林 5～30 mg。但应注意其会引起心律失常、口干及尿潴留等不良反应。

2. 鼻腔持续正压通气

睡眠时通过密闭的面罩将正压空气送入气道，改善呼吸情况，以纠正缺氧。空气流速调至 100 L/min，压力维持在 5～15 cmH_2O 之间。

3. 手术患者护理

若病因明确，原则上应予以手术除去病因，如可行鼻息肉摘除术，鼻中隔偏曲矫正术，扁桃体、腺样体切除术以及腭咽成形术等，应做好如下护理。

（1）术前护理：①按耳鼻咽喉手术护理常规做好术前准备。②尽量安排患者住单人病房，调整睡眠姿势，采用舌保护器，以免鼾声影响其他患者休息。③督促减肥、戒酒以减轻症状，增强手术的安全性。④定时测量血压，密切观察呼吸暂停情况，尤其要加强凌晨巡视。若患者憋气时间过长，应将其唤醒。

（2）术后护理：施行腭垂腭咽成形术者，术后护理需注意以下几点。①术后患者咽痛明显、吞咽困难者，应在术后 1~3 天内进流质或半流质饮食。②床边备吸引器，嘱患者及时将咽部分泌物或血液吐至口边吸出。③密切观察术后出血情况，对高血压患者应注意控制血压，并采取适当的止血措施。④取坐位或半坐位进食，这是因为少数患者术后数日内由于暂时性软腭功能障碍，在进食过程中易发生食物自鼻腔呛出现象。⑤加强口腔护理，用生理盐水或含漱液漱口。

（三）病情观察

（1）密切观察呼吸情况，必要时予以低流量吸氧。

（2）睡前、晨起前测量血压，术前尽量控制血压在正常范围。

（3）夜间应加强巡视，密切观察患者入睡后的呼吸情况和神态，特别是凌晨 4—8 时的血压，因为这段时间内容易发生频繁呼吸暂停或猝死。

（4）夜间持续低流量给氧，纠正严重低氧血症和高碳酸血症，减轻患者缺氧症状。

（5）密切观察呼吸困难患者的症状和体征，必要时持续心电监护，同时备好抢救用物。

（6）切勿随意应用镇静安眠等中枢神经系统抑制药，以免直接导致睡眠窒息的发生。

（四）心理护理

给予患者安慰和疏导，耐心解释病情及防治方法，消除患者的紧张情绪，使患者保持良好心理状态，积极配合治疗。指导家属多给予患者关心、鼓励和支持，使患者坚定治疗信心。

【健康教育】

（1）对患者进行有关 OSAHS 的科普教育，增强其战胜疾病的信心。

（2）指导患者控制体重，加强锻炼，增强体质。

（3）尽可能采用侧卧位或半坐卧位，以减轻上呼吸道阻塞症状。

（4）术后 4 周内切勿进干硬、大块以及酸、辣刺激性食物，并注意口腔卫生，进食后漱口。

（5）饮食宜清淡，戒烟酒，避免肌肉松弛和张力降低，从而使病情加重。

（6）积极治疗引起上呼吸道堵塞或狭窄的鼻部和咽部疾病。

四、鼻咽癌

鼻咽癌（nasopharyngeal carcinoma，NPC）为我国高发恶性肿瘤之一，华南沿海地区为高发区。发病率以广东省为最高，其次为广西、湖南、福建等。据统计，鼻咽癌的发病率居耳鼻咽喉恶性肿瘤首位。本病好发年龄为 40~50 岁，男性发病率为女性的 2~3 倍。病理上 98%为低分化鳞癌。

【疾病概况】

（一）病因与发病机制

目前认为鼻咽癌与遗传、病毒及环境因素和生活习惯等有关。

1. 遗传因素

鼻咽癌有种族易感性和家庭聚集现象，与人类白细胞抗原（HLA）有关。

2. 病毒因素

鼻咽癌主要由 EB 病毒引起，可从鼻咽癌活组织培养的淋巴母细胞中分离出。亦可从鼻咽癌患者的血清中查出 EB 病毒抗体，且抗体滴度随病情发展而升高。目前，对 EB 病毒的研究已成为探索鼻咽癌病因学的一个重要课题。

3. 环境因素

据流行病学调查发现，微量元素镍在鼻咽癌高发区水和食物中含量较高，动物实验证实了镍可以促进亚硝胺诱发鼻咽癌。此外，鼻咽癌的发病可能与华南地区喜欢吃腌制食物有关。

（二）治疗原则

早期诊断、早期治疗，对提高鼻咽癌患者的存活率有很重要的作用。放射治疗是首选的治疗方法，可辅以化疗及中医中药治疗及免疫治疗，以防止远处转移，提高放疗敏感性和减轻放疗并发症。早期病例放疗后 5 年生存率可达 60%~80%。

【护理评估】

（一）健康史

询问患者发病前的健康情况，有无家族史，有无 EB 病毒感染史，是否经常食用腌制、腊味食品，是否经常接触污染空气及饮用水情况等。

（二）身体状况

由于鼻咽部解剖位置隐蔽，鼻咽癌早期症状不典型，临床上容易延误诊断，应特别提高警惕。

1. 鼻部症状

早期常出现口吸鼻涕后涕中带血或擤出血性涕，晚期出血量较多。肿瘤不断增大可阻塞后鼻孔，出现单侧鼻塞，继而双侧鼻塞。

2. 耳部症状

肿瘤阻塞或压迫咽鼓管咽口，可引起单侧耳鸣、耳闷塞感及听力减退、鼓室积液，易误诊为分泌性中耳炎。

3. 颈淋巴结肿大症状

鼻咽癌早期即可出现颈淋巴结转移，这是本病重要临床特征之一。常发生在同侧颈深淋巴结上群。位于乳突尖部的前下方，质硬，界限不清，表面不平，活动度差。无压痛，呈进行性增大，可发展至对侧。

4. 脑神经症状

肿瘤经咽隐窝由破裂孔入颅或因转移淋巴结压迫，可相继出现第Ⅴ、Ⅵ、Ⅳ、Ⅲ、Ⅱ、Ⅸ、Ⅹ、Ⅻ脑神经损害症状，出现头痛、面麻木、眼球外展受限、上睑下垂、软腭麻痹、反呛、声嘶、伸舌偏斜等。尤以顽固性头痛使患者难以忍受。

5. 远处转移

晚期病例可出现肺、肝、骨骼等远处转移。

（三）辅助检查

1. 鼻咽镜检查

间接鼻咽镜、纤维鼻咽镜或鼻窦内镜检查可见肿瘤位于鼻咽顶后壁或咽隐窝，呈结节状、菜花状或溃疡状，易出血。

2. 组织细胞学检查

应尽可能做鼻咽部原发灶的活检。一次活检阴性不能否定鼻咽癌的存在，少许病例需多次活检才能明确诊断。必要时可施行颈部淋巴结穿刺抽吸活检或切取活检。

3. EB 病毒血清学检查

该检查可作为鼻咽癌诊断的辅助方法，如 EB 病毒壳抗原-免疫球蛋白 A（EB VCA-IgA）的测定已成为鼻咽癌诊断、普查和随访监视的重要手段。

4. 影像学检查

进行颅底 CT 和 MRI 检查，可了解肿瘤大小、范围、颅底破坏等情况。

（四）心理社会状况

鼻咽癌部位的隐蔽性和症状的复杂性，使其极易漏诊、误诊及长期延误诊断。一旦确诊，患者对放疗、化疗有不同程度的恐惧心理。疗效不佳时患者有悲观绝望心理。因此，应注意评估患者的年龄、性别、文化程度、对疾病的认知程度、情绪状况、压力应对方式和经济状况等。

【护理诊断】

1. 有出血的危险

与肿瘤侵犯血管有关。

2. 疼痛

头痛与肿瘤侵犯脑神经和脑实质有关。

3. 潜在并发症

鼻出血。

4. 恐惧

与被诊断为恶性肿瘤，对放射治疗与化疗不了解等有关。

5. 知识缺乏

缺乏与鼻咽癌有关的防治知识。

【护理措施】

（一）一般护理

（1）失血严重者做好血型鉴定，做好输血准备。

（2）观察放疗或化疗的不良反应并及时对症处理，帮助患者尽可能完成正规疗程，多数患者经治疗后头痛症状能够明显减轻或消失。

（二）治疗配合

（1）鼻腔大量出血者应给予止血剂或施行鼻腔填塞、血管结扎等措施。

（2）头痛严重者遵医嘱及时给予镇静剂或止痛剂，以减轻患者痛苦。

（三）病情观察

行放疗或化疗者，观察其不良反应，如骨髓抑制、消化道反应、皮肤反应、唾液腺萎缩、放疗性肺炎等。应定期检查血常规，加强口腔卫生，应用中药调理等。鼓励患者完成正规疗程。

（四）心理护理

（1）评估恐惧的程度，鼓励患者说出恐惧的原因及心理感受，并采取疏导措施。

（2）行诊断性检查及放疗前，应说明目的和注意事项。

（3）酌情向患者讲解病情及目前的治疗进展，或让成功病例现身说法，以增强患者战胜疾病的信心。

（4）争取家属、亲友及有关社会团体的关心，给予心理支持。

（5）鼓励应用合适的方法转移情感，分散注意力和消除恐惧心理，如下棋、打扑克、听音乐以及放松疗法等。

【健康教育】

（1）评估患者知识缺乏的范围及接受知识的能力，以便有的放矢地进行指导与帮助。

（2）改善营养，增强体质，提高免疫力。戒烟酒，少食亚硝酸盐含量较高的食物，减少化学物质的接触及刺激，有利于预防肿瘤的发生。

（3）嘱鼻咽癌高发区及有家族遗传史者，一旦发现早期征兆（颈部肿块、剧烈头痛、回吸血涕、耳鸣耳聋等、复视等），应及时就医。

（4）嘱有家族遗传史者定期进行鼻咽癌的相关筛查，如免疫学检查、鼻咽部检查等。

（5）放射治疗过程中，注意有无消化道反应、骨髓抑制、皮肤反应、唾液腺萎缩、放疗性肺炎、出血等并发症。应定期检查血常规，加强口腔卫生，应用中药调理等。

（6）定期复诊随访。

思考题

1. 扁桃体切除术的适应证和禁忌证有哪些？

2. 急、慢性扁桃体炎的并发症有哪些？如何观察扁桃体切除术后出血情况？分析术后出血的原因。为避免发生术后出血，预防措施有哪些？

3. 成人 OSAHS 的临床症状和护理措施有哪些？

4. 试述鼻咽癌的临床症状和护理措施。

5. 病例分析：李先生，男，54 岁，体重 96 公斤。10 多年前睡觉时打鼾，近年来加重，且出现呼吸暂停现象，伴随面色发绀。检查发现双腭舌弓偏离中线 1.2 cm，双扁桃体肿大，因咽腔狭窄，间接喉镜检查看不到鼻咽部，双下鼻甲肥大，对减充血剂收缩敏感，鼻中隔左偏。晨起头痛、倦怠，与人交谈时不自觉地入睡，注意力不集中，记忆力和判断力减退，工作效率低，夜间睡眠质量差。多导睡眠描记仪检查结果为 AHI 每小时发生 50 次，最低血氧饱和度小于 65%。患者性情暴躁，沮丧，有自卑心理。

(1) 对该患者的临床诊断与护理诊断是什么?

(2) 对该患者的处理原则是什么?

(3) 对该患者的护理计划是什么?

第四节 喉科常见疾病患者的护理

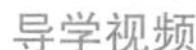
导学视频

素质拓展

迅速反应 再次打开“生命通道”

大年初五傍晚,江南大学附属医院耳鼻咽喉–头颈外科医生微信群滴滴响个不停,值班医生正在汇报一例急性重度喉梗阻。当时患者喉鸣音显著伴声音嘶哑,呼吸困难,缺氧和紧张让患者满头大汗、焦虑不安。上级医生迅速到位,在大家的通力协作下,气管切开一气呵成,患者的呼吸道被顺利打开,血氧饱和度迅速上升,整个过程仅用了 5 min。他们精湛的技术赢得了在场家属的连连称赞,纷纷感谢医务人员让全家人都能度过一个安心祥和的新春佳节。

学习目标

1. 掌握常见喉科疾病的概念和主要症状、治疗要点和护理措施。

2. 能熟练运用护理程序评价常见喉科疾病患者,正确书写护理计划,提出护理诊断,采取正确的护理措施。

一、急性会厌炎

急性会厌炎(acute epiglottitis)是一种以声门上区会厌为主的急性炎症,又称声门上喉炎(supraglottitis),是一种危及生命的严重感染,起病急、进展快,易发生显著水肿和形成脓肿,可引起喉阻塞而窒息死亡。成人、儿童均可患本病,以冬春季节多见。

【疾病概况】

(一) 病因与发病机制

1. 感染

感染为本病最常见的病因,与细菌感染、变态反应、外伤和邻近器官急性炎症等有关。其中细菌感染是本病发生的主要原因,致病菌主要有流感嗜血杆菌、葡萄球菌、链球菌等,也可与病毒混合感染。各种致病菌可由呼吸道吸入,也可经血行传染。邻近器官的炎症蔓延侵及会厌部也可引起,如急性扁桃体炎、咽炎等。

2. 变态反应

全身性变态反应可引起会厌高度水肿,继发感染而致病。多发生于成年人,常反复发作。

3. 其他

异物、外伤、吸入有害气体等均可引起急性会厌炎。

急性会厌炎的发病机制主要是会厌舌面黏膜高度充血水肿似球状,易堵塞呼吸道引起喉阻塞。

（二）治疗原则

积极控制感染、减轻会厌水肿，脓肿形成则切开排脓，喉阻塞严重者行气管切开术以解除呼吸困难。

【护理评估】

（一）健康史

评估患者有无上呼吸道感染，有无邻近器官感染如咽炎、扁桃体炎等，有无外伤、过度疲劳、吸入有害气体、误吸异物、接触过敏原或使用过敏药物等。评估发病的时间，起病的缓急，有无呼吸困难、声嘶等，治疗经过及效果。

（二）身体状况

1. 症状与体征

（1）全身症状：起病急骤，有畏寒、发热、乏力，体温在 38～39 ℃之间，少数可高达 40 ℃以上。儿童及老人症状更为严重，病情进展迅速，可表现为精神萎靡、面色苍白、四肢发冷、血压下降，甚至可发生昏厥或休克。

（2）局部症状：多数患者有剧烈喉痛，吞咽时加剧甚至唾液也难咽下。语声含糊不清，但较少出现声嘶。会厌高度肿胀时，可出现吸气性呼吸困难，甚至窒息。

（3）体征：间接喉镜检查显示会厌高度充血肿胀，尤以舌面为著，严重者增厚呈球状。若见黄白色脓点或脓苔，则表示会厌脓肿形成。患者呈急性面容，严重者伴喉阻塞体征。

2. 并发症

肺部急性感染、心力衰竭。

（三）辅助检查

1. 间接喉镜

会厌充血、肿胀。

2. 喉部侧位 X 线拍片

会厌肿大，喉咽腔阴影缩小，界限清楚。对儿童急性会厌炎的诊断有一定价值。

3. 咽拭子培养及药敏试验

可明确致病菌，有助于选用敏感抗生素。

（四）心理社会状况

因本病起病急骤，咽喉部疼痛剧烈，吞咽甚至呼吸困难，故患者和其家属就诊时非常焦急和担心，应注意评估其心理和情绪状况。无呼吸困难的患者，往往容易轻视该疾病，认为该病只是一般的咽喉发炎，不愿住院观察治疗，因此要注意评估患者对疾病的认知程度、文化程度，使其对疾病能够有正确的理解和认识，防止意外情况发生。

【护理诊断】

1. 潜在并发症

窒息。

2. 疼痛

剧烈喉痛与会厌充血肿胀有关。

3. 体温过高

与会厌急性炎症有关。

4. 吞咽障碍

与会厌明显充血肿胀及剧烈喉痛有关。

5. 知识缺乏

缺少相关医学知识，对急性会厌炎的危险性了解不够。

【护理措施】

（一）一般护理

（1）绝对卧床休息者取半坐卧位或坐位，有呼吸困难者切忌平卧，以免加重呼吸困难而引起窒息。

（2）体温过高者应采用物理降温措施，尽量增加水的摄入量。吞咽困难者，给予静脉补液等支持疗法。

（3）对进食困难者应给予清淡、高热量、营养丰富、易消化的流质饮食，以保证生理需要。忌食辛辣、硬、刺激性食物，并注意进食前后用含漱剂漱口。

（4）已施行气管切开术者，则按气管切开术后常规护理。

（二）治疗配合

（1）抗感染：遵医嘱静脉给予足量有效抗生素及糖皮质激素控制感染，这是治疗本病的主要措施。

（2）局部治疗：加强口腔护理，可用多贝尔溶液或生理盐水漱口。抗生素、激素等药物超声雾化吸入或蒸气吸入。

（3）手术治疗：会厌脓肿形成后，可在喉镜下切开排脓，脓肿切开排脓时，及时用吸引器吸除脓液。若患者有明显呼吸困难表现，应做好气管切开术的准备，及时配合医生行气管切开术，以防止窒息。

（三）病情观察

严密观察患者呼吸情况，必要时给予吸氧。对于严重病例应做好气管切开术的准备，以防发生窒息。

（四）心理护理

指导家属帮助患者适应目前的生活环境，放松心情。

【健康教育】

（1）开展与本病有关的知识讲座，提高患者及其家属对本病的认识。

（2）指导患者加强身体锻炼，提升身体素质，防治上呼吸道感染。

（3）开展卫生宣传教育，提高患者对本病的危害性的认识，不可掉以轻心，一旦复发应及时诊治。

二、急性喉炎

急性喉炎（acute laryngitis）又称急性声门下喉炎，为喉黏膜的急性卡他性炎症，是一种常见的呼吸道急性感染性疾病，多发生于冬、春季。小儿急性喉炎常见于6个月至3岁的婴幼儿，喉炎好发于声门下区，病情较成人重，如不及时治疗，可并发喉阻塞而危及生命。

【疾病概况】

（一）病因与发病机制

1. 感染

本病多继发于感冒、急性鼻炎、急性咽炎和上呼吸道感染之后，受凉及疲劳致机体抵抗力下降为诱因。一般认为，病毒先入侵，再继发细菌感染。儿童急性喉炎多继发于某些急性传染病，可为流感、百日咳、麻疹、猩红热等急性传染病的并发症。

2. 用声过度

发声不当或用声过度也可引起急性喉炎，如说话过多、大声叫喊、剧烈久咳等。

3. 其他

喉部外伤、吸入粉尘和有害气体（如氯气、氨气等）或烟酒过度等。

4. 解剖特点

①小儿喉软骨柔软，喉腔狭小，喉黏膜组织疏松，淋巴丰富，免疫功能较低下，发生感染后极易因组织肿胀而导致喉阻塞。②小儿喉部神经敏感性强，受刺激后易引起喉痉挛。③小儿咳嗽功能差，喉及气管内分泌物不易排出，更易加剧呼吸困难。

（二）治疗原则

抗炎、禁声、配合局部雾化治疗。若喉阻塞严重，经药物治疗未缓解者，应行气管切开术。本病治疗的关键是禁声和控制感染。

【护理评估】

（一）健康史

评估患者有无上呼吸道感染史，有无邻近器官感染史如咽炎、扁桃体炎等，有无发声不当或用嗓过度，有无过度疲劳，有无吸入生产性粉尘、有害气体史，有无喉部外伤史等。

（二）身体状况

1. 发热

早期可有发热表现。儿童患者畏寒、发热等全身症状较成人重。

2. 声音嘶哑

急性喉炎的主要症状，以成人更为显著。初起声嘶多不严重，声音粗糙低沉，变为沙哑，但很快加重，甚至可失声。

3. 咳嗽

早期仅为干咳无痰，晚期则有稠厚的黏脓痰咳出。在小儿患者，炎症累及声门下区时，呈“空”“空”样咳嗽，夜间加重，此为小儿急性喉炎的重要特征之一。

4. 喉痛

咳嗽和发声时加剧，一般不严重，不影响吞咽。

5. 吸气性呼吸困难

小儿患者最为明显。初起哭闹时喘息，较重者可有吸气性喉喘鸣，并出现三凹征或四凹征。严重者面色苍白、呼吸无力甚至窒息死亡。

（三）辅助检查

成人间接喉镜下见声带和喉黏膜弥漫性充血肿胀，闭合不良。小儿患者直接喉镜检查见喉黏膜充血肿胀，尤以声门下黏膜肿胀显著，向中间隆起。由于小儿不合作，检查可造成刺激而引起喉痉挛，临床工作中很少对小儿行喉镜检查。

（四）心理社会状况

儿童症状较重，起病急骤，并有窒息的危险，所以患者和其家属就诊时非常焦急和担心，应注意评估患者和其家属的心理和情绪状况。

【护理诊断】

1. 体温过高

与喉部感染有关。

2. 疼痛

喉痛与喉部炎症有关。

3. 有窒息的危险

与小儿急性喉炎有关。

4. 语言沟通障碍

与喉部炎症引起的声音嘶哑或失音有关。

5. 知识缺乏

缺乏嗓音保健知识。

【护理措施】

小儿急性喉炎患者的护理为本节之重点。

（一）一般护理

（1）禁声 1 周左右，多饮水，促进声带恢复。

（2）嘱患者禁声或尽量少讲话，以使声带获得休息。应注意用耳语讲话不能达到使声带获得休息的目的，建议用笔和纸交谈。慢性喉炎患者，也应注意声带需获得适当休息。

（二）治疗配合

（1）用药指导：急性炎症期尽早使用足量抗生素控制感染，消除喉黏膜水肿。常用青霉素类、头孢类和糖皮质激素静脉滴注。

（2）局部治疗：给予喉片含化，蒸气吸入或雾化吸入。雾化吸入的常用药物为庆大霉素和地塞米松，或在热水中加入薄荷、复方安息香酊慢慢吸入。

（3）儿童患者经积极治疗喉阻塞症状无缓解者，应考虑行气管切开术。

（三）病情观察

（1）儿童患者须住院观察呼吸情况，尽量减少小儿患者哭闹，以免加重体力消耗和呼吸困难而发生窒息，必要时吸氧。

（2）密切观察体温，高热时给予物理降温，小儿患者应防止高热惊厥。

（3）严密观察呼吸、脉搏等生命体征，如有异常及时报告医生。

（四）心理护理

对成人患者应做好解释工作，消除患者对声音嘶哑或失音的顾虑。小儿患者因病情严重，患者家属感到恐惧、紧张，应与患儿家长进行耐心细致的沟通与交流，讲解与疾病有关的知识和护理措施，以减轻其思想负担，并取得患儿家长的配合与支持。

【健康教育】

（1）指导患者加强身体锻炼，提升身体素质，防治上呼吸道感染。

（2）戒烟、酒，避免刺激性食物及有害理化因素的长期刺激。

（3）介绍声嘶发生的原因，指导正确的发音方法。

三、喉阻塞

喉阻塞（laryngeal obstruction）是因喉部或其邻近组织的病变，喉腔肿胀变窄，不全或完全性阻塞，引起严重的呼吸困难，亦称喉梗阻，是耳鼻咽喉科常见的急症之一，若抢救不及时，可引起窒息死亡。由于小儿喉腔较小，黏膜下组织疏松，神经系统不稳定，故本病多发生于小儿，冬春季节易发病。

【疾病概况】

（一）病因

1. 急性炎症

如小儿急性喉炎、急性会厌炎、急性喉气管支气管炎、咽白喉、咽后脓肿等。

2. 喉外伤

如喉部挫伤、切割伤、烧灼伤、火器伤、气管插管或气管镜检查引起的喉部损伤等。

3. 喉水肿

如血管神经性水肿等可使声门区黏膜水肿；甲状腺功能减退、严重心肾疾病致静脉回流障碍等引起喉水肿；药物过敏反应等。

4. 喉异物

喉内较大的异物如豆类、鱼骨等，引起喉腔机械性阻塞并导致喉痉挛。

5. 肿瘤

如喉癌、多发性喉乳头状瘤病、喉咽部肿瘤或喉部肿瘤合并感染及出血时可引起急性喉阻塞。

6. 畸形

如先天性喉喘鸣、喉软骨畸形、喉蹼、喉瘢痕性狭窄等。

7. 双侧声带瘫痪

多由外伤、肿瘤等引起。

（二）发病机制

喉部的解剖特征使得构成声门的两侧声带边缘略向上倾斜，是喉腔最狭窄处。呼气时气流向上、外推开声带，使声门裂较吸气时变大，尚能呼出气体，呼气困难不明显。而吸气时气流将声带斜面向下、向内推压，使已经狭窄的声门更窄，造成吸气性呼吸困难。

（三）治疗原则

喉阻塞患者的治疗原则为迅速解除呼吸困难，防止窒息或心力衰竭。根据引起喉阻塞的病因，呼吸困难的程度和全身情况，采用药物治疗或气管切开等手术治疗。

【护理评估】

（一）健康史

了解患者近期健康状况，有无上呼吸道感染史，有无过度疲劳史，有无喉部外伤史、甲状腺手术史、气管插管史，有无药物过敏、接触变应原史，有无吸入异物及喉部肿瘤史等。还要了解患者呼吸困难发生的时间、程度、有无诱因等。

（二）身体状况

1. 症状与体征

（1）吸气性呼吸困难：为喉阻塞的主要特征。表现为吸气运动加强，时间延长，吸气深而慢。其发生机制与喉的解剖生理和空气动力学有关。通气量并不增加，如无显著缺氧，则呼吸频率不变。

（2）吸气性喉喘鸣：由于吸入气流通过狭窄的声门裂时，产生空气涡流反击声带，使声带颤动而产生的一种尖锐的喘鸣声。其响度与阻塞程度呈正相关。喉阻塞越重，喉喘鸣愈响。

（3）吸气性软组织凹陷：由于吸气困难，吸入的空气减少，胸膜腔内压增加，将胸壁及其周围的软组织吸入，称为四凹征（胸骨上窝、锁骨上窝、肋间隙、剑突下和上腹部吸气时凹陷）。

（4）声嘶：若病变累及声带及其附近区域，则出现声音嘶哑甚至失声。声嘶常为首发症状。

（5）发绀：因缺氧而发绀或出现面色苍白、肢端冷厥、烦躁不安、脉搏细速、心律失常及血压下降、心力衰竭、循环不良等现象，是严重缺氧的晚期表现。

2. 喉阻塞分度

临床上为便于评估病情轻重，根据喉阻塞症状和体征的严重程度，常将喉阻塞分为四度。

（1）一度：安静时无呼吸困难、吸气性喉喘鸣及胸廓软组织凹陷，活动或哭闹时有轻度吸气性呼吸困难；稍有吸气性喉喘鸣及胸廓周围软组织凹陷。

(2) 二度：安静时有轻度吸气性呼吸困难、吸气性喉喘鸣和吸气性胸廓周围软组织凹陷，活动时加重，但不影响睡眠和进食，无烦躁不安等缺氧症状，脉搏尚正常。

(3) 三度：安静时亦有明显的吸气性呼吸困难，喉喘鸣声较响，吸气性胸廓周围软组织凹陷显著，并出现缺氧症状，如烦躁不安、不易入睡、不愿进食、脉搏加快等。

(4) 四度：呼吸极度困难。患者坐卧不安，手足乱动，出冷汗，面色苍白或发绀，定向力障碍，心律不齐，脉搏细速，昏迷、大小便失禁等。若不及时抢救，则可因窒息引起呼吸心搏停止而死亡。

（三）辅助检查

1. 影像学检查

喉部X线侧位片、喉部CT，有助于炎症、外伤、异物、肿瘤的诊断。

2. 内镜检查

纤维喉镜或直接喉镜检查，具有诊断和治疗的双重作用。

（四）心理社会状况

喉阻塞患者常急诊就医，患者和其家属都会因患者呼吸困难，威胁生命而感到非常恐惧，希望立即解除呼吸困难，但对气管切开手术缺乏认识。尤其是小儿、青少年和青年女性，因考虑到今后生长发育或美观而拒绝行气管切开，易延误医疗时机，使病情加重，患者窒息的危险性增加。因此，要注意结合患者的年龄、性别评估患者的情绪状况及对本病的认知程度等，还要评估患者家属的心理状况，以提供全面有效的护理措施。

（五）喉阻塞处理原则

病情轻者先做有关检查，确诊后再治疗。对于急性喉阻塞患者，要争分夺秒，首先抢救或行气管切开术解除喉阻塞后，再做进一步的检查，以免造成窒息或心力衰竭。根据其病因及呼吸困难的程度，采用药物治疗或气管切开等手术治疗。

1. 一度

明确病因，积极进行病因治疗。

2. 二度

病因治疗。由炎症引起，使用足量抗生素和糖皮质激素；若为异物，应迅速取出；如为喉肿瘤、喉外伤等病因，不能一时去除，应考虑行气管切开术，同时予以吸氧。

3. 三度

应及时行气管切开术，但炎症引起者，仍可保守治疗，同时密切观察呼吸情况，并做好气管切开准备。经药物治疗无效、喉阻塞时间较长、全身情况差者，应及早手术，以免发生窒息或心力衰竭。对于肿瘤等其他原因引起的喉阻塞，宜先行气管切开术，解除呼吸困难，再予以相应的病因治疗。

4. 四度

不论何种病因引起，均应立即行气管切开术。紧急情况下，可先行环甲膜切开术或气管插管术，再行气管切开术。

【护理诊断】

1. 有窒息的危险

与吸气性呼吸困难有关；与喉阻塞或手术后套管阻塞或脱管有关。

2. 低效性呼吸型态

与吸气性呼吸困难有关。

3. 语言沟通障碍

与声音嘶哑和喉部疾病有关。

4. 恐惧

与病情危急、害怕气管切开等有关。

5. 潜在并发症

低氧血症、术后皮下气肿、出血、感染、气胸等。

6. 知识缺乏

缺乏气管切开术后自我护理和喉阻塞预防知识。

【护理措施】

（一）一般护理

（1）让患者取坐位或半坐卧位，尽量安静，少说话。小儿患者应避免哭闹，以减少氧的消耗，缓解呼吸困难。

（2）卧床休息，限制探视人数，保持舒适的病房环境，减少刺激，以减轻呼吸困难程度，让患者渡过难关。

（3）保持呼吸道通畅，立即吸氧。

（二）对症护理

（1）遵医嘱给予咽喉部急性炎症患者超声雾化吸入，以减轻喉部充血、水肿，改善呼吸困难。

（2）呼吸困难明显伴有缺氧表现者，给予持续低流量吸氧，做好气管切开术前准备。

（3）遵医嘱给予相应患者解热、止痛、止咳护理，下呼吸道有分泌物潴留者应随时吸痰。

（4）已行气管切开术的患者，按气管切开术后常规护理。

（三）不同程度喉源性呼吸困难的处理原则

根据病因及呼吸困难程度，选择病因治疗或气管切开术。对于急性喉阻塞患者，应首先争分夺秒地解除喉阻塞后，再做进一步的检查，以免出现心力衰竭或窒息。

（1）一度、二度呼吸困难应静脉给予抗生素、糖皮质类固醇激素及超声雾化治疗。

（2）对于有手术指征的患者，积极做好术前准备。重症喉阻塞患者床边备气管切开包，以备急需。

（3）对于四度呼吸困难的急性喉阻塞患者，应争分夺秒，迅速解除呼吸困难，立即行气管切开或紧急气管切开，防止窒息和心力衰竭发生。

（4）已行气管切开术的患者，按气管切开术后的护理常规做好护理。

（四）病情观察

（1）进行心电监测和血氧饱和度监测。
（2）密切观察患者的脉搏、血压、神志、呼吸及缺氧情况。
（3）密切观察一度和二度呼吸困难患者的呼吸情况，如呼吸困难加重应及时通知医生。

（五）心理护理

（1）评估引起患者紧张、恐惧的有关因素，有针对性地进行心理护理。
（2）向患者及其家属说明积极抢救治疗的重要性，消除他们的紧张、恐惧心理。
（3）向患者讲解气管切开术是解除呼吸困难的重要治疗手段，以取得患者配合。

【健康教育】

（1）指导患者加强身体锻炼，提升身体素质，防治上呼吸道感染。
（2）注意安全，避免发生喉外伤及呼吸道异物阻塞。
（3）戒烟、酒，避免进食刺激性食物及接触有害粉尘及气体。
（4）带管出院者，教会患者和其家属伤口与套管的护理知识。
（5）向患者介绍发生喉阻塞的原因，尽可能避免本病的发生。
（6）讲解喉阻塞的危险性，引起患者及其家属的重视。

知识链接

气管切开术患者的护理

气管切开术（tracheotomy）是指将颈段气管前壁切开，通过切口将适当大小的气管套管插入气管的手术，患者可以直接经气管套管呼吸，是一种抢救危重患者的急救手术。

【适应证】

（1）喉阻塞：任何原因引起的三至四度喉阻塞，病因不能很快解除时，应及时行气管切开术。

（2）下呼吸道分泌物阻塞：如昏迷、颅脑病变、呼吸道烧伤、多发性神经炎等引起喉麻痹、喉反射消失，导致下呼吸道分泌物潴留，或呕吐物进入气管不能咯出时。

（3）一些手术的前置手术：如进行颌面部、口腔、咽、喉部手术前，为防止血液流入下呼吸道或术后局部肿胀阻碍呼吸，行预防性气管切开术。

【护理诊断】

（1）有窒息的危险：与内套管阻塞、分泌物阻塞下呼吸道、套管脱落有关。
（2）潜在并发症：皮下气肿、纵隔气肿及气胸、出血、伤口感染、意外性脱管和拔管困难。
（3）有感染的危险：与手术或原有炎症有关。
（4）语言交流障碍：与气管切开、失去发声功能有关。
（5）焦虑：与担心手术预后、恐惧手术有关。
（6）家庭应对无效：与缺乏有关护理知识、须带气管套管出院有关。

【护理措施】

（一）一般护理

1. 按时煮洗内套管

内套管易被分泌物形成的干痂所阻塞。应每 4~6 h 清洗 1 次。在拔除内管时，应固定好外管，以防脱出。换下的内套管应彻底清洗干净，再煮沸消毒 5~10 min 备用（备两个同型号的内套管交替使用）。

2. 随时吸尽套管内分泌物

用吸痰管插入套管内（深度与套管长度相同），边吸引边将导管转动退出，将分泌物吸引干净。吸引过程中如患者憋气、剧烈咳嗽，应立即拔除吸痰管，以防窒息。应严格执行无菌操作，动作轻柔。

3. 湿化呼吸道

室内保持适宜的温度和湿度。温度宜在 22 ℃左右，湿度在90%以上。套管口覆盖双层湿纱布。

（二）治疗配合

（1）定期经套管内滴入药液（生理盐水中加入抗生素和稀释痰液制剂 α-糜蛋白酶），并进行超声雾化吸入等，以防止分泌物形成干痂，阻塞呼吸道。

（2）堵管护理：堵管前准备好木塞（或硬橡胶）并制成不同型号的塞子（1/3 号、1/2 号、全塞），塞尾用线系住，用以固定，防止塞子落入气管内。按号递加堵管。

（三）病情观察

（1）术后应密切观察患者的呼吸功能变化，防止分泌物堵塞而再次发生窒息。早期由于初次接触气管套管，气管黏膜反应强烈，多呈阵发性刺激性咳嗽，24 h 后患者会逐渐适应。

（2）如气管切开术后患者再度出现呼吸困难、烦躁不安，应考虑可能为套管管腔堵塞或脱管。首先应取出内套管，吸净气管内分泌物，然后检查内套管是否被分泌物或干痂阻塞。在排除分泌物堵塞的情况下仍有呼吸困难者，应考虑脱管的可能，并迅速通知医生处理。

（3）观察有无气肿、出血、伤口感染并发症发生。

（4）堵管期间，应严密观察患者的呼吸情况。如出现呼吸困难，应立即拔除塞子并报告医生。如完全堵管 24~48 h，未出现呼吸困难，可考虑拔管。拔管后 1~2 天，还应注意观察患者的呼吸情况。

（四）心理护理

（1）为患者准备纸、笔，鼓励其用纸笔或手语来表达自己的情感与要求。

（2）通过仔细观察表情、动作，认真耐心领会患者所表达的意思，满足其要求。必要时可用手指堵住气管套管管口，让患者发音说一句话，随即松开手指，交替进行，可有效地进行交流。

【健康教育】

（1）对于非喉部病变而致气管切开者，在进行详细的体格检查后，如气管套管已拔除且伤口愈合良好，告诉患者其原发病的状况和目前治疗情况，嘱其积极治疗原发病。

（2）带气管套管出院者，应告知患者及其家属注意：①切不可取出外套管，防止发生窒息。②经常检查系带是否固定牢固，以防外套管脱出发生意外。两系带应合拢打死结，固定于颈侧，松紧度以能容纳一指为宜。③应教会患者及其家属内套管的清洗消毒、更换敷料的方法，保持伤口清洁干燥。④不淋浴，不游泳，防止水溢入气管套管内。⑤尽量避免去人多拥挤的公共场所，以防止发生呼吸道感染。⑥气管套管口用纱布覆盖，防止异物落入。⑦定期到医院复查，根据病情恢复情况决定拔管时间。

四、喉癌

喉癌（cancer of larynx）是喉部最常见的恶性肿瘤，发病率呈日益增高的趋势，喉癌患者人数占耳鼻咽喉恶性肿瘤人数的7.9%~35%，居耳鼻喉癌症人数第三位。我国东北地区发病率最高。喉癌好发年龄为50~70岁，男性发病率显著高于女性，城市的发病率高于农村，空气污染重的重工业城市的发病率高于污染轻的轻工业城市。

【疾病概况】

（一）病因与发病机制

喉癌的病因尚不明确，可能是多种因素综合作用而致。

1. 烟酒刺激

烟草燃烧时所产生的苯芘具有强烈的致癌作用，使喉黏膜上皮化生和恶变。90%的喉癌患者有长期吸烟史。声门上型喉癌和下咽癌可能与饮酒有关。

2. 空气污染

长期接触生产性粉尘和废气，如二氧化硫、石棉、砷、芥子气、木材粉尘，喉癌发生率高。

3. 病毒感染

人乳头状瘤病毒可引起喉乳头状瘤，自发或诱发恶变。研究表明，喉癌的发生与单纯疱疹病毒感染有关。

4. 癌前期病变

喉角化病、喉乳头状瘤病、喉白斑病等，声带黏膜上皮角化不良的病变，在长期吸烟或接触炎症、有害气体刺激后可发生恶变。

5. 其他

体内微量元素缺乏、免疫功能障碍、性激素代谢紊乱、遗传等因素。

在喉部恶性肿瘤中，鳞状细胞癌占93%~99%，腺癌、未分化癌、淋巴肉瘤和纤维肉瘤等较少见。根据发生部位，喉癌可分为三种类型：①声门上型，细胞分化差，病程发展快，多发于会厌基底部或室带部，由于该区淋巴管丰富，常发生早期颈淋巴结转移，约占喉癌的30%；②声门型，多发生于声带的前中1/3处，细胞分化好，病程发展缓慢，早期很少发生颈淋巴结转移，最为多见，约占60%；③声门下型，即位于声带以下、环状软骨下缘以上部位的癌肿，易发生淋巴结转移，较为少见。

（二）治疗原则

根据喉癌的范围及扩散情况，选择合适的治疗方案，包括手术、放疗、化疗及免疫治疗方案等，可以根据患者的肿瘤部位、范围、分化程度和全身状况单独应用，也可联合应用综合治疗。目前多选用手术加放疗的综合治疗方案。

【护理评估】

（一）健康史

询问患者发病前的健康状况，有无长期慢性喉炎或其他喉部疾病史如喉乳头状瘤病、喉白斑病、喉角化病等，还要重点了解患者发病的危险因素，如有无长期吸烟、喝酒、接触工业废气、肿瘤家族史等。

（二）身体状况

1. 症状与体征

（1）声音嘶哑：为喉癌的主要症状，常为进行性加重，重者可失声。声门型癌早期即出现声嘶，而声门上型和声门下型癌，声嘶则为晚期症状。

（2）疼痛：声门上型癌如会厌癌常出现喉痛，可经迷走神经放射至耳部，吞咽时疼痛加重。

（3）吞咽困难：声门上型癌早期常表现为咽喉部不适和有异物感，晚期侵犯舌根，可引起吞咽困难；当累及喉咽部或声门下型癌，向后侵及食管时，也可出现吞咽障碍。

（4）咳嗽、咯血：多为喉癌中、晚期表现。咯血则可见于各种类型喉癌的晚期。

（5）喉阻塞：随着肿瘤的增大，可出现吸气性呼吸困难，并呈进行性加重，伴吸气性喉喘鸣。若喉癌继发水肿、出血、感染等，则可致急性喉阻塞，常需急诊处理。

（6）颈部转移性肿块：多见于声门上型和声门下型癌，晚期声门型癌亦可发生。肿块一个或多个不等，单侧或双侧，质较硬，晚期时则活动度差。

2. 扩散转移

喉癌的扩散转移与肿瘤原发部位、肿瘤细胞分化程度、癌肿大小及患者对肿瘤的免疫力等密切相关。

（1）直接扩散：喉癌易沿黏膜表面或黏膜下浸润，扩大其病变范围。

（2）淋巴转移：常见于颈深上组的颈总动脉分叉处淋巴结，循颈内静脉向上、下淋巴结，颈前及气管旁淋巴结转移。

（3）血行转移：循血液循环向全身转移至肺、肝、骨、肾、脑垂体等。

（三）辅助检查

1. 间接喉镜检查

间接喉镜检查为最实用的检查方法，可了解癌肿的部位、形态、范围和喉的各部分情况，观察声带运动和声门大小情况等。癌肿的形态有菜花型、溃疡型、结节型和包块型。

2. 直接喉镜或喉窥镜检查

直接喉镜或喉窥镜检查能进一步观察癌肿大小和基底部。

3. 影像学检查

常用颈 X 线侧位片了解声门下区或气管上端有无浸润。颈部和喉部 CT 和 MRI 能增加喉癌的诊断准确性和颈淋巴结转移诊断的准确率，协助确定手术范围。

4. 病理组织活检

病理组织活检是确诊喉癌的有效手段。有呼吸困难者，常须先行气管切开再行活检。

（四）心理社会状况

喉癌的确诊会给患者和其家属带来极大的精神打击，喉癌的手术治疗又将会使患者丧失发音功能且颈部遗留永久性造口，患者和家庭成员都需要重新适应，如果适应不良，患者易产生恐惧、悲观、抑郁、社会退缩等心理障碍，家庭则易产生应对能力失调等障碍。

应了解患者的年龄，性别，文化程度，职业，压力应对方式，对疾病的认知程度，经济水平，家庭成员、关系及功能等。年龄越轻、文化程度越高的患者对术后失音和形象改变可能越难以接受。因此，应根据患者的具体情况评估患者的心态，以协助患者选择有效的、能够接受的治疗方案，同时有利于术后心理问题的解决。

【护理诊断】

1. 焦虑、恐惧

与被诊断为癌症和缺乏治疗及预后的知识有关。

2. 清理呼吸道无效

与痰液黏稠、咳嗽无力和气管套管护理不当等因素有关。

3. 有窒息的危险

与肿瘤逐渐增大或并发感染、出血引起喉阻塞有关。

4. 有误吸的危险

与喉部分切除有关。

5. 疼痛

与手术引起局部组织机械性损伤有关。

6. 语言沟通障碍

声音嘶哑或失音，与肿瘤侵犯声带有关。

7. 进食自理缺陷

与喉切除术后短期需经鼻饲管进食有关。

8. 营养失调

与营养需要量增加、机体消化功能降低、鼻饲饮食摄入不足等有关。

9. 潜在并发症

出血、感染。

10. 知识缺乏

缺乏出院后自我护理知识和技能。

11. 家庭应对无效

与缺乏护理知识等因素有关。

【护理措施】

手术治疗为治疗喉癌的主要手段。原则是在彻底切除癌肿的前提下，尽可能保留或重建喉的功能，提高患者的生存质量。手术主要分喉部分切除术及喉全切除术，喉全切除术后喉功能重建、颈淋巴结清扫术等。对于声带癌且声带运动正常者、病变<1 cm 的声门上癌可行放射治疗。

（一）术前护理

1. 一般护理

指导患者做好全麻术前的准备工作，取得患者配合，使手术顺利进行；做好口腔的清洁和准备工作。教会患者放松技巧，如肌肉放松、缓慢地深呼吸等。

2. 治疗配合

根据医嘱全身使用抗生素，增加营养摄入，提高自身免疫力。

3. 病情观察

注意观察呼吸情况；避免剧烈运动；防止发生上呼吸道感染；限制活动范围；必要时备好床旁气管切开包。

4. 心理护理

正确判断患者的心理承受能力，或将喉癌的诊断委婉地告诉患者，或暂时保密，以消除或减轻其恐癌心理。如需施行喉全切除术，术前应向患者和其家属说明手术的必要性及术后语言沟通的替代方法，消除患者术后难以沟通和表达的疑虑，帮助患者树立战胜疾病的信心，使其接受和配合手术及护理。

（二）术后护理

1. 一般护理

（1）体位：床头抬高 30°~45°，利于术后患者呼吸和减轻水肿，同时可使头颈部轻度前倾，以减小颈部皮肤切口缝合的张力。教会患者起床时保护头部的方法；防止剧烈咳嗽而致疼痛加剧。

（2）饮食：术中置入鼻饲管，保证鼻饲量，鼓励少量多餐。术后 24~48 h 内鼻饲管用于胃肠减压，依靠静脉供给营养。此后，胃肠功能多恢复正常，可开始经鼻饲管注入营养。注意鼻饲饮食中各种营养的供给，包括热量、蛋白质、维生素、纤维素等。

（3）语言交流障碍护理：评估患者的读写能力，术前教会患者用简单的手语与医护人员沟通，表达个体需要；对于不能读写的患者可用图片。

2. 治疗配合

（1）鼻饲管末端夹紧，用无菌纱布包裹，以防污染致消化道感染。保持鼻饲管通畅，防止堵塞。

（2）鼻饲管护理：①每次鼻饲前应首先确认胃饲管下端是否位于胃内及有无堵塞，如不能抽出胃液，则应调整鼻饲管的位置或注入 5~10 mL 生理盐水冲洗，确认无堵塞后再给流食。②为防止其堵塞，注入的流食不宜太黏稠，且每次鼻饲后应注入少量水冲洗管腔。③鼻饲管应牢固固定，防止脱出最为关键。鼻饲管一旦脱出，重新插管时会损伤喉部伤口，引起伤口出血、感染。④如伤口愈合良好，未发生咽瘘或下咽狭窄，术后 10 天可拔除鼻饲管，恢复经口进食，若发生咽瘘，鼻饲应保留至咽瘘愈合。在拔管前均要进行饮水试验，在证实无呛咳、无咽漏的情况下才能拔管。

（3）疼痛的护理：评估疼痛的部位、程度，告知疼痛的原因和可能持续的时间；必要时按医嘱使用止痛药或镇痛泵；教会患者起床时保护头部的方法；防止剧烈咳嗽而致疼痛加剧。

（4）防止呼吸道阻塞：按气管切开术后护理做好套管护理，同时帮助患者运用新的呼吸方式，使气体不从鼻进出而从颈部气管造口进出，防止遮盖或堵塞颈部造口。室内湿度保持在 55%~65%，防止气道干燥结痂。鼓励患者深呼吸和咳嗽，排出气道分泌物，保持呼吸道通畅。定时湿化吸痰，防止痰液阻塞气道。

（5）防止切口感染：换药或吸痰注意无菌操作；气管内定时滴入抗生素溶液；气管纱布垫潮湿或受污染后应及时更换。做好口腔护理，一周内不做吞咽动作，嘱患者有唾液及时吐出；根据医嘱全身使用抗生素；增加营养摄入，提高自身免疫力。

（6）防止切口出血：切口加压包扎；吸痰动作要轻柔；仔细观察敷料渗透情况、痰液性状、口腔有无大量血性分泌物、负压引流量及颜色。如有大量出血，应立即让患者平卧，迅速测量生命体征，用吸引器吸出血液，防止误吸，根据医嘱使用止血药或重新止血，必要时准备输血。

3. 病情观察

（1）应注意观察鼻饲后反应，如发生不适，如腹胀、腹泻、嗝逆等，及时处理。

（2）密切观察生命体征：在术后1~2天内，伤口有发生出血的可能，气管内分泌物也较多，存在感染的危险。因此须密切观察血压、脉搏、体温和呼吸，一旦发现情况变化，应立即告知医生，及时处理。

4. 心理护理

主动关心患者，满足其需要，对患者因失去喉而不能进行语言表达和交流所致的痛苦表示理解和同情；鼓励患者与医护人员交流，给予患者足够的交流时间，耐心领会患者用形体语言或文字表达情感和要求。

告知患者误吸致进食呛咳为喉部分切除及发音重建术后的常见并发症，属正常现象，吞咽只要经过慢慢练习和适应、调整，就可以恢复，要有信心，克服急躁情绪。

（三）放射治疗患者的护理

喉癌放疗后容易导致呼吸困难，皮肤红肿、糜烂等，应做好患者的相应护理。

1. 呼吸困难的护理

放射治疗会使喉黏膜肿胀，使喉阻塞加重。有呼吸困难的患者应先行气管切开，然后施行放疗。已做喉部分切除术者最好在结束放疗后再行拔除气管套管，已做气管切开术患者放疗前需更换非金属性套管。

2. 皮肤护理

颈部皮肤经放疗后若有红肿、糜烂等放疗反应，应清洁后涂布抗生素油膏加以保护。

3. 心理护理

早期喉癌患者经放疗可达到治愈的目的，晚期喉癌放疗配合手术治疗能降低癌肿复发率和颈淋巴结转移率。鼓励患者树立信心，克服放疗反应，坚持完成疗程。

【健康教育】

（1）禁烟酒和刺激性食物，保持大便通畅。

（2）指导患者加强身体锻炼，提升身体素质，增强机体免疫力，防止发生上呼吸道感染。避免剧烈运动，不去人群密集的地方；注意劳逸结合。

（3）积极治疗喉部邻近部位病变。

（4）避免接触有害粉尘等物质。

（5）加强营养，多进高蛋白、高热量、富含维生素和纤维素的食物。

（6）向患者介绍喉癌的有关知识，增强其战胜疾病的信心，保持定期随访。

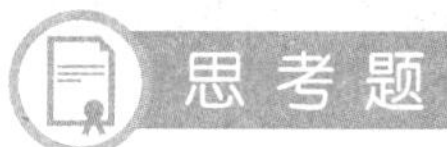

1. 简述喉阻塞的分度和处理原则。

2. 试述气管切开的适应证、术后并发症。

3. 病例分析：王先生，59岁，声嘶逐渐加重1年，反复多次抗感染治疗无好转。近1个月来感声嘶进一步加重，几乎不能发音，并伴呼吸费力、吞咽困难、喉痛。近几天咳嗽时吐血性痰液。间接喉镜检查见会厌喉面根部有直径0.4 cm的淡粉色肿块，表面光滑无破溃，左声带固定于近中线部位。患者有烟酒嗜好，吸烟四十余年，每天1包，每天酒量半斤以上。颈部可扪及肿大的淋巴结。MRI检查结果显示喉部有一肿块。患者出现恐惧、紧张心理，思想负担重，失眠、易激动和恼怒，心事重重，压抑感明显。

（1）应采用的处理原则是什么？

（2）请为王先生制订护理计划。

第五节 气管、支气管及食管异物患者的护理

导学视频

生命的拥抱

2021年，山东9岁儿童赵源堃运用在校学习的海姆立克急救法，成功施救被荔枝核卡住气道的妈妈，引起了新闻刷屏，大家纷纷为孩子点赞。急性呼吸道异物堵塞在生活中并不少见，由于气道堵塞后患者无法进行呼吸，故可能致人因缺氧而意外死亡。海姆立克急救法，是美国医生海姆立克先生发明的。1974年他首先应用该法成功抢救了一名因食物堵塞了呼吸道而发生窒息的患者，从此该法在全世界被广泛应用，拯救了无数患者。因此该法被人们称为“生命的拥抱”。

学习目标

1. 掌握常见气管、支气管异物概念和主要症状、治疗要点、护理措施。

2. 能熟练运用护理程序评价常见气管、支气管异物患者，正确书写护理计划，提出护理诊断，采取正确的护理措施。

一、气管、支气管异物

气管、支气管异物（foreign bodies in trachea and bronchus）是指由误吸异物进入气管或支气管所致的疾病。异物可分为内源性和外源性两种，前者系指呼吸道内伪膜、干痂、血凝块、干酪样物等，后者为由口内误入气管、支气管的一切异物，有植物性、动物性、矿物性和化学合成品等。临床上多见外源性异物，身体状况取决于异物的性质和气道阻塞的程度，严重者可因窒息死亡。好发于5岁以下幼儿，轻者致肺部损害，重者可因窒息死亡，是耳鼻咽喉科常见的急诊疾病之一。

【疾病概况】

（一）病因与发病机制

（1）婴幼儿牙齿发育不全，咀嚼功能不完善，不能将瓜子、花生、豆类等硬食物嚼碎；又喜将小型

物品或玩具放入口中玩耍，但其喉保护性反射功能不健全，进食时因嬉闹、哭笑、跌倒等，易将口中的食物和异物吸入气管及支气管，此为最常见原因。

(2) 口含表面光滑、体小质轻异物玩耍，如花生、瓜子、豆类、塑料笔帽等，以及吸食的润滑食物(果冻、海螺)，也可误入气道。

(3) 成人在工作中，不良的工作习惯，如习惯口含物品（针、钉、纽扣等）作业，仰头作业时，遇有外来刺激或突然说话时，这些物品也可落入气管。

(4) 全麻或昏迷患者吞咽功能不全，如护理不当，可将呕吐物等吸入气管、支气管。

(5) 鼻腔异物钳取不当，咽、喉滴药或治疗牙疾病时牙齿（活动的假牙）脱落也可误入气管。

(二) 治疗原则

尽早取出异物，以保持呼吸道通畅，避免并发症的发生。应及时诊断，尽早经直接喉镜或支气管镜取出异物。对支气管镜下确实难以取出的异物，可行开胸手术、气管切开术取出。

【护理评估】

(一) 健康史

询问有无进食花生、豆类等，有无将细小物品放入口中或鼻腔，有无异物吸入引起剧烈呛咳等病史，评估有无呼吸困难及其程度。仔细了解发病时间、过程，异物的大小、种类，有无就诊及治疗过程。

(二) 身体状况

1. 异物停留于气管或支气管内的表现

(1) 气管异物：气流经异物阻塞处可产生喘鸣音。气管内活动性异物，可引起阵发性咳嗽，如异物较轻而光滑，则随呼吸气流在气管内上下活动，引起阵发性咳嗽。在咳嗽及呼气末期异物被气流冲向声门下时，在颈部气管前听诊可闻及异物拍击声，触诊可有撞击感。

(2) 支气管异物：好发于右侧支气管，早期症状与气管异物相似。异物进入支气管后咳嗽减轻，但若为植物性异物，支气管炎症多较明显，常有发热、咳嗽、多痰、喘鸣等症状。如为一侧支气管异物，多无明显呼吸困难，听诊患侧呼吸音减低或消失，叩诊时患侧呈过清音或浊音，可并发肺气肿或肺不张。双侧支气管异物可出现呼吸困难。胸部叩诊时患侧呈过清音或浊音，肺部听诊时患侧呼吸音减低或消失，导致肺炎可闻及湿啰音。

2. 临床分期

(1) 异物进入期：异物经喉进入气管时，立即引起剧烈呛咳、憋气，面色潮红；如异物嵌顿于声门，可致窒息。

(2) 安静期：异物进入气管或支气管后即停留于内，可无症状或只有轻微咳嗽、轻度呼吸困难及喘鸣。

(3) 刺激与炎症期：异物刺激呼吸道黏膜诱发炎症反应，可引起咳嗽、痰多等症状。

(4) 并发症期：可引起支气管炎、肺炎、肺气肿、肺不张、肺脓肿、气胸、纵隔或皮下气肿及心力衰竭等并发症。身体状况为发热、咳嗽、咯脓痰、呼吸困难等。

（三）辅助检查

1. 支气管镜检查

支气管镜检查是气管、支气管异物确定诊断的最可靠方法，可同时取出异物。

2. X 线检查

X 线检查可显示不透光金属异物，并可确定其位置、大小及形状。对于透光性支气管异物，因其阻塞位置及时间不同而产生不同程度的肺气肿或肺不张，胸部 X 线检查亦可清楚显现。

（四）心理社会状况

因剧烈咳嗽及呼吸困难，患者和其家属常紧张和恐惧。由于多发生于幼儿，有时不能确定异物误吸史。因此应注意评估患者的年龄、情绪状态，家属的心情及对疾病的认知程度。

【护理诊断】

1. 焦虑、恐惧

与呼吸困难及担心疾病预后有关。

2. 有窒息的危险

与异物阻塞有关。

3. 有感染的危险

异物停留过久，刺激气道黏膜或阻塞远端肺叶的引流而继发感染。

4. 清理呼吸道无效

与异物停留，阻塞气管、支气管有关。

5. 知识缺乏

缺乏气管、支气管异物防治知识，对其危害性认识不足。

【护理措施】

（一）一般护理

嘱患者卧位或半卧位休息，减少活动量，避免异物移位导致窒息。禁食，在取出异物 4 h 后方可进食，全麻患者 6 h 后可进温流质或半流质饮食。

（二）治疗配合

（1）在直接喉镜或支气管镜下取出异物是唯一有效的治疗方法。对于呼吸困难严重或取出异物失败者，应协助医生及时行气管切开术，并做好气管切开术后常规护理。

（2）配合医生做好术前准备：术前禁食，全麻患者需禁食禁饮 6 h；遵医嘱术前用药。

（3）异物取出术后，遵医嘱使用抗生素和糖皮质激素，以控制感染，防止发生喉水肿。

（4）手术当天尽量卧床休息，少说话；小儿患者应避免哭闹，防止并发症发生。

（三）病情观察

（1）术前严密观察呼吸情况，持续监控血氧饱和度，做好气管切开准备。必要时准备好吸引器、氧气等急救物品。如发生明显呼吸困难则提示喉水肿发生，根据医嘱使用糖皮质激素，严重者行气管切开术。

（2）术后注意观察有无感染征象，如体温升高、痰量增多等，并及时报告医生。

（四）心理护理

评估患者及其家属对疾病的认知程度，向患者及其家属介绍手术的必要性、可能发生的并发症及注意事项等，并让其签署手术同意书。给予安慰，讲解疾病的危险性、治疗方法和预后情况，使其积极配合治疗。对于婴幼儿患者，应避免其哭闹，未手术之前，避免任何不良刺激。

【健康教育】

（1）对昏迷、全麻及重症患者，应取下义齿及拔除松动牙齿，随时吸出口腔内分泌物，加强看护。

（2）小儿进食时要保持安静，不在进食时嬉戏、喊叫、哭闹、打骂。

（3）教育小儿改正口中含物的不良习惯，如已发现，婉言劝说，让其自觉吐出，切忌恐吓。不能强行掏取。成人要改正口中含物的不良习惯。

（4）教育家长及保育人员管理好小孩的食物及玩具，避免给3~5岁幼儿吃花生、瓜子、豆类等带硬壳的食物。

知识链接

气管异物应急处理方法

1. 拍背法

把小儿倒拎起来，头朝下，拍其背部，使其咯出异物。

2. 催吐法

将手指伸进口腔，刺激会厌催吐，适用于较靠近喉部的气管异物。

3. 海姆立克手法

救护者抱住患儿腰部，用双手食指、中指、无名指顶压其上腹部，用力向后上方挤压，压后放松，重复而有节奏地进行，以形成冲击气流，从而把异物冲出。

二、食管异物

食管异物（foreign body in esophagus）是耳鼻咽喉科常见的急诊疾病。多见于老人及儿童，以食管狭窄处尤其是第一狭窄处多见。常见的异物有鱼刺、鸡鸭骨、肉块、硬币、义齿、瓶盖等。食管异物的发生与年龄、生活饮食习惯、精神状态及食管疾病等诸多因素有关。

【疾病概况】

（一）病因与发病机制

（1）多因为进食匆忙，注意力不集中，误咽鱼刺、猪骨、鸡骨、鸭骨等。

（2）进食时不慎吞入的未嚼烂的大团食物或带骨肉块，容易嵌顿于食管。

（3）儿童含物（硬币、瓶盖等）玩耍或成人含物（针、钉等）作业误吞引起，也有因轻生、嬉闹而吞入较大或带刺的物品引起。

(4) 口中活动性义齿脱落，咀嚼功能差，口内感觉欠灵敏，易导致误吞。
(5) 食管痉挛或肿瘤等导致食管狭窄，易发生异物阻留于食管的情况。

(二) 治疗原则

尽早在食管镜下取出异物，防止并发症的发生。

【护理评估】

(一) 健康史

询问患者及其家属有无匆忙进食，有无将异物放入口中，成人有无义齿或自吞异物史。仔细了解发病时间、过程，异物的种类、大小，有无自行处理，有无就诊及治疗过程。

(二) 身体状况

1. 症状与体征

常与异物的性质、大小、形状以及停留的部位和时间，有无继发感染等有关。
(1) 吞咽困难：可伴有流涎，严重时流质也难以咽下。
(2) 吞咽疼痛：为食管异物的主要症状，表现为颈根部、胸骨后或背部疼痛。
(3) 呼吸困难：异物较大者，压迫气管，可出现呼吸困难，甚至有窒息的可能。

2. 并发症

异物较尖锐或嵌顿时间长，可引起食管穿孔或损伤性食管炎、食管周围脓肿、咽后壁脓肿、颈部皮下气肿或纵隔气肿、纵隔感染，甚至形成纵隔脓肿、大出血、气管食管瘘等。

(三) 辅助检查

1. X 线检查

对金属等不透光的异物，胸透或拍片可确定异物是否存在、异物的大小及形状。可透光的异物（枣核、鱼刺、肉骨等）应做食管钡剂检查，骨刺类应吞服少许钡棉，确定异物是否存在及所处位置。凡疑有食管穿孔，禁用钡剂检查，改用碘油食管造影。

2. 食管镜检查

食管镜检查是明确诊断食管异物的最可靠方法，同时可以取出异物。

(四) 心理社会状况

患者因吞咽疼痛、困难而紧张和恐惧，家属也会非常担心，应注意评估患者的年龄、饮食习惯、情绪状态，家属的心情及对疾病的认知程度。

【护理诊断】

1. 疼痛

与异物刺激食管黏膜有关。

2. 恐惧

与吞咽困难及担心疾病预后有关。

3. 有感染的危险

与异物嵌顿时间长，引起继发感染有关。

4. 潜在并发症

感染、食管穿孔、大出血等。

5. 知识缺乏

缺乏食管异物防治及其危害性的知识。

【护理措施】

（一）一般护理

嘱患者静卧，休息，减少活动量，避免异物移位导致窒息。

（二）治疗配合

1. 术前护理

术前应再次询问患者，如吞咽疼痛、吞咽困难已消失，应再行食管 X 线检查，以确定异物有无自行滑入胃内。若食物吞入胃内，嘱患者禁服导泻药，观察大便 3 天，可照常进食。食管异物确诊后，嘱患者禁食禁饮 6 h，同时告知患者及其家属禁食禁饮的重要性，及时协助医生做好术前准备。

2. 术后护理

遵医嘱使用抗生素，以控制感染，并给予对症支持治疗。术后当天尽量卧床休息，继续执行禁食禁饮，若食管无损伤，行全麻术 6 h 后患者可进温流质或半流质饮食；若有食管损伤等并发症，应鼻饲流质饮食。

（三）病情观察

（1）严密观察患者疼痛表现、呼吸型态，一旦发现有呼吸困难等表现应立即通知医生，以保持呼吸道通畅，防止窒息发生。

（2）严密观察患者的体温、脉搏、呼吸、血压、胸痛等情况。如发现有皮下气肿、吞咽剧痛、吐血等症状，及时通知医生并协助处理。

（四）心理护理

评估患者及其家属对疾病的认知程度和情绪状态，讲解食管异物的危险性、治疗方法和预后情况，使其消除恐惧心理并积极配合治疗。

【健康教育】

（1）养成良好的进食习惯，进食时要细嚼慢咽，不可过于匆忙，不在进食时嬉戏、打闹。

（2）教育儿童不要将硬币及小玩具等含在口内玩耍，如经发现，婉言劝说，让其自行吐出，切记不可恐吓或强行掏取。

（3）有义齿者进食要当心，避免进食黏性强的食物；松动义齿要及时修复，睡前记得取下。昏迷、全麻及重症的患者如有义齿，应取下其义齿及拔除松动牙齿。

（4）成人要改正口中含物工作的不良习惯。

(5) 误咽异物后，切忌企图用吞咽饭团、馒头等方法强行将异物推下，以免加重损伤，导致并发症，增加手术难度，应及时就医。

思考题

1. 简述支气管、食管异物的诊断及治疗原则。

2. 如何做好食管异物的预防宣教？

3. 病例分析：患儿，赵××，男，2岁半，因误吸花生米后呛咳2天入院，胸部X线片显示右侧肺不张，听诊右肺呼吸音极低。父母和爷爷奶奶都非常焦急。

(1) 患儿的护理诊断是什么？

(2) 目前的紧急处理原则是什么？

(3) 如何指导患儿及其家长进行有效预防？

第七章　口腔颌面部的应用解剖与生理

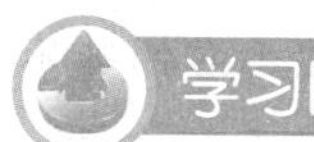

1. 掌握口腔前庭的表面形态及标志；牙齿的数目和名称，乳恒牙的萌出与牙位记录；牙的组成、牙体及牙周的组织结构。

2. 熟悉唇、颊、腭、舌、口底的解剖特点。

3. 了解颌面部骨、颌面部肌肉、颌面部血管、颌面部淋巴及颌面部神经的解剖结构。

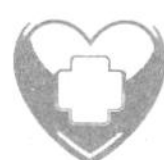

思维导图

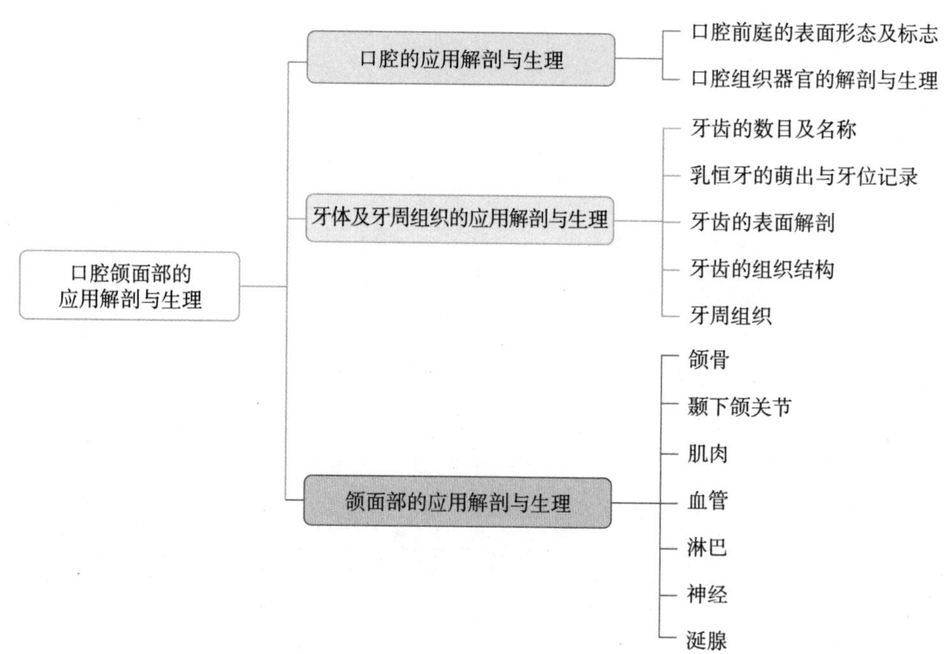

口腔颌面部是口腔与颌面部的统称。

第一节　口腔的应用解剖与生理

口腔（oral cavity）是消化道的起始部分，具有咀嚼、吞咽、消化食物，辅助发音，言语，感觉，辅助呼吸等功能。其前端为唇，经口裂通向外界，后经咽峡通向咽，上壁是由硬腭和软腭共同形成的口腔顶部，下壁为舌和口腔底，两侧壁为颊部。闭口时上下牙列及支撑牙齿的牙槽骨弓、附着于牙槽突及牙根表面的牙龈组织将口腔分为两部分，前外侧部为口腔前庭，后内侧部为固有口腔（图 7-1）。

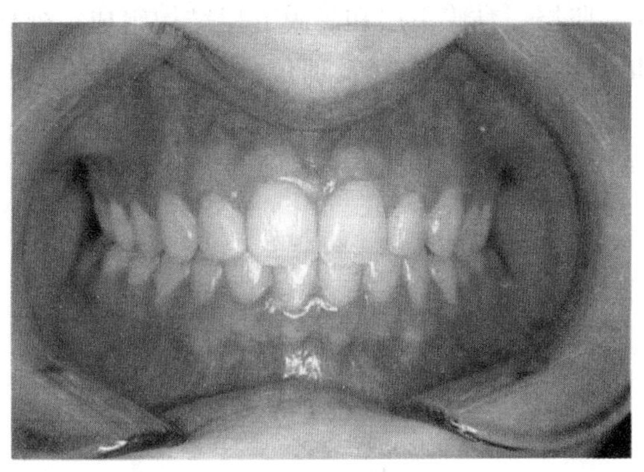

图 7-1　口腔

一、口腔前庭的表面形态及标志

（一）口腔前庭

口腔前庭（oral vestibule）为位于唇、颊与牙列、牙龈和牙槽黏膜之间的马蹄形间隙。在牙尖交错位时，口腔前庭主要在其后部经翼下颌皱襞与最后磨牙远中面之间的口腔空隙与固有口腔相通。对于牙关紧闭或颌间固定的患者，可经此空隙输入流体营养物质。

（二）表面标志

在口腔前庭区域，具有临床意义的表面解剖标志有口腔前庭沟、唇系带、颊系带、腮腺乳头、颊脂垫尖和翼下颌皱襞等。

（1）口腔前庭沟：为唇、颊黏膜移行于牙槽黏膜的转折沟，构成口腔前庭的上下界，是口腔局部麻醉穿刺及手术切口的常用部位。

（2）唇、颊系带：唇系带为前庭沟中线上扇形或线形的黏膜皱襞；颊系带为口腔前庭沟相当于上下尖牙与双尖牙部位的黏膜皱襞。制作义齿时，基托边缘应在系带处形成切迹。

（3）腮腺乳头：在上颌第二磨牙牙冠相对的颊黏膜上有一乳头状突起，为腮腺导管开口处。腮腺化脓性炎症时，可见导管口红肿。进行腮腺造影或腮腺导管内注射治疗时，须找到此导管口。

（4）颊脂垫尖：大开口时，因颊脂垫的衬托而使颊黏膜呈底在前方的三角形突起，其尖称颊脂垫尖，向后接近翼下颌皱襞前缘，尖顶略高于下颌孔的水平，行下牙槽神经麻醉时，以此尖为进针的标志。

（5）翼下颌皱襞：为伸延于上颌结节后内侧与磨牙后垫后方之间的黏膜皱襞，其深面为翼下颌韧带所衬托，是下牙槽神经阻滞麻醉与翼下颌间隙感染切口的标志。

二、口腔组织器官的解剖与生理

（一）唇

唇（lip）上界为鼻底，下界为颏唇沟（图 7-2），两侧以唇面沟为界。其中部有横行的口裂将唇分为上唇和下唇两部。口裂两端联合处称口角，其正常位置在尖牙与第一前磨牙之间。上下唇黏膜和皮肤的移行处称唇红。唇红与皮肤交界处称唇红缘。上唇唇红缘呈弓背状称唇弓。上唇正中鼻小柱下方有一纵行浅沟称人中，在其两侧的唇弓最高点称为唇峰，上唇正中唇红呈珠状的向前下方突出称唇珠。唇的结构由外向内由皮肤、浅筋膜、肌层、黏膜下层和黏膜五层结构组成。外伤或手术时应分层缝合。唇部皮肤有丰富的汗腺、皮脂腺和毛囊，为疖痈的好发部位；唇部黏膜下有许多小黏液腺，当其导管阻塞时，容易形成黏液腺囊肿。

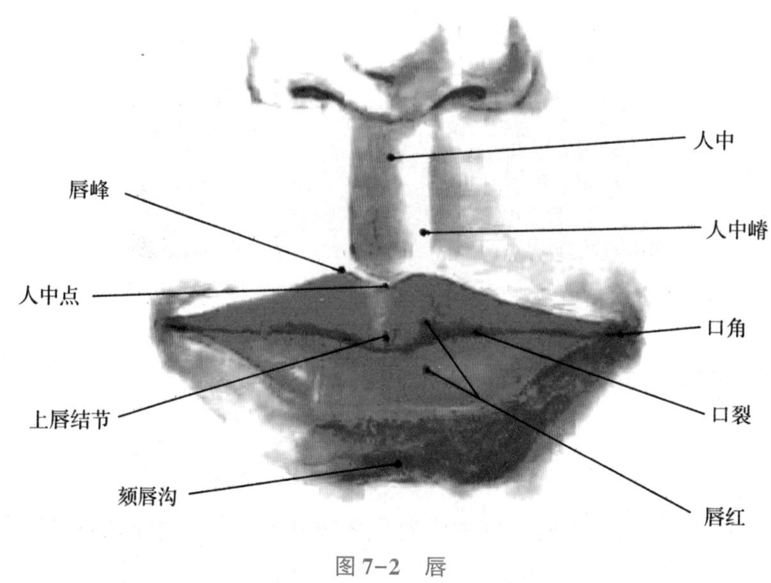

图 7-2　唇

（二）颊

颊（cheek）位于面部的两侧，组成口腔两侧壁。其上界为颧骨下缘，下界为下颌骨下缘，前界为唇面沟，后界为咬肌前缘。由外至内主要由皮肤、皮下组织、颊筋膜、颊肌、黏膜下层和颊黏膜组成，组织松弛富有弹性。在颊肌与颊黏膜之间有一脂肪团，称颊脂垫。颊黏膜偏后处，有时可见黏膜下有颗粒状黄色斑点，称皮脂腺迷路，男性多见，无特殊临床意义。

（三）腭

腭（palate）为口腔的上壁，分隔口腔和鼻腔。腭可分为前 2/3 的硬腭和后 1/3 的软腭两部分。硬腭以骨腭为基础，表面覆盖黏膜。在上颌两中切牙间后方有一突起称切牙乳头，其下方有一骨孔称为切牙孔，鼻腭神经通过此孔，是鼻腭神经阻滞麻醉进针的标志。在上颌第二磨牙腭侧牙龈距腭中缝弧形连线中、外 1/3 交界处左右各有一孔，称腭大孔，腭前神经血管通过此孔，是麻醉进针的位置。软腭位于后部，由腭肌和腭腱膜构成，软腭后缘正中为腭垂，软腭后部向两侧形成前后两条弓形皱襞为腭舌弓和腭咽弓，其间为扁桃体窝，容纳腭扁桃体。正常情况下，软腭肌和咽肌彼此协调运动，共同完成腭咽闭合，这在发音上有重要作用。腭裂时口腔与鼻腔相通，不能完成腭咽闭合，影响发音。

（四）舌

舌（tongue）为重要的肌性器官，在语言、咀嚼、味觉和吞咽功能活动中发挥重要作用。舌表面覆盖黏膜组织，内部由横纹肌构成。舌体上面称舌背，舌背以人字形界沟为界，分为舌前 2/3 的舌体和舌后 1/3 的舌根，舌体的前端为舌尖。舌背黏膜有许多乳头状突起，称舌乳头。其中丝状乳头数量最多，遍布于整个舌背表面，司一般感觉。菌状乳头数量较少，散布于丝状乳头间，有味蕾，司味觉。叶状乳头位于舌侧缘后部，司味觉。轮廓乳头体积最大，一般为 7~9 个，排列于界沟前方，司味觉（图 7-3）。舌下面称舌腹。舌腹黏膜平滑而薄，返折与口底黏膜相连，在中线处形成舌系带。舌系带过短或附着过前时，常造成吮吸、咀嚼及言语障碍，须行舌系带修整术。

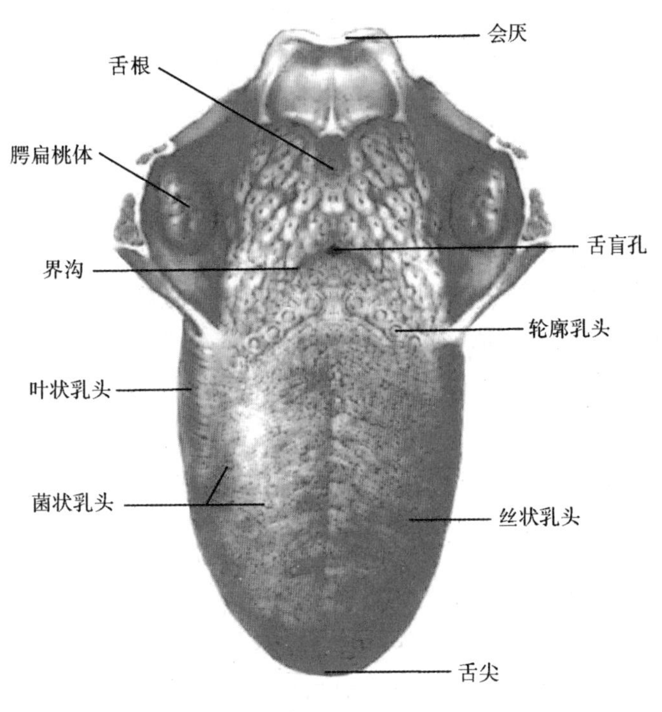

图 7-3　舌

（五）口底

口底位于舌和口底黏膜之下，下颌舌骨肌和舌骨舌肌之上，下颌骨体内侧面与舌根之间。

在舌腹正中可见舌系带，系带两旁有呈乳头状突起的舌下肉阜，颌下腺导管和舌下腺大管开口于此。舌下肉阜两侧各有一条向后外斜行的舌下襞，舌下襞是舌下腺小管的开口部。口底深层为肌肉，黏膜下有舌下腺、颌下腺导管、舌下神经、舌神经和血管通过（图 7-4）。口底组织比较疏松，在口底外伤或感染时水肿明显，可将舌推挤向上后造成呼吸困难，甚至窒息。

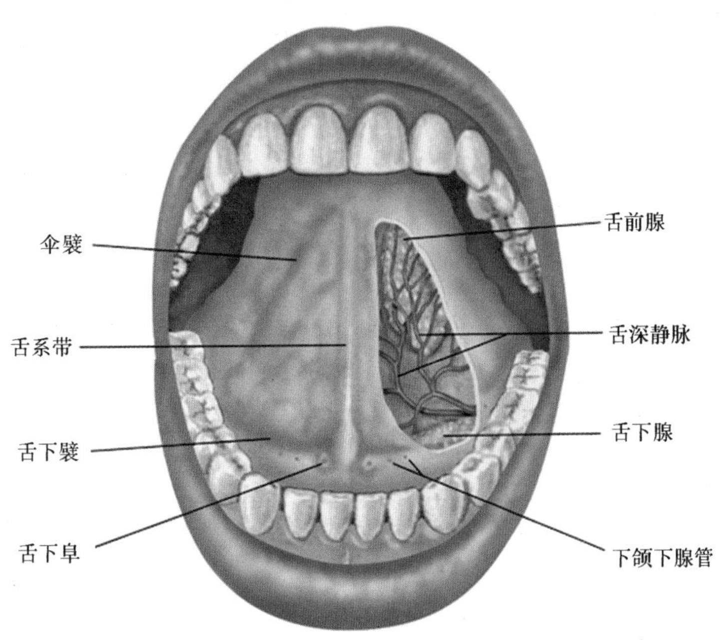

图 7-4　口底

第二节　牙体及牙周组织的应用解剖与生理

一、牙齿的数目及名称

人一生有两副牙齿，即乳牙和恒牙。正常乳牙有20颗，上、下颌的左、右侧各5个，从中线向两侧依次为乳中切牙、乳侧切牙、乳尖牙、第一乳磨牙、第二乳磨牙。恒牙共28~32颗，上、下颌的左、右侧各7~8个，从中线向两侧依次为中切牙、侧切牙、尖牙、第一前磨牙、第二前磨牙、第一磨牙、第二磨牙、第三磨牙。切牙和尖牙位于口角之前，统称为前牙；前磨牙和磨牙位于口角之后，统称为后牙。

二、乳恒牙的萌出与牙位记录

（一）乳牙的萌出

一般在出生后6~8个月，乳牙开始萌出，2岁左右乳牙全部萌出。乳牙萌出顺序为乳中切牙、乳侧切牙、第一乳磨牙、乳尖牙、第二乳磨牙。其萌出时间和脱落年龄见表7-1。

表7-1　乳牙萌出时间与脱落年龄

乳牙名称		萌出时间/月	脱落年龄/岁
上颌	乳中切牙	8~12	6~7
	乳侧切牙	9~13	7~8
	乳尖牙	16~22	10~12
	第一乳磨牙	13~19	9~11
	第二乳磨牙	25~33	10~12
下颌	第二乳磨牙	23~31	10~12
	第一乳磨牙	14~18	9~11
	乳尖牙	17~23	9~12
	乳侧切牙	10~16	7~8
	乳中切牙	6~10	6~7

（二）恒牙的萌出

恒牙一般在6岁左右开始萌出。口腔内第一颗萌出的恒牙是第一磨牙（俗称六龄齿），随后其他恒牙相继萌出。其中，切牙、尖牙、前磨牙继承于相应的乳牙而萌出，称为继承牙；磨牙不继承任何乳牙而萌出，称为增生牙。恒牙萌出时间见表7-2。

表7-2　恒牙萌出时间

恒牙名称	萌出时间/岁	
	上颌	下颌
第一磨牙	5~7	5~7
中切牙	7~8	0~7
侧切牙	8~10	7~8

续表

恒牙名称	萌出时间/岁	
	上颌	下颌
尖牙	11~13	10~12
第一双尖牙	10~12	10~12
第二双尖牙	11~13	11~13
第二磨牙	12~14	11~14
第三磨牙	18~28	18~28

（三）牙位记录

为了便于病例记录和书写，临床上常用代号来表示牙。常用的牙位记录法有以下两种。

1. 部位记录法

以“+”符号将全口牙齿分为四个区，横线区分上、下颌，纵线划分左、右侧（图 7-5）。因医生面对患者，故纵线的左侧代表患者的右侧，纵线的右侧代表患者的左侧。

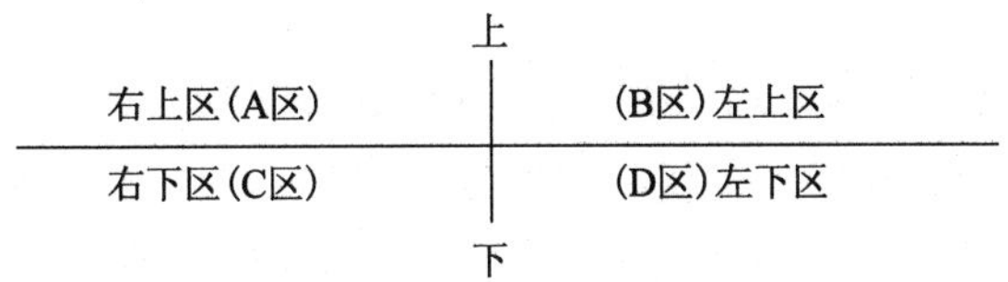

图 7-5　部位记录法分区

乳牙牙位用罗马数字（Ⅰ、Ⅱ、Ⅲ、Ⅳ、Ⅴ）（图 7-6）或英文字母（A、B、C、D、E）表示。例如：|Ⅱ表示左上颌乳侧切牙，也可用|B表示。

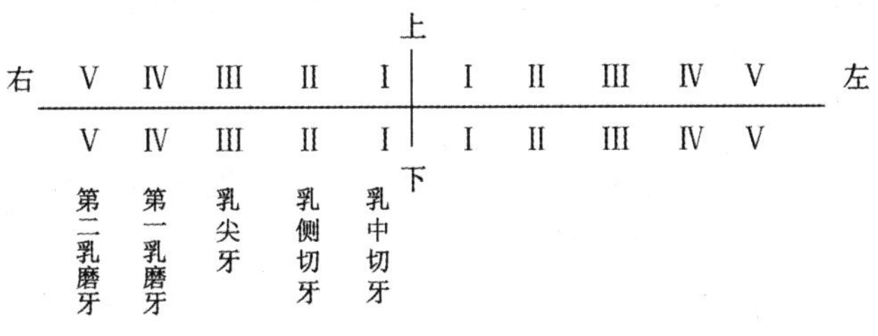

图 7-6　乳牙记录法

恒牙牙位则以阿拉伯数字（1、2、3、4、5、6、7、8）表示（图 7-7）。例如：6|表示右上颌第一（恒）磨牙。

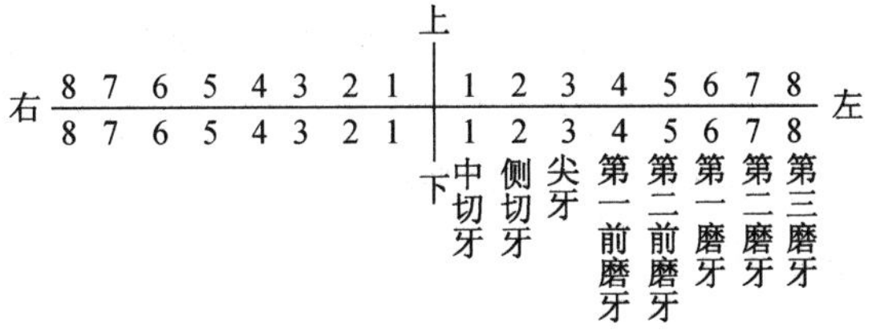

图 7-7　恒牙记录法

2. 国际牙科联合会系统记录法

根据国际牙科联合会（FDI）建议，可采用二位数牙位标志法，即十位数表示牙弓的分区，个位数表示牙位。用1代表恒牙右上区，2代表恒牙左上区，3代表恒牙左下区，4代表恒牙右下区（图7-8），5代表乳牙右上区，6代表乳牙左上区，7代表乳牙左下区，8代表乳牙右下区（图7-9）。

18	17	16	15	14	13	12	11	21	22	23	24	25	26	27	28
48	47	46	45	44	43	42	41	31	32	33	34	35	36	37	38

图7-8 FDI恒牙记录法

55	54	53	52	51	61	62	63	64	65
85	84	83	82	81	71	72	73	74	75

图7-9 FDI乳牙记录法

三、牙齿的表面解剖

从外观上看，牙齿由牙冠、牙根和牙颈三部分组成。冠由牙釉质覆盖，显露于口腔。根由牙骨质覆盖，埋于牙槽窝内。牙颈部为冠根交界部分。

1. 牙冠

各类牙齿的牙冠形态不同。每颗牙齿都由五个面组成，即咬合面（切缘）、近中面、远中面、唇（颊）面、舌（腭）面。上下颌牙发生咬合接触的面称咬合面，在前牙也称切缘；以面部中线为准，靠近中线者为近中，远离中线者为远中；牙冠靠近唇（颊）的面称为唇（颊）面；靠近舌（腭）的面称为舌（腭）面。

2. 牙根

牙根的大小和形态因牙冠的形态和功能而不同。上、下颌前牙和前磨牙为单根牙，但上颌第一前磨牙多为双根；磨牙为多根牙，上颌磨牙多为三个根，下颌磨牙多为双根。

四、牙齿的组织结构

牙体由牙釉质、牙本质、牙骨质三种硬组织和一种软组织牙髓组成。在牙体内部有一个和牙体形态相似而又显著缩小的空腔，称牙髓腔。牙髓就位于牙髓腔内（图7-10）。

（1）牙釉质：位于牙冠表面的一种呈乳白色、半透明且有光泽的硬组织，它是人体中矿化程度最高、最坚硬的组织，其无机成分约占总重的97%，而有机成分和水只占3%。釉质无感觉，缺失后不会再生。

（2）牙本质：构成牙齿的主体部分，位于牙釉质和牙骨质的内层，色淡黄，硬度低于釉质而高于骨组织。其构成髓腔的周壁。在牙本质中有感觉神经末梢，受到刺激时会有酸痛感。

（3）牙骨质：覆盖于牙根表面，呈淡黄色。具有保护牙本质和供牙周膜纤维附着的作用。牙骨质增生活跃，有终生沉积的趋势。

（4）牙髓：位于髓腔内的疏松结缔组织，包含神经、血管、淋巴和成纤维细胞及成牙本质细胞，具有营养牙体和形成继发性牙本质的功能。

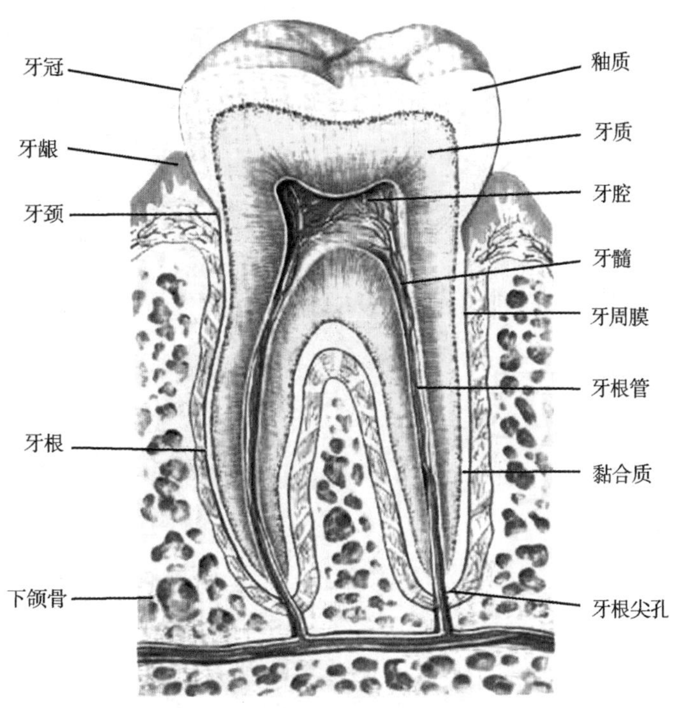

图 7-10　牙及牙周组织

五、牙周组织

牙周组织包括牙龈、牙周膜和牙槽骨，主要功能是保护和支持牙齿（图 7-10）。

（1）牙龈：覆盖于牙槽骨和牙颈部的口腔黏膜，色粉红，表面角化坚韧，不能移动。牙龈靠近牙颈处游离形成龈缘，称游离龈，宽 1 mm，它与牙面间有 1.8 mm 深的沟称龈沟。其根方附着于牙槽突与牙的部分称附着龈。两邻牙之间有龈乳头。

（2）牙周膜：又称牙周韧带，是围绕牙根并连接牙骨质和牙槽骨的致密结缔组织。它将牙齿固定于牙槽窝内，并将牙在咀嚼过程中所受的力传导到牙槽骨。牙周膜含有丰富的神经、血管，具有营养、感觉和缓冲咀嚼力的功能。牙周膜中还含有大量细胞，如成纤维细胞、成骨细胞、破骨细胞、未分化间充质细胞等，它们在牙周膜、牙槽骨、牙骨质的重建中有重要作用。

（3）牙槽骨：颌骨包围牙根的部分，是支持牙齿的重要组织。牙槽骨的厚薄与致密程度各处不同，一般来说，上颌牙槽骨较下颌薄，口腔前部较后部薄，唇侧较舌侧薄。牙槽骨是最活跃的骨组织，可因功能作用的改变而获得新生与吸收。

第三节　颌面部的应用解剖与生理

一、颌骨

（一）上颌骨

上颌骨（maxilla）位于颌面中部，左右成对，参与构成口腔的上壁、眼眶的下壁、鼻腔底和外侧壁（图 7-11）。上颌骨解剖形态不规则，大致可分为一体和四突，即上颌体和额突、颧突、腭突、牙槽突。

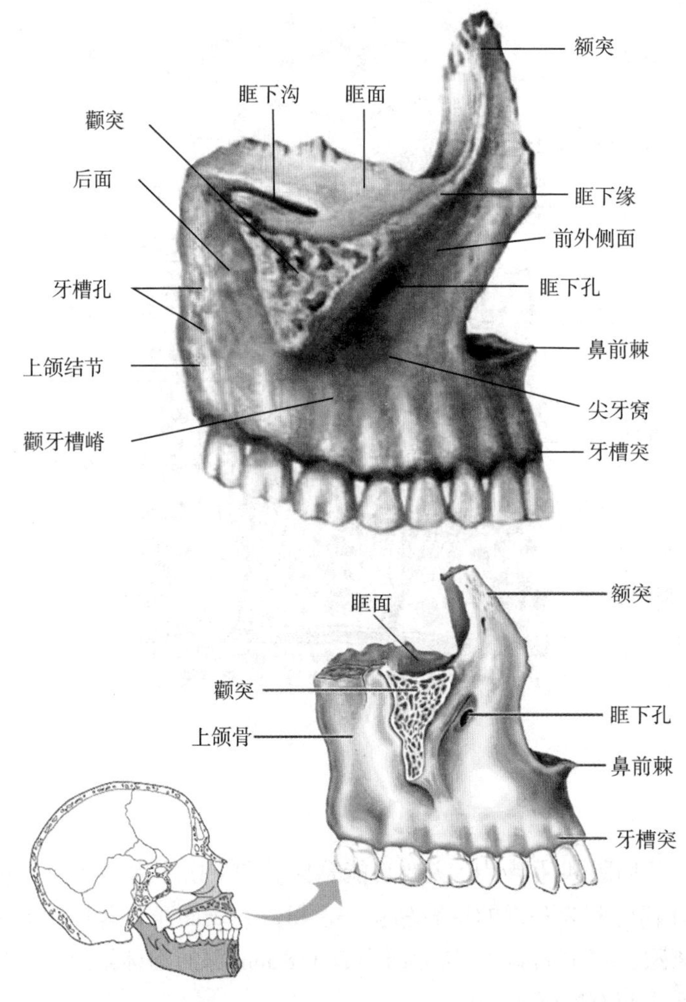

图 7-11　上颌骨

上颌体前外面与上面交界处形成眶下缘，眶下缘中点下方约 0.5 cm 处有眶下孔，并向后、上、外通入眶下管，其中有眶下神经及血管通过。眶下孔的下方，有一浅的骨壁凹陷，称尖牙窝，该处骨质菲薄，常经此凿骨进入上颌窦内施行手术。上面为眶面，构成眶下壁的大部分，其后份中部有眶下沟，向前、内、下通眶下管，开口于眶下孔。后面又称颞下面，以颧牙槽嵴为界，后下部有粗糙的圆形隆起，称上颌结节，上牙槽后神经阻滞麻醉时，麻醉药即注入此处。内侧面即鼻面，构成鼻腔的外侧壁，在中鼻道有上颌窦的开口通向鼻腔。

上颌体内有一空腔为上颌窦。上颌窦的形状，呈底向鼻面、尖向颧突的锥体状。上颌窦四壁骨质菲薄，内面衬以上颌窦黏膜。上颌窦底与上颌后牙牙根的关系密切，根尖炎时可波及上颌窦，摘取断根不慎可将断根推入窦腔内。

上颌骨的四个突起分别为额突、颧突、腭突和牙槽突。牙槽突上有容纳牙根的牙槽窝。前牙及前磨牙区牙槽突的唇、颊侧骨板薄而多孔，此结构有利于麻醉药渗入骨松质内，故适于浸润麻醉。一般而言，上颌牙槽突的唇、颊侧骨板较腭侧薄，拔牙时向唇颊侧方向用力有利于牙的脱位。

上颌骨为中空的拱形结构，其与多数邻骨紧密相连，当受到外力发生骨折时，常常同时发生上颌骨和邻骨骨折，甚至合并颅底骨折和颅脑损伤。

上颌骨血液供应极为丰富，抗感染能力强，骨折愈合较下颌骨迅速。

（二）下颌骨

下颌骨（mandible）是颌面部唯一可活动的骨，位于面部下1/3。下颌骨可以分为水平位的下颌体与垂直位的下颌支两部分。下颌支上缘向前有喙突，向后有髁突，喙突和髁突之间有下颌切迹；下缘圆钝坚实。下颌支的内侧面中央略偏后上方处有下颌孔，下牙槽神经血管束经此孔通入下颌管。外侧面在相当于前磨牙区有颏孔。正中有正中联合。在其两旁近下颌缘处，左右各有一隆起称颏结节。从颏结节经颏孔下方向后上延续至下颌支前缘的骨嵴称外斜嵴（图7-12）。

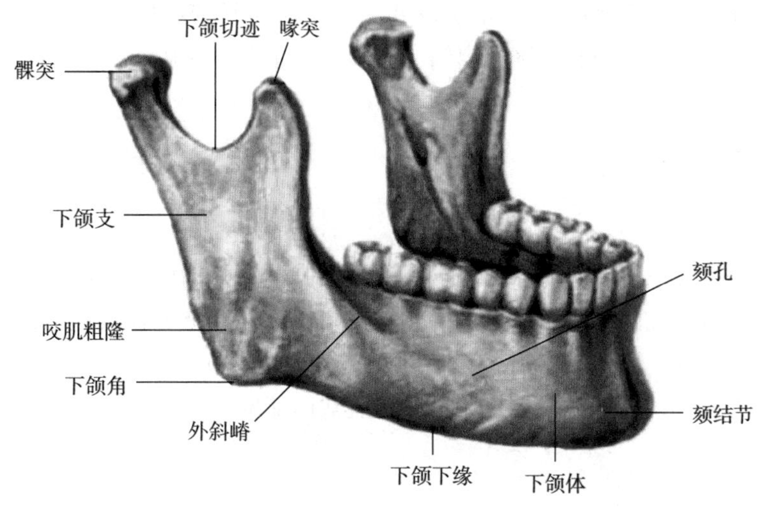

图7-12 下颌骨

下颌骨的正中联合、颏孔区、下颌角、髁突颈部等处为骨质薄弱区，受到外力时易发生骨折。

下颌骨的血液供应主要来自下牙槽动脉，血运较差，因而骨折愈合较上颌骨缓慢。

二、颞下颌关节

颞下颌关节（temporomandibular joint）为颌面部唯一的联动关节，具有一定的稳定性和多方向的活动性，其活动与咀嚼、语言、表情等功能密切相关。

颞下颌关节由下颌骨髁突，颞骨的关节窝与关节结节、关节盘，以及包绕关节周围的关节囊和关节韧带所组成。

颞下颌关节的基本运动形式有开闭运动、前伸运动和侧方运动。

三、肌肉

口腔颌面部肌肉可分为咀嚼肌与表情肌两大类。

（一）咀嚼肌

狭义上的咀嚼肌包括咬肌、颞肌、翼内肌和翼外肌。广义上的咀嚼肌还应包括舌骨上肌群，如二腹肌、下颌舌骨肌和颏舌骨肌。

（1）咬肌：起自上颌骨颧突和颧弓下缘，止于下颌角、下颌支外侧面和喙突，主要作用为提下颌骨向上并微前伸。

（2）颞肌：起自颞窝，通过颧弓深面，止于喙突和下颌支前缘直至下颌第三磨牙的远中，主要作用是提下颌骨向上，也参与下颌侧方和后退运动。

（3）翼内肌：起端有浅、深两头，深头起自翼突外板的内面和腭骨锥突；浅头起自腭骨锥突和上颌结节，肌纤维斜向后外，止于下颌角内侧面和翼肌粗隆。主要作用是提下颌骨向上，也参与下颌侧方运动。

(4) 翼外肌：起端有上、下两头，上头起自蝶骨大翼的颞下面和颞下嵴；下头起自翼突外板的外侧面。肌纤维水平向后外，止于颞下颌关节的关节囊、关节盘和髁突颈部。主要作用是使下颌前伸并下降，也参与下颌侧方运动。

(二) 表情肌

表情肌多起于颜面骨壁或筋膜浅面，止于皮肤，多为薄而纤细的肌肉，其收缩时可以产生各种表情。在口裂、眼裂、鼻孔等周围的肌纤维有启闭、括约、扩张孔裂等功能。

四、血管

(一) 动脉

颌面部的血液供应主要来自颈外动脉的分支，有舌动脉、颌外动脉、颌内动脉和颞浅动脉等，这些分支在颌面部相互吻合密集成网，使颌面部血供非常丰富。颌外动脉可在咬肌前缘与下颌体下缘交界处扪到其搏动，当颜面中下部区域损伤出血较多时，可在此处压迫止血。颞浅动脉分布于额、颞部头皮，在耳屏前方一横指处可扪到动脉搏动，为临床压迫止血常用部位。

(二) 静脉

颌面部的静脉系统较复杂且有变异，可分为深、浅两个静脉网。浅静脉网由面前静脉和面后静脉组成，深静脉网主要为翼静脉丛。面部静脉的静脉瓣少，血液容易逆流，且与颅内海绵窦相通连。因此，颌面部的感染，特别是鼻根至两侧口角连线所构成的三角区的感染，若处理不当，易逆行进入颅内，引起海绵窦血栓性静脉炎等严重的颅内并发症，临床上把这个区域称为面部危险三角区。

五、淋巴

颌面部淋巴分布非常丰富，淋巴管组成网状结构，收纳淋巴液，汇入淋巴结，为颌面部的重要防御体系。与口腔颌面外科有关的头颈部淋巴结可分为环形组和纵形组两大淋巴结群。

(1) 环形组淋巴结群：位置较浅，由后向前环绕颌面及颈上部，主要有枕淋巴结、耳后淋巴结、腮腺淋巴结、下颌下淋巴结、面淋巴结和颏下淋巴结。

(2) 纵形组淋巴结群：位置较深，常沿着血管、神经或器官附近纵形排列，主要有咽后淋巴结、颈前淋巴结、内脏旁淋巴结、颈外侧浅淋巴结、颈深上淋巴结、颈深下淋巴结、脊副淋巴结和锁骨上淋巴结。口腔颌面部的淋巴液均经颈深淋巴结汇入淋巴导管或胸导管。

六、神经

口腔颌面部的感觉神经主要是三叉神经，运动神经主要是面神经。

(一) 三叉神经

三叉神经为第Ⅴ对脑神经，主要管理颌面部的感觉和咀嚼肌的运动（图 7-13）。其感觉神经根较大，自颅内三叉神经半月神经节分三支出颅，即眼支、上颌支和下颌支。运动神经根较小，在三叉神经半月神经节下方横过并进入下颌神经。

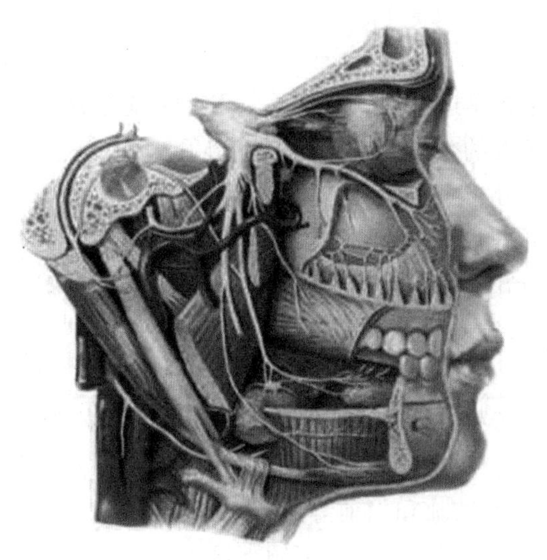

图 7-13　三叉神经

（1）眼神经是感觉神经，由眶上裂出颅，分布于眼球、眼副器、额部皮肤和部分鼻腔黏膜。

（2）上颌神经由圆孔出颅，达翼腭窝之上部，继经眶下裂入眶，向前经眶下沟、眶下管，出眶下孔达面部，分布于睑、鼻侧和上唇的皮肤和黏膜。沿途有以下主要分支。

①鼻腭神经：进入切牙管自切牙孔穿出，分布于两侧上颌切牙、尖牙腭侧的黏膜和牙龈，并与腭前神经分支在尖牙腭侧吻合。

②腭前神经：入翼腭管下降出腭大孔，分布于磨牙、前磨牙区的腭侧黏骨膜和牙龈，并与鼻腭神经分支在尖牙腭侧吻合。

③上牙槽后神经：上颌神经在进入眶下裂前发出并伴同名血管下行至上颌骨后面，分布于上颌磨牙（不包括上颌第一磨牙的近中颊根）的牙、牙周膜、牙槽骨、颊侧牙龈、黏膜和上颌窦黏膜。

④上牙槽中神经：在眶下管后段发出，沿上颌窦外侧壁下行，分布于上颌前磨牙及上颌第一磨牙的近中颊根及其牙周膜、牙槽骨、颊侧牙龈和上颌窦黏膜。

⑤上牙槽前神经：上颌神经出眶下孔之前发出，沿上颌窦前外壁之牙槽管下行，分布于切牙、尖牙及其牙周膜、牙槽骨，唇侧牙龈及上颌窦黏膜。

（3）下颌神经为三叉神经三支中最大的分支，含有感觉和运动两种神经纤维。自卵圆孔出颅，在颞下窝处分前、后两干，沿途发出以下主要分支。

①下颌神经前干较细，大部分为运动神经，分别分布于颞肌、咬肌和翼外肌，管理其运动，故又称咀嚼肌神经。前干中唯一的感觉神经是颊神经，颊神经经翼外肌两头之间穿出，沿下颌支前缘行向前下，穿过颊脂垫，分布于下颌磨牙和第一前磨牙的颊侧牙龈及颊部的黏膜和皮肤。

②下颌神经后干较粗，主要分为三条神经，即耳颞神经、舌神经和下牙槽神经。前两者为感觉神经，而后者为混合性神经。

a. 舌神经自下颌神经后干发出，在翼内肌与下颌支之间下行达下颌第三磨牙舌侧进入口底向前，分布于舌前 2/3、下颌舌侧牙龈和口底黏膜。

b. 下牙槽神经与舌神经同经翼外肌深面下行于翼内肌与下颌支之间入下颌神经沟，在此处舌神经位于一牙槽神经之前内方 1 cm 处。因此，临床上在进行下牙槽神经阻滞麻醉口内法注射后，将注射针退出 1 cm，再注射局麻药液，即可麻醉舌神经。下牙槽神经沿下颌神经沟下行，由下颌孔进入下颌管，发出细小分支至同侧下颌全部牙齿及其牙周膜和牙槽骨。下牙槽神经在下颌管内，相当于前磨牙区发出分支，出颏孔称颏神经，分布于第二前磨牙之前的唇颊侧牙龈、下唇黏膜和颏部皮肤。

（二）面神经

面神经为第Ⅶ对脑神经，主要是运动神经纤维，还含有味觉和分泌神经纤维，主要管理颌面部表情肌的运动、舌前2/3的味觉和涎腺的分泌。面神经从茎乳孔出颅，经腮腺深浅叶之间分出颞支、颧支、颊支、下颌缘支及颈支，呈扇形分布于面部，支配表情肌的运动。面神经损伤可引起面部表情肌瘫痪。

（1）颞支：出腮腺上缘，越过颧弓向上，主要分布于额肌。当该支损伤，同侧额纹消失。

（2）颧支：由腮腺前上缘穿出后，越过颧骨，主要分布于上、下眼轮匝肌，管理眼睑闭合。该支损伤后，可出现眼睑不能闭合。

（3）颊支：自腮腺前缘穿出，位于腮腺导管上下方，可有上、下颊支，主要分布于颊肌、上唇方肌、笑肌和口轮匝肌等。该支损伤后，鼻唇沟变浅或消失，且不能鼓腮。

（4）下颌缘支：由腮腺前下方穿出，向下前行于颈阔肌深面。在下颌角处位置较低，位于下颌下缘下1 cm，然后往上前行，越过颌外动脉和面前静脉行向前上方，行于下颌骨下缘之上，分布于下唇诸肌。在颌下区进行手术时，切口应选择在平行于下颌下缘以下1.5~2 cm处，以免损伤该支，导致口角歪斜。

（5）颈支：由腮腺下缘穿出，分布于颈阔肌。

七、涎腺

涎腺又称唾液腺，人体有三对大唾液腺，即腮腺、颌下腺和舌下腺，其各有导管开口于口腔。此外，还有遍布于唇、颊、腭、舌等处黏膜的小黏液腺。涎腺分泌的唾液，有湿润口腔、软化食物的作用，涎液内还含有淀粉酶和溶菌酶，具有消化食物和抑制致病菌的作用，此外，唾液还有缓冲、稀释、排泄等作用。

腮腺是最大的一对涎腺，位于两侧耳垂前下方和下颌后窝内。其分泌液为浆液。腮腺导管开口于上颌第二磨牙牙冠所相对的颊黏膜上。

颌下腺位于颌下三角内，分泌液主要为浆液，含有少量黏液，其导管开口于舌系带两旁的舌下阜。

舌下腺位于口底舌下，为最小的一对涎腺。分泌液主要为黏液。其导管有8~20条短而细的舌下腺小管，直接开口于舌下襞的黏膜上，还有舌下腺大管，开口于舌下阜。

思考题

考试系统

1. 简述口腔的组成。
2. 简述乳牙萌出的一般顺序。
3. 简述牙萌出的生理特点。
4. 为什么古人认为“面无善疮”？

第八章　口腔科患者护理概述

学习目标

1. 掌握口腔科患者的护理评估；口腔科手术患者常规护理。
2. 熟悉口腔及颌面部的一般检查；口腔卫生保健。
3. 了解口腔科门诊、口腔颌面外科病房及口腔科医院感染的管理。

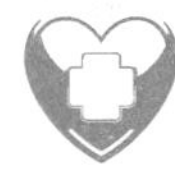

思维导图

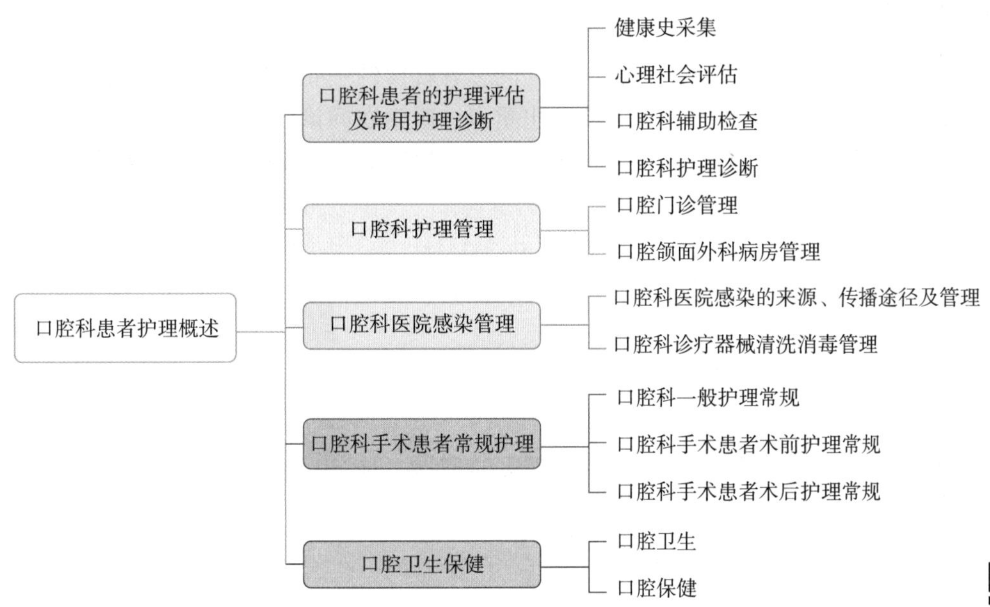

导学视频

第一节　口腔科患者的护理评估及常用护理诊断

护理评估是有计划、有目的、系统地搜集患者资料的过程。根据搜集到的资料信息，对护理对象和相关事物做出大概推断，从而为护理活动提供基本依据。口腔科护理评估是整个口腔科护理程序的基础，同时也是口腔科护理程序中最为关键的一个步骤，为护理诊断、护理计划的正确制订以及日后评价护理效果提供依据。

护士搜集资料的内容应该与护理有关，并且尽可能不与其他专业人员重复收集相同的资料。根据人类基本需要层次论的理论观点，评估内容应包括生理的、心理的、社会的、文化的、发展的及精神的诸方面资料，从整体护理观点出发，全面考虑生命过程中的资料，从而更好地确认患者的能力及限制，以帮助其达到最佳健康状况。

评估的方法主要有以下四种。

（1）系统观察：通过视、听、嗅、闻、触等感觉来搜集患者的资料，是进行科学工作的基本方法，护士与患者的初次见面就是观察的开始，如观察患者外貌、步态、精神状况、反应情况等。患者住院期间，护理人员的评估及实施措施后效果的评估也都依赖于系统、连续、细致的观察。因此，护士要有敏锐的观察力，善于捕捉患者每一个细微的变化，从中选择性地搜集与患者健康问题有关的资料。

（2）交谈：是一种特别的人际沟通方式，通过与患者或其家属、朋友交谈来获取护理诊断所需要的资料信息。交谈可分为正式和非正式交谈。前者是指预先通知患者，有目的、有计划地交谈。例如，入院后的询问病史，就是按照预先确定的项目和内容搜集资料。非正式交谈是指护士在日常的查房、治疗、护理过程中与患者之间的交谈，此时患者感到很自然、轻松，可能认为是一种闲聊，但是护士能从这样的交谈中搜集到患者较为真实的资料。应根据患者的年龄、职业、文化程度等运用不同的沟通方式。

（3）护理体查：在掌握望、触、叩、听、嗅等体检技巧的基础上，运用这些体检技巧进行体格检查，以搜集与护理有关的生理资料为主，与病理生理学诊断有关的体检应由医师去做。

（4）查阅记录：包括患者的病历、各种护理记录以及相关文献等。

一、健康史采集

病史采集是诊断口腔疾病最重要的依据。应询问患者就诊的主要原因及疾病的发展过程。特别应深入追问与鉴别诊断有关的问题，既要全面又要突出重点。医生在问诊时应态度亲切、条理清楚，不能有暗示或诱导。健康史采集内容一般包括一般情况、主诉、现病史、既往史、口腔专科病史和家族史。

（一）一般情况

一般情况包括患者的年龄、职业、单位、职务、民族、文化程度、宗教信仰、住址、家庭成员、患者在家庭中的地位和作用等。

（二）主诉

主诉是指患者就诊的主要目的和迫切要求解决的问题。应问清患者最主要的症状、部位和患病时间。

（三）现病史

现病史是指疾病的发生、发展、演变过程。绝大多数口腔科患者就诊的主要原因为牙痛，应围绕疼痛情况仔细询问疼痛的时间、发作的诱因、刺激因素、程度和性质、部位、演变过程，此外还应注意疼痛与全身疾病的关系。

（1）疼痛的时间：是发生在白天或夜间；发作后可持续一段时间、立即消失或持续不停。

（2）疼痛发作的诱因：疼痛是在外界刺激下引起的或不因外界刺激而发生。

（3）疼痛的刺激因素：可以是冷、热、酸、甜等多种刺激。

（4）疼痛的程度和性质：呈剧烈刺痛、锐痛、跳痛或轻微钝痛。

（5）疼痛的部位：能明确指出疼痛具体部位或疼痛放射到同侧面部而不能定位。

（6）疼痛演变过程：疼痛是初发还是反复发作，呈加重或减轻等情况，经过哪些检查和治疗，检查结果和治疗效果如何。

（四）既往史

1. 患者的系统病史

如有无心血管疾病、免疫系统疾病史，有无药物过敏史或牙用材料过敏史；是否需用抗生素预防感染，是否需用激素或抗凝剂等；是否做过放射治疗等。牙周炎可受糖尿病、绝经期、妊娠或抗惊厥药等的影响。为防止意外发生，任何与患者相关的药物过敏史和治疗情况都应详细记录在病历上，有利于口腔治疗的设计与预后。

2. 患者的传染性疾病史

乙肝、梅毒、艾滋病等传染病患者或携带者，可成为交叉感染源，应采取适当的预防措施，保护医务人员和其他患者的健康。

3. 生活史

（1）个人史：出生地、常居地、吸烟饮酒史、冶游史。此外，居住及生活地的主要传染病和地方病也应记载。对于一些特殊患者，还要询问毒物接触史、工作环境、放射线物质接触情况、饮食习惯等。

（2）口腔卫生习惯：了解患者刷牙的情况、口腔保健情况及有无食物嵌塞和口臭等情况。

（3）口腔局部状况：口腔相关疾病诊疗史等。

（五）口腔专科病史

（1）牙体牙髓病史：对没有完整病历记录的患者，应仔细询问牙体牙髓的治疗情况，必要时拍摄 X 线片以辅助诊断。

（2）牙周病史：是否有牙周病史，曾做过哪种治疗，效果如何。

（3）修复治疗史：是否做过修复治疗及修复体使用情况。

（4）口腔颌面外科治疗史：是否进行过相关的口腔颌面外科治疗，如拔牙等。

（5）正畸治疗史：戴用矫治器的类型及治疗情况，是否出现牙体松动。

（6）X 线图像资料：参照既往 X 线图像资料，结合当前的 X 线片，进一步了解患者的病情。

（7）颞下颌关节病史：有无颞下颌关节病的症状及相关治疗情况。

（六）家族史

对于某些口腔正畸患者，还要了解患者家庭成员的健康状况，是否有人患过类似疾病。

二、心理社会评估

1. 精神和情感状况

患者对疾病和健康的认识，精神及情绪状态，人格类型，感知和辨认能力，患者对压力的反应，对自己目前状况和自我形象的看法等。

2. 牙周病患者的心理因素

精神障碍可促使牙周病的发生，病情严重程度与个体焦虑的程度有关。MMPI 测定中的精神分裂症测试量表分值与牙周病相关；焦虑也与之有关。

军人群体中，牙科急诊（包括牙周病）人数在战时增加。应激与口腔卫生不良是促使牙龈及牙周发病的原因。

急性坏死性牙龈炎（ANUG）是一种与应激有关的疾病。考试及人际关系紧张均可引发本病。

3. 牙科畏惧症

牙科畏惧症是指害怕疼痛，把牙科与疼痛相关联而对牙科产生畏惧心理，是一种习得性行为。调查表明，约有80%以上的人对牙科怀有不同程度的害怕和紧张心理，有5%~14%的人由于害怕甚至回避牙病的治疗。

牙科畏惧症的形成因素为：①牙科医源性创伤；②社会因素；③个体素质等。另外，女性更易紧张，与文化程度和自我抑制力有关。

4. 复发性口疮患者的行为类型分析

复发性口疮为常见的口腔黏膜疾病，发病因素较多，至今尚不明确，心理社会因素也受到关注。

5. 颞下颌关节紊乱综合征患者的精神因素

此病发病原因较复杂，精神因素也受到关注。用生物反馈训练自我控制可以缓解局部疼痛、治愈张口受限，除发生器质性破坏者外，关节弹响大部分消除。

三、口腔科辅助检查

口腔颌面部检查是诊断和治疗口腔科疾病的前提和基础，是指导临床医疗实践的客观依据。检查方法的掌握程度与基本操作正确、熟练与否，决定了疾病治疗质量的好坏和成败。若要对口腔颌面部疾病做出正确的诊断，进行合理有效的治疗，必须全面深入地了解病情，认真细致地进行口腔颌面部检查，科学地进行分析和判断。

口腔检查是全身检查的一部分，着重检查牙体组织、牙周组织、口腔黏膜和颌面部各组织器官。口腔疾病与身体各部分有着密切的联系，有些口腔疾病实际上是全身疾病的表征，因此在进行口腔检查的同时，一定要注意患者的全身情况，要有整体观念，必要时还应进行全身或系统检查。检查要全面而有顺序地进行，避免遗漏。

（一）检查前的准备和常用检查器械

1. 口腔检查前的准备

口腔诊室环境布置应整洁、舒适、宽敞和明亮，有条件可设置背景音乐，使患者在优雅而温馨的环境中接受检查和治疗，这样有利于患者放松心情。检查口腔，要有充足的光源，以自然光最为理想，它最能真实地反映牙冠、牙龈和口腔黏膜的色泽。自然光不足时，可借助灯光照明。调整好椅位，检查时，使受检者坐靠舒适，头部相对固定，一般将患者的头、颈、背调节成直线。做上颌牙的检查和治疗时，要将椅背后仰，使上颌牙列的咬合面与地平面约成45°角，高度约与检查者肩部相平；做下颌牙的检查和治疗时，椅背与座位平面大体垂直，但略向后仰，使下颌牙列的咬合面与地平面大致平行，高度与检查者肘部平齐。检查者应洗手消毒并戴好手套，可位于受检者的右侧或后方。若护士协助医生操作，则为“四手操作”，护士位于患者左前方。

2. 常用检查器械

口腔检查常用器械主要有口镜、镊子和探针（图8-1）。检查前应做好器械的严格消毒工作。为避免交叉感染，现在多使用一次性器材。

（1）口镜：头部为圆形，柄与干为螺纹相接，镜面有平、凹两种。平面镜影像真实，凹面镜可使局部放大。口镜可用以反射光线，增加视野照明；用口镜投照影像，以观察直视不到的部位；还可以用来牵拉唇、颊或推压舌体等软组织；金属口镜柄还可用于牙齿叩诊。

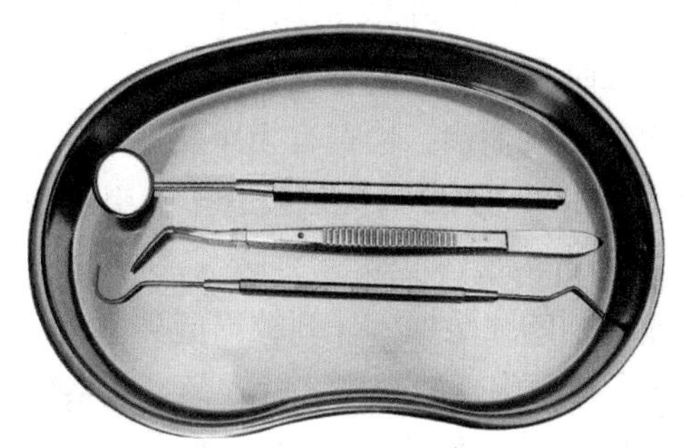

图 8-1　口腔检查常用器械

（2）镊子：口腔科专用镊子呈反角形，其尖端密合，可用以夹持敷料、药物；夹除腐败组织和异物；夹持牙齿以检查牙齿的松动度；金属镊子柄端可用于牙齿叩诊。

（3）探针：两端尖锐，双头呈不同形式的弯曲，可用于检查牙齿各面龋洞、缺损、裂隙及敏感部位；探测牙周袋的深度和龈下牙石的有无；检查充填物及修复体与牙体的密合程度；检查皮肤或黏膜的感觉功能。

另外，还有一种牙科小挖匙，其两端呈弯角，头部呈匙状，用以挖除龋洞内异物及腐质，以便观察龋洞的深浅。

（二）检查方法

1. 病史采集

病史采集即口腔科问诊，内容一般包括一般情况、主诉、现病史、既往史、口腔专科病史和家族史。

2. 口腔一般检查

1）口腔外部检查

（1）颌面部检查：

①面部左右两侧对称情况：颏点是否有偏斜，两侧上下颌骨、肌肉发育是否对称，侧面轮廓协调情况等。

②唇的形态及功能情况：有无短缩、翻卷、开唇露齿等。

③颞下颌关节：有无压痛、弹响及运动异常等。

④面部有无外伤瘢痕：特别是颏部，因婴幼儿颏部外伤常可致下颌髁突发育异常而造成面部不对称畸形。

（2）颞下颌关节区检查：

①双侧颞下颌关节活动度的检查：医师用手触摸患者颞下颌关节区，检查双侧颞下颌关节双侧髁突的大小、形状及对称性，触诊时注意观察患者有无疼痛反应、疼痛部位及性质、触发区等。

②双侧颞下颌关节弹响的检查：检查活动时有无弹响，弹响的性质，出现在下颌运动的哪一阶段，是否伴有疼痛等。

③外耳道前壁的检查：用手指触摸外耳道前壁，让患者做开闭口正中咬合的动作，检查下颌运动过程中，双侧髁突对外耳道前壁的冲击强度是否一致。

（3）下颌运动检查：

①张口度的检查：是指检测患者大张口时，上下中切牙切缘之间的距离。可以用圆规或游标卡尺测量。正常人的开口度为 3.7~4.5 cm，若小于这个范围则说明张口受限。

②开口型的检查：开口型是指下颌自闭合到大张口的整个过程中下颌运动的轨迹。正常的开口型侧面观是下颌向下后方；正面观是垂直向下，左右无偏斜。

（4）咀嚼肌检查：对咬肌、颞肌进行扪诊，检查有无压痛及压痛点的部位；同时让患者紧咬牙，检查咀嚼肌收缩的强度及左右两侧的对称性，判断有无因咬合干扰引起的咀嚼肌功能紊乱。

2）口腔内检查

（1）口腔一般情况检查：检查牙列的完整性，牙列缺损的类型与范围，口腔卫生状况，有无修复体存在，修复体质量如何，舌、口底、前庭沟、软硬腭、唇、颊、舌系带等有无异常等。

（2）缺牙情况：检查缺牙间隙的位置和大小，有无邻牙倾斜、对颌牙伸长等情况；牙槽嵴有无妨碍修复治疗的骨尖、倒凹、骨隆突等。一般拔牙3~6个月后，伤口愈合较好，牙槽嵴吸收趋于稳定，可进行口腔修复。

（3）牙周检查：检查牙龈的色泽，有无充血、水肿和增生现象，口腔卫生状况等。指导正确的刷牙方式等。修复前应对牙周病进行有效的治疗和控制。

（4）牙列检查：检查有无龋病，牙髓有无活力，是否做过牙髓治疗或其他治疗，是否存在瘘管；牙颈部有无缺损，有无牙折或隐裂；有无过度磨耗，邻面接触点等是否正常，有无食物嵌塞；牙列大小、形状，有无错位牙，基牙有无倾斜、伸长现象等。

（5）口腔黏膜及软组织检查：口腔黏膜色泽；唇、颊、舌系带；舌体的大小、形状；唾液分泌量及黏稠度。

（6）原有修复体的检查：检查其与口腔组织面的密合情况，咬合关系是否正确，形态是否合适，行使功能情况等。同时了解患者要求重做的原因，并分析、评价原有修复体，以便作为重新制作修复体的参考。

（7）全身健康检查：对年老体弱、疼痛耐受性差、对义齿的适应能力也差的患者进行检查时，动作要轻柔，尽量缩短就诊时间。

3. 辅助检查

（1）影像学检查：通过拍摄口内片（牙片）、口外片、口腔曲面体层摄影检查（全景X射线片）、口腔颌面部电子计算机体层摄影检查（CT）、磁共振成像检查（MRI）及造影片等，可了解牙体、牙周、关节、颌骨以及涎腺等疾病的病变部位、范围和程度，为口腔颌面部检查中的重要手段之一。主要可用于：发现隐匿性龋、邻面龋、龈下龋、继发龋等在临床上难以发现的龋齿；了解牙髓病和根尖周病牙髓腔、根尖形态、根尖周破坏情况；了解牙周病牙槽骨吸收、破坏程度与类型；发现阻生牙、先天性缺牙、牙萌出状态、颌骨炎症和肿瘤等口腔颌面外科疾病；监测根管治疗过程中根管预备情况、根管充填情况，治疗后根尖周愈合情况等。

（2）模型检查：可以更加仔细地观察牙的位置。通过了解形态、牙体组织磨耗以及详细的咬合关系等弥补口腔内检查的不足。

（3）局部麻醉检查：对于放散性疼痛，难以确定其部位时，可用2%利多卡因或普鲁卡因局部麻醉，以便定位。如患牙髓炎时，患牙难以定位，易误指上下颌牙，可用局部麻醉检查法选择三叉神经分支进行阻滞麻醉，以确定患牙在上颌还是下颌。

（4）穿刺检查：触诊有波动感或囊性肿物时，用注射器穿刺抽吸内容物，检查肿块内容物，以鉴别其为脓液、囊液或血液。并可做涂片检查，鉴别有无胆固醇结晶体、癌细胞等。

（5）活体组织检查：对口腔颌面部可疑病变无法确诊者，可采用活体组织检查。钳取或切取小块病变组织，有时也可通过针吸活组织，做病理切片检查，确定病变的性质、类型及分化程度。临床上主要用于口腔肿瘤、口腔黏膜疾病、梅毒及结核等特殊感染的诊断。

（6）其他：可根据病情需要选择实验室检查、超声波检查、同位素检查等。

四、口腔科护理诊断

（1）营养失调。
（2）有感染的危险。
（3）口腔黏膜改变。
（4）体温过高。
（5）语言沟通障碍。
（6）自我形象紊乱。
（7）知识缺乏。
（8）疼痛。
（9）焦虑。
（10）潜在的并发症。
（11）喂养困难。

第二节　口腔科护理管理

一、口腔门诊管理

（1）负责口腔科开诊治疗前、后的准备工作。密切配合医生的治疗工作，准备所需的物品及器械。
（2）协助医生进行口腔手术、洁牙、处置等工作。
（3）保持诊室环境整洁、就诊环境安静，维持就诊秩序。在诊疗期间做好口腔科的卫生宣教工作。
（4）按要求做好口腔科消毒隔离工作，防止交叉感染发生。
（5）认真执行各项规章制度和技术操作常规，严格查对制度，严防差错发生。
（6）负责领取保管科内药品、材料、器械，以及维护保养口腔综合治疗台和其他物品等。
（7）根据患者的诊疗需要，做好光固化灯和其他器材的准备工作。
（8）根据患者的诊疗需要，做好印模、修复等材料的准备工作。
（9）经常观察门诊就诊患者，发现异常立即报告医生，配合处理。

二、口腔颌面外科病房管理

（1）主动、热情地接待新入院患者，介绍住院须知、病房环境及有关制度，并介绍科主任、护士长等。安排床位，通知主管医生。

（2）患者入院后立即为其测量体温、脉搏、呼吸，每日 2 次，连续 3 天正常后改每日 1 次。体温 37.5 ℃以上者，每日测量 4 次；39 ℃以上者，每 4 h 测量 1 次，正常 3 天后改每日 1 次。急诊危重患者，应立即通知值班医生，并做好抢救准备，配合医生积极抢救，同时做好护理记录。

（3）根据病情及医嘱给予合适饮食指导及护理。

（4）嘱患者注意口腔护理，每次饭后用漱口水或生理盐水漱口，必要时做口腔护理。

（5）嘱患者每周洗头、洗澡、剪指（趾）甲 1 次。对长期卧床患者，注意皮肤护理。

（6）保持病室清洁、整齐、安静、舒适、通风良好，温度适宜，保持在 18~20 ℃为宜。

（7）按医嘱留取检验标本送检。

（8）做好卫生宣传教育，给予出院患者治疗和护理指导，以巩固疗效，促使康复。

第三节　口腔科医院感染管理

医院感染是指患者及医务人员在医院内获得的感染，其已成为口腔科诊疗过程中面临的严重问题。

一、口腔科医院感染的来源、传播途径及管理

（一）口腔科医院感染的来源

在口腔门诊中，医院感染的来源不确定，有到口腔科就诊时患有传染性疾病者或传染性疾病前驱期患者，也有带有致病菌的健康带菌者。患有传染病者就诊时，往往隐瞒病情，医生很难通过问诊了解所有病史，不可能问诊前对就诊者进行传染病致病菌检测，也不可能将艾滋病、乙型肝炎和结核等传染病患者及致病菌携带者与其他患者区别对待，且若同一患者的复诊次数越多，发生医院感染的可能性越大。

（二）口腔科医院感染的传播途径

病原体传播途径主要由患者、医护人员、就诊环境、医疗设备四个方面共同构成。

1. 患者传播

患者唾液、血液、龈沟液等，极易造成交叉感染，口腔疾病的诊疗操作大多数是在口腔内进行的，口腔医师的手及治疗器械不可避免地频繁接触患者的唾液和血液，受污染的可能性大大增加。

2. 医护人员传播

医护人员被传染致病或受污染，尤其个别医护人员专科素质欠缺，无菌观念不强，消毒灭菌意识淡薄，且自身防护意识缺乏，不遵守口腔消毒隔离制度。许多医护人员普遍认为口腔本身即是一带菌区域，且再生能力强，一般不会导致感染，在诊治患者期间不认真洗手，就诊过程接触非治疗区而被污染。

3. 就诊环境传播

口腔科门诊治疗过程中会产生大量的细菌通过空气传播，污染环境。如使用超声波洁治器或涡轮手机时，在手术部位的血液和唾液仍能形成大量飞溅物，这些物质可通过空气从手术部位向周边传播至少 0.46 m 的距离。诊室门、把手、水龙头、地面、医疗废物等都是易污染物而成为被忽视的传播途径。

4. 医疗设备传播

口腔科门诊涉及的诊疗器械和设备繁杂，涡轮手机易导致患者口腔中的唾液、微生物、切割碎屑、血液等回吸入手机内部，并可经接头处进入综合治疗台水气路系统，并可以在综合治疗台的管道侧壁形成一层微生物膜。牙科手机与各种器械如拔牙器械、车针接头等可被患者口腔微生物污染，微生物可以在手机内部死角处定居并形成菌落，这也是造成交叉感染的途径。口腔治疗过程中用到的其他设备如光固化机、洁牙机头和洁牙机手柄、根管测量仪，托盘、综合治疗椅拉手、灯把、三用水枪的手柄都是造成交叉感染的途径。用于口腔治疗的小器械种类繁多且较精细，如车针、扩挫针等，不易清洗、消毒，同时口腔器械使用频率高、周转快，这些都给消毒灭菌带来了一定难度。

（三）医院感染的管理

加强普遍性预防隔离原则：实施“标准预防”。加强医护人员自身防护意识，自觉遵守各项技术操

作规范，严格执行消毒隔离措施，减少安全隐患的发生。接触可能具有潜在感染危险性的血液、体液、分泌物、排泄物后，医务人员都应有必要的保护措施，以防止医务人员之间、患者之间、医患之间发生交叉感染。

1. 空气与物体表面的感染控制方法

为减少环境中的气雾污染，在治疗前应让患者含漱口液。治疗室内物品应摆放整齐，保持清洁无灰尘、无血迹。每日常规紫外线照射 1 次，60 min/次，每周 1 次用 75%乙醇纱布擦拭紫外线灯管；各诊室间的拖把、抹布固定使用。

2. 加强诊疗环境布局，区域划分明确，完善口腔感染工作流程

口腔医疗环境可分为治疗区、消毒区、医疗废物区 3 个区。治疗区在综合治疗台附近，应严格进行卫生处理，常规用中效消毒剂消毒。手机托、三用枪、照射灯手柄及开关、痰盂等，在治疗每个患者后常规消毒；使用橡皮障，它是避免患者口腔唾液与医生接触的最好方法。地面应在每天工作结束后清扫。医疗废物分类收集，及时清理。

3. 各种治疗设备与器械的感染控制方法

（1）水路处理往往被忽视，为防止水路污染，在治疗每个患者前后冲洗水路 30 s；每天早晨用流动水冲洗三用枪及软管 1~5 min；使用防回吸手机。

（2）各种治疗设备如三用枪、照射灯手柄及开关等使用前用一次性薄膜覆盖，使用后去掉，再用中效消毒剂进行消毒。

（3）加强口腔器械清洗、消毒、灭菌是关键，也是工作中的难点。口腔器械在每次使用后进行有效处理，尤其是中空器械及小器械。口腔科应配备高压预真空消毒机，注油养护、封包、灭菌全套设备，大力提倡口腔器械全封闭、清洗、消毒新概念。污染器械均应先进行初消毒（含氯消毒液或 2%戊二醛浸泡消毒）、自来水冲洗后再用多酶超声清洗，按操作流程进行打包、封袋，并在包装上详细标记消毒灭菌时间和有效期。车针等小器械均进行严格消毒灭菌处理。要配置足够数量的使用器械，做到一人一用一消毒（灭菌），以确保器械使用后真正达到清洁、养护及消毒灭菌效果且使用器械能够正常周转。

4. 注意医护人员自身防护及手的消毒

定期进行健康检查，对结核菌素试验阴性及乙型肝炎血清免疫学指标阴性者进行疫苗接种，防止在诊疗过程中手被锐器刺伤，使用过的针头应立即放入耐刺的容器中，进行无害化处理。医生尽可能详细问诊，了解患者的所有病史，尽可能在诊疗操作前采集有关病史，进行必要的检查，以了解患者的其他健康状况，必要时采取有针对性的防护措施。禁止在工作间饮食、吸烟或用手触摸眼、口、鼻；医生操作时应穿工作服，戴手套、口罩、保护性眼罩，正确处理污染器械。在口腔临床，医护人员的手是口腔微生物传播的重要载体。为尽量减少手上表面微生物的数量，避免交叉感染，最简单的方法就是践行规范的洗手法。为保障医患双方安全，每接诊一位患者更换一次手套。

5. 四手操作

医生严禁接触非治疗区，护士传递各种器械和材料，密切配合口腔治疗操作，四手操作极大地降低了发生交叉感染的概率，减少了环境污染。

6. 保护易感人群

口腔就诊中患有系统性疾病的老人、儿童、孕产妇、身体抵抗力低下者及口腔医护人员易被感染，应加强预防保护措施。

二、口腔科诊疗器械清洗消毒管理

（1）设器械清洗消毒室、诊疗室、操作室。

（2）保持诊室空气流通、环境整洁，每天工作结束后进行空气消毒。

（3）为每位患者诊疗前后必须洗手，诊疗时戴口罩、帽子，原则上需戴手套及防护镜。

（4）器械消毒灭菌按照“去污染—清洗—消毒/灭菌”原则。

（5）诊室地面、物体表面、无影灯拉手每天用500 mg/L含氯消毒剂擦拭，一旦被污染，随时消毒。

（6）口腔检查用口镜、弯盘、镊子、探针、注射器等采用一次性物品。用后先用500 mg/L含氯消毒剂浸泡30 min再作无害化处理。

（7）修复技工室的印模、蜡块、石膏模型及各种修复材料应使用500 mg/L含氯消毒剂浸泡30 min。

（8）进入口腔内的器械一人一套一用一消毒/灭菌。能采用压力蒸汽灭菌的避免使用化学灭菌剂。

（9）灭菌器每月生物监测一次，空气、物体表面、手、消毒用品每月培养微生物一次。

（10）每日对化学灭菌剂进行有效浓度监测。

（11）污染、清洁、无菌物品分开存放，严禁重复使用一次性物品。

第四节　口腔科手术患者常规护理

导学视频

一、口腔科一般护理常规

（一）病情观察要点

（1）术前观察患者口腔颌面部病变部位的情况。

（2）严密观察术后全身麻醉未清醒患者的生命体征、神志及瞳孔变化。

（3）观察术后伤口情况：是否有渗血、组织肿胀等，呼吸道是否通畅，防止舌后坠和喉水肿。

（4）观察术后引流物量、色、性质变化，做好记录。

（5）观察患者及其家属的社会、心理状态。

（二）主要护理诊断及相关因素

（1）疼痛：与龋病、炎症、骨折、外伤、肿瘤、溃疡等有关。

（2）潜在并发症——伤口裂开、感染。

（3）语言沟通障碍：与疾病本身引起张口受限、口腔内手术禁止发言及腭裂导致说话不清等有关。

（4）自我形象紊乱：与疾病本身、手术、外伤引起面部外形变化等有关。

（5）营养失调——低于机体需要量：与张口受限、咀嚼及吞咽困难有关。

（6）清理呼吸道无效：与颌面外伤、术后颌面包扎过紧，不能有效地清理呼吸道等有关。

（三）针对主要护理诊断采取的措施

1. 疼痛

（1）认真评估疼痛的部位、性质、程度。协助患者采用恰当的无创的解除疼痛措施，如松弛法、注意力转移法、皮肤冷或热刺激法。必要时根据医嘱使用镇痛药。

（2）对疼痛的预期发展情况加以说明，如颌面部骨折、手术伤口疼痛持续期限。

（3）为患者提供安静舒适的休息环境。急性期感染严重者应卧床休息，尽量少说话，减少活动，避免不良刺激。

（4）治疗原发病灶，祛除病因。

2. 潜在并发症——伤口裂开、感染

（1）术前3天使用1 ：5000氯己定或1%诺氟沙星漱口。牙结石过多者应行牙洁治，去除口腔病灶。

（2）指导或帮助患者做到进食后立即清洁口腔，去除食物残渣，保持口腔清洁。

（3）伤口有负压引流管者，保持其通畅有效，防止无效腔形成。

（4）遵医嘱应用抗生素，预防感染。

（5）对于口内有伤口及张口受限的患者，应给予流质及半流质软食，不吃过硬、过粗的食物。

（6）注意保护伤口：防碰撞，避免小儿大声哭闹，术后给予正确的喂养方法。

（7）增加营养摄入，增强机体抵抗力。

3. 语言沟通障碍

（1）鼓励沟通障碍的患者用文字或手势表达和交流。

（2）腭裂修复术后12个月进行正确的语言训练，训练方法参见“先天性腭裂患者的护理”。

4. 自我形象紊乱

（1）引导患者正确对待面部外观的改变，鼓励患者保持积极向上的心理状态。

（2）向颌骨切除后可导致颌面部外形改变者，介绍有关术后恢复知识，及早进行义颌修复，恢复颌面部外形。

5. 营养失调——低于机体需要量

给予高营养、高维生素、高蛋白质的饮食，不能由口进食者，可进行管饲，必要时遵医嘱静脉补充营养。

6. 清理呼吸道无效

（1）全身麻醉未清醒的患者去枕平卧，头偏向健侧，防止分泌物、呕吐物及血液吸入呼吸道。

（2）麻醉清醒后，嘱患者保持半坐卧位，以利于排痰及排除口内分泌物；术后指导患者用合适的方法咳痰。

（3）观察口内伤口有无渗血或出血。及时清除口、鼻、咽腔及气管分泌物、呕吐物及血液，以保持呼吸道通畅。

（四）重点沟通内容

1. 语言沟通

“您觉得口腔内分泌物多吗？”

“您觉得口腔内有异味吗？”

“您在用药后疼痛减轻些了吗？”

2. 非语言沟通

（1）监测患者生命体征，观察神志、瞳孔。

（2）查看口腔颌面部专科情况。

（3）指导或帮助患者做到进食后立即清洁口腔，去除食物残渣，保持口腔清洁。

（五）健康指导

（1）告知患者及其家属有关摄取足够营养和增加食欲的技巧。

（2）针对手术和术后恢复情况做相应的健康指导。

（3）遵医嘱定期来医院复查，不适随诊。

二、口腔科手术患者术前护理常规

（1）评估患者心理状况及对疾病的认知程度，向患者及其家属介绍病因、病情、治疗方法、手术目的、术前准备以及术后注意事项，消除患者顾虑及恐惧心理，使其树立战胜疾病的信心，主动配合治疗和护理。

（2）协助医生做好各项检查及配血等。手术前一天做好术野准备，须植皮或植骨者，应做好供皮或骨区皮肤准备。

（3）嘱患者做好全身清洁卫生工作，保持口腔清洁。告知患者口腔内手术前应行洁牙术，嘱患者早晚刷牙及饭前和饭后漱口，戒烟酒，预防术后伤口感染。

（4）嘱患者手术前一天洗澡、更衣。做青霉素及普鲁卡因过敏试验并记录。

（5）嘱患者术前 6 h 禁饮食（夏季术前 4 h 禁水）。必要时术前晚用适量镇静剂，保证患者充分休息。

（6）手术前一天晚及术晨为患者测体温、脉搏、呼吸、血压，如有体温升高或女性月经来潮等，应报告主管医生，暂停手术。

（7）准备好术中用药、X 线片等。嘱患者术前排空大小便，并按医嘱用药；必要时，留置导尿管。

（8）告知需行全麻及口腔内手术的患者取下义齿，以免麻醉后义齿脱落而阻塞呼吸道。嘱女患者取下发夹，以免损伤皮肤。贵重物品，代为保管。

（9）备齐抢救药品和器材，如氧气、吸引器、开口器、舌钳等。按术后体位需要及麻醉方式准备病床。

（10）小儿唇、腭裂术前，指导患儿家长应用滴管或汤匙进行人工喂饲训练，以适应术后进食方式。

三、口腔科手术患者术后护理常规

（1）与麻醉师床前交接并安置患者，了解术中情况，测量血压、脉搏、呼吸，清点物品并记录。

（2）局麻患者取半坐卧位。全麻患者未清醒前应取平卧位，头偏向一侧并专人守护。每 15~30 min 测量脉搏、血压、呼吸 1 次，直至清醒。填写护理记录单。患者清醒后，可根据病情改变体位。

（3）对于全麻及儿童患者，术后床旁备吸引器，及时擦净或清除呕吐物或分泌物，保持呼吸道通畅。颞下颌关节成形术 24 h 后仍呕吐不止者，应考虑并发脑震荡可能，给予及时处理并详细记录。

（4）手术后 24~48 h 内，按医嘱给予镇静剂或止痛剂。

（5）每日测量体温 4 次，连测 3 天。37.5 ℃以上者，每日测量 4 次；39 ℃以上者，每 4 h 测量 1 次，体温正常 3 天后改每日测量 1 次。

（6）注意观察伤口有无渗血、出血及水肿情况，一旦发现异常，及时通知医生并协助处理。

（7）暴露伤口每日用 3%硼酸酒精或生理盐水清洗 1 次，清除血痂，保持清洁干燥，防止感染。

（8）保持引流管通畅，观察引流物性质和量。妥善固定引流管，防止受压或脱出。

（9）伤口加压包扎，松紧度要适宜，如有松脱或过紧，均要及时处理。

（10）注意患者口腔卫生。危重患者，早、晚各做口腔护理 1 次，一般患者给漱口药水，饭后漱口，每日 3~4 次。

（11）根据手术类型给予高热量、高蛋白流质、半流质饮食或普食。保证每日液体量达 2500~3500 mL。无吞咽困难者，可用吸管；不能吞咽或颌骨制动者，经鼻饲或静脉补充。

（12）一般伤口 5~7 天拆线，植皮术伤口 9~10 天拆线。

第五节　口腔卫生保健

世界卫生组织（WHO）把口腔健康作为人体健康的十大标准之一。口腔健康状态是反映生命健康质量的一面镜子，是人类现代文明的重要标志之一。然而，口腔疾病在全世界却呈泛滥趋势，早期易被忽视，但严重者甚至会引发全身感染、心肌炎、肾炎等。龋齿已被联合国世界卫生组织（WHO）列为继癌症、心血管疾病之后的人类三大重点防治疾病之一。

1946 年，世界卫生组织将口腔健康定义为拥有一副完全健康的牙列（有 32 颗正常的牙齿，没有牙周或其他软组织病损）。

1981 年，世界卫生组织制定的口腔健康标准是牙齿清洁、无龋洞、无疼痛感、牙龈颜色正常、无出血现象。

个人口腔卫生保健的作用是保持口腔清洁，养成良好的口腔卫生习惯，从而增进口腔健康。口腔卫生对牙龈炎和牙周病的预防有显著效果，对龋病的预防也有一定的效果。总之，从整个口腔健康来看，重视个人口腔卫生保健，是提高口腔健康水平的重要环节之一。

一、口腔卫生

首先要有一个清洁的口腔环境，注意保持口腔的清洁卫生。

（一）唾液

唾液具有保护性功能。

（1）起到润滑剂的作用，覆盖食物、口腔软硬组织。

（2）对机械性、热与化学性损伤起到保护作用，帮助润滑气流、说话与吞咽。

（3）是各种离子的贮存库，离子饱和溶液可促进牙齿再矿化。

（4）缓冲作用：帮助中和牙菌斑的酸度（pH），减少牙脱矿的时间。

（5）清洁作用：清除食物残渣，帮助吞咽。

（6）抗菌作用：有特异的、非特异的抗菌机制，帮助控制口腔微生物。

此外，唾液还有其他功能，如维持口腔生态平衡、凝集作用、帮助软组织修复等。

（二）刷牙

刷牙仍是最普遍的口腔清洁手段，也是把局部氟化物提供给牙面的载体，是 20 世纪 70 年代以来发达国家龋病的发病率下降的重要原因。含氟牙膏的抗龋效果已得到肯定，用含氟牙膏刷牙对龋病与牙周病均有作用。

1. 刷牙的目的

刷牙是保持口腔清洁最主要的方法。刷牙可清除牙齿表面和牙齿间隙的污物和食物残渣，减少口腔内细菌和其他致害物的数量，并防止牙石的沉积。通过刷牙，给予牙齿及牙周组织以适当的按摩和刺激，促进牙龈组织的血液循环，加快牙齿及牙周组织的新陈代谢，增强上皮细胞的角化程度，提高牙龈表面组织的抗病能力。

2. 刷牙的次数

我们提倡早晚刷牙，饭后漱口。刷牙的次数以每天 2 次为好，即早晨和晚间睡觉前刷牙。刷牙有利于去除牙菌斑及牙龈健康，刷牙的质量比次数更重要，每天用含氟牙膏刷牙 2 次比不常刷牙的效果更好。

早晨刷牙可以清洁牙面，改善口腔气味，提升食欲。因为人在入睡后，口腔处于静止状态，唾液分泌减少，口腔自洁作用差。滞留的食物残渣会使细菌滋生，易导致牙齿及牙周组织受到侵害，所以晚上临睡前刷牙可清除一日内积存于牙齿上的残渣，保持牙齿干净，减少细菌残留，且保持口腔清洁的有效时间最长。可见，晚上睡前刷牙是保护牙齿健康的重要措施之一。

3. 刷牙的方法

掌握正确的刷牙方法可以使我们更好地清洁牙齿，而又不会造成牙周、牙体组织损伤。不论用哪一种方法，应避免刷牙用力过大。临床上推荐的刷牙方法有以下几种：

（1）水平颤动法：又称巴斯刷牙法，将刷头置于牙颈部，刷毛指向牙根方向（上颌牙向上，下颌牙向下），刷毛与牙长轴大约成45°角，轻微加压，使刷毛部分进入牙龈沟内，部分置于牙龈上。从后牙颊侧以2~3颗牙为一组开始刷牙，用短距离（2~3 mm）水平颤动的动作在同一部位数次往返，然后将牙刷向牙冠方向转动，拂刷颊面。刷完第一个部位后，将牙刷移至下一组2~3颗牙的位置重新放置，注意与前一个部位保持重叠的区域。继续刷下一个部位，按顺序刷完上下牙的唇（颊）面。用同样的方法刷后牙的舌（腭）面。刷上前牙舌面时，将刷头竖放在牙面上使前部刷毛接触牙龈，自上而下拂刷。刷下前牙舌面时，自下而上拂刷。刷咬合面时，刷毛指向咬合面，稍用力做前后来回刷的动作。其优点为能清洁牙颈部及龈沟内菌斑，是一种比较好的刷牙方法。

（2）旋转刷牙法：即常说的竖刷法，刷牙齿内外侧面时，刷毛位于牙齿和牙龈交界处，呈45°角，然后将牙刷沿牙龈向牙冠方向转动。刷咬合面时，刷毛可压在牙面上左右旋转，每组牙位旋转五次以上。使用这种刷牙法时刷毛可对牙龈起到按摩作用，可促进牙龈的健康。其优点为对正常牙列清洁效果好且容易掌握，因此常推荐儿童使用。

（3）生理刷牙法：该法与旋转刷牙法类似，在刷牙的内外侧面时，方向正好相反，此时刷毛应从牙冠方向刷向牙龈方向。而在刷牙的咬合面时，刷毛的旋转与旋转刷牙法一致。使用这种刷牙法时，刷毛对牙龈的按摩作用类似于咀嚼纤维性食物对牙面的按摩作用，可促进牙龈的健康。

4. 刷牙的次序

（1）分区进行：上下颌分为上、下、左、右四个大区，每个大区分为唇颊面、腭舌面、咬合面三个小区。

（2）系统次序：依照一定次序刷牙，避免遗漏，清洁每一颗牙齿的每个牙面。

（3）重复洗刷：每个小区重复洗刷8~10次。

5. 牙刷的选择

市场上牙刷的种类很多，可根据手灵活度、牙齿排列情况、牙周健康状况及个人喜好来进行选择。大部分软毛尼龙丝牙刷对预防口腔疾病都有效果；电动牙刷对特需患者的效果更好，如手灵巧性受限的人，正畸患者等；振动/旋转动作与反转动作的电动牙刷对控制龈炎比手动牙刷更有效；其他电动牙刷不推荐应用。

6. 牙膏的选择

随着社会科学技术的进步，牙膏种类越来越多，而且其清洁健齿功能也越来越完善。目前，市场上出售的牙膏种类繁多，如氟化物牙膏有抗酸、防龋促进矿化、增强釉质抗龋病的作用。洗必泰牙膏已广泛用于牙周病和龋病的预防；中药牙膏对防治牙周病及牙本质过敏症有一定疗效。

（三）口腔卫生辅助方法

辅助方法一般对刷牙达不到的部位有必要，但并非每个人都需要。

1. 牙线

刷牙附加用牙线清洁牙齿，对成人牙龈健康比只刷牙更好。用牙线的理想次数并没有确定，一般来说一天一次即可；由于牙缝变宽，牙线的作用就降低了；不同种类的牙线并没有明显的差异；儿童用牙线对牙龈健康并不产生额外的效果；目前没有推荐用牙线的适当年龄。

2. 木制牙签

刷牙并用牙签辅助，比单独刷牙对减少牙龈出血有较大作用。牙签尖端朝着牙齿咬合面方向用力；牙签抵在牙面上，向咬合面方向剔拨；力度要轻，防止牙龈损伤。

3. 牙间刷

当有足够的间隙允许使用时，牙间刷是好的牙邻间清洁工具，然而并没有研究证实其作用优于其他牙间工具或者单纯刷牙。清除牙邻面菌斑与食物残渣，适用于重度牙周病、戴矫治器、固定修复、行种植牙的患者。

4. 漱口

漱口是保持口腔清洁的简易方法。作用是清除食物碎片和部分污物。如果口腔有疾病，含漱加入药物的漱口剂，有一定的治疗作用。

二、口腔保健

（一）叩齿、鼓漱、牙龈按摩对口腔保健有益处

叩齿是中医养生按摩的一种功法，也是牙齿保健的一种有效措施。叩齿可以增强牙齿支持组织的气血活动，促进健康，也能刺激唾液的分泌，清洗牙面。鼓漱也是中医传统的口腔保健法，能使牙面和口腔黏膜表面清洁干净，增强牙齿和口腔的抵抗力。牙龈按摩可以促进牙周组织的血液循环，使牙齿支持组织的代谢增强，相应地增强牙齿牙龈的抗病能力。

（二）纠正不良口腔习惯，预防口腔疾病的发生

不良口腔习惯主要影响牙位的正常排列和颌骨的正常发育，还可成为龋病、牙周病等口腔疾病的致病因素，加速疾病的进展。

1. 夜磨牙

紧咬牙，可产生异常咬合力作用于咀嚼系统，使牙周组织负担过重，在菌斑作用下，可加重牙周组织损害。

2. 咬粗硬物品

咬指甲、咬唇、吮指等不良习惯可加重牙周组织负担，造成牙龈退缩，从而引起或加重牙周病。

3. 偏侧咀嚼习惯

偏侧咀嚼时，非咀嚼侧牙齿缺少咬合刺激，造成使用性牙周萎缩，同时牙面堆积大量菌斑、牙石，使牙龈发炎，从而引起牙周病。

4. 不良刷牙习惯

牙刷的刷毛太硬、刷毛倒卷、牙膏颗粒太粗，以及刷牙方法不正确等均可造成牙体缺损或牙龈退缩。

5. 口呼吸

有此习惯的患者多有上前牙牙龈肥大、牙龈炎等表现。为了牙齿的健康，应克服和纠正这些不良习

惯，加强口腔卫生保健意识。

（三）多吃粗糙或纤维性食物和适当控制糖类食品

多吃粗糙食物，可以增强自洁作用和按摩作用，充分发挥咀嚼运动所形成的生理刺激作用，增强牙体和牙周组织的抵抗力，促进颌骨的正常发育。

合理的营养对于保障口腔健康、预防口腔疾病是十分重要的。尤其对于妊娠期、哺乳期的妇女及正在发育的儿童，更应注意摄入的营养物质要丰富。但也不是营养物质越多越好，有些营养物质不足或过多，都会对健康产生不良后果。如糖是一种营养物质，适当吃是必要的，但不能过量食用，更不应在饭前或睡前吃，饭前吃糖影响食欲，睡前吃糖会给细菌发酵产酸创造有利条件，诱发龋齿。因为富有黏性或精致的碳水化合物，如糕点、饼干、糖果等均较易滞留附着牙面，又容易发酵，易导致发生龋齿。因此，适当控制糖类食物也是有效的防御措施之一。

（四）定期做口腔健康检查

口腔疾病多为慢性疾病，早期症状不明显，易被忽视。因此，定期做口腔健康检查，早期发现、早期治疗，在预防医学上有重要意义。一般成人每年查一次，儿童和孕妇每隔半年查一次。替牙期儿童的磨牙可做预防性窝沟封闭及根据需要涂布防龋药物等。

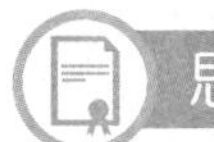

思考题

考试系统

1. 简述口腔检查的方法。
2. 简述口腔科护理管理的要点。
3. 简述口腔科诊疗器械清洗消毒的方法和步骤。
4. 简述口腔科手术患者术前术后的护理。
5. 何谓四手操作？
6. 为患者做口腔检查时如何调整合适的椅位？
7. 简述拔牙后的护理。
8. 试述口腔卫生保健的方法。

第九章　口腔科常见疾病患者的护理

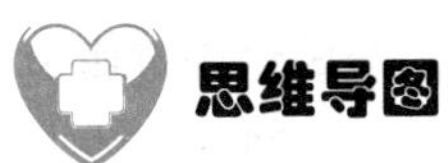

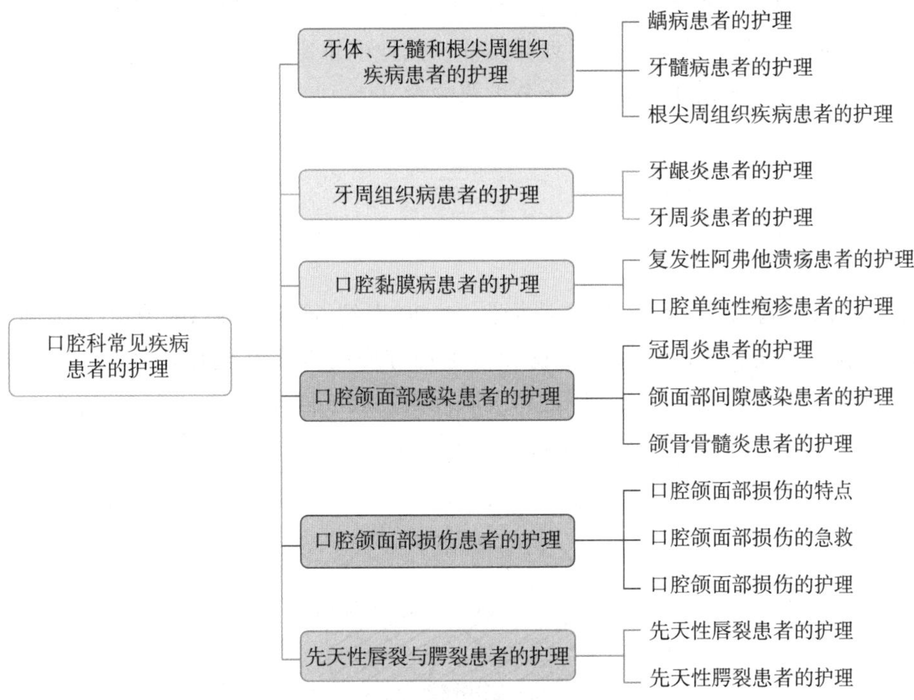

第一节　牙体、牙髓和根尖周组织疾病患者的护理

导学视频

素质拓展

龋病的预防保健

习近平总书记在党的十九大报告中提出“实施健康中国战略”“坚持预防为主，深入开展爱国卫生运动，倡导健康文明生活方式，预防控制重大疾病”。龋病是口腔的常见病，世界卫生组织将其与癌症、心血管疾病并列为人类三大重点防治疾病。国家针对儿童龋病患病率高、口腔健康知识和行为养成率低的特点，以及中西部地区口腔卫生服务能力较弱的情况，启动了中西部地区儿童口腔疾病综合干预项目等，从而有效地降低了儿童的患龋率。据第四次全国口腔健康流行病学调查结果反馈，我国各类人群整体患龋率下降，表明我国在口腔预防保健工作上取得了阶段性成果。

学习目标

1. 掌握牙体、牙髓和根尖周组织疾病的概念和主要症状、治疗要点、护理措施。

2. 能熟练运用护理程序评价牙体、牙髓和根尖周组织疾病患者，正确书写护理计划，提出护理诊断，采取正确的护理措施。

一、龋病患者的护理

龋病（dental caries）是在以细菌为主的多种因素影响下，牙体硬组织发生慢性、进行性破坏的一种疾病。患龋病的牙齿称为龋齿。龋病是人类的常见病、多发病之一，在各类疾病中，龋病的发病率位居前列。不同地区、民族、年龄、由于调查对象不同，患病率差异很大。据 2015 年第四次全国口腔健康流行病学调查资料显示，3~5 岁儿童乳牙患龋率为 62.5%；12~15 岁青少年患龋率为 41.9%；35~44 岁与 65~74 岁年龄组患龋率高达 89%和 98%。由于龋病病程进展缓慢，在一般情况下不危及患者生命，因此不易受到人们的重视。实际上龋病给人类造成的危害特别大，特别是龋病向纵深发展后，可引起牙髓炎、根尖周炎、牙槽脓肿、颌骨炎症等一系列并发症，以致严重影响全身健康。因此，早期检查、早期发现、早期治疗，对龋病的预防和保健具有十分重要的意义。

【疾病概况】

（一）病因与发病机制

目前被普遍接受的龋病病因学说是四联因素学说。20 世纪 60 年代 Keyes 在化学细菌学说的基础上提出龋病的三联因素，即龋病是由细菌、食物和宿主三方面的因素共同作用产生的。20 世纪 70 年代 New brun 认为必须将时间因素考虑进去，因此将三联因素发展成四联因素，即龋病的发生为细菌、食物、宿主、时间共同作用的结果。四联因素学说比较全面地阐述了龋病发生的基础和根本原因（图 9-1）。

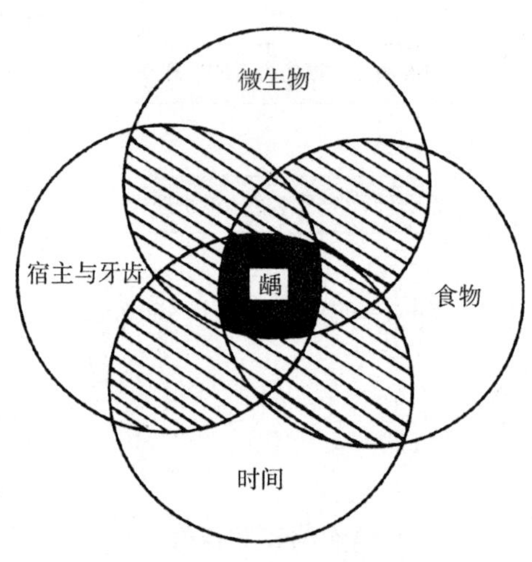

图 9-1 龋病的四联因素

1. 细菌因素

大量证据已表明，细菌的存在是龋病发生的先决条件。口腔中的主要致龋菌是变形链球菌，其次是某些乳酸杆菌和放线菌。变形链球菌必须在牙菌斑存在时才能导致龋病。牙菌斑是指黏附在牙齿表面或口腔其他软组织上的微生物群。它由大量的细菌、细胞间物质、少量白细胞、脱落上皮细胞和食物残屑等组成。菌斑深处缺氧，碳水化合物的代谢不完全，使致龋菌产生各种有机酸，在这些酸的作用下，牙齿硬组织发生脱矿，形成龋病。

2. 食物因素

食物与龋病的关系十分密切，粗制食物不易黏附在牙面上，并且对牙齿表面有不同程度的摩擦和清洁作用。精制的食物，尤其是黏性食物，易附着于牙齿表面，成为菌斑的主要物质。许多调查资料都显示食物中与龋齿发生关系最密切的是糖类，尤以蔗糖及其他低分子量的糖的作用最明显，因为糖类食物易被致龋菌分解成酸，形成黏性多糖类，黏附于牙面，所以糖类食物是致龋的基质。

3. 宿主因素

宿主因素主要包括牙齿、唾液与机体的全身状态三个方面。

（1）牙齿：牙齿的形态、结构、排列和成分都与龋病的发生有关。釉质发育不全、釉质钙化不全、氟斑牙、四环素牙均易患龋。牙齿的窝、沟、邻面、牙颈部等处易形成菌斑，而且不易去除，是龋的好发部位。牙齿排列不齐、错位、扭转、接触不良等都能造成“滞留区”，成为龋病的发病条件。

（2）唾液：唾液对维持口腔正常 pH、保持牙面完整性、促进牙的再矿化有着重要作用。唾液的质与量的变化，缓冲能力的大小以及抗菌系统的变化，都与龋病的发生过程有着密切的关系，正常成年人每天分泌唾液的量为 1~1.5 L，对牙齿有良好的清洁作用，如果唾液的分泌量减少、流速慢，则容易患龋。唾液中的重碳酸盐可中和细菌所产生的酸，其中所含的无机盐可以通过离子交换使牙釉质中某些脱矿区域再矿化。此外，一些微量元素，如氟、镁、锶等亦有抑制龋病的作用。

（3）全身状态：宿主的全身健康与龋病的发生也有密切的关系，全身慢性病患者的患龋率比健康人明显增高。

4. 时间因素

龋病的发生和发展是一个缓慢的过程，发病的每一个过程都需要一定时间才能完成。从儿童牙齿上一个可以勾住探针的早期损害发展为一个临床龋洞，平均需要 1 年半到 2 年左右的时间。2~14 岁这段时间是乳恒牙患龋的易感期。另外，菌斑从形成到具有致龋力也需要一定时间，因此，保持口腔卫生对预防龋病有着重要的意义。

龋病的发生是牙对菌斑及其代谢产物的反应，主要变化是牙体硬组织脱矿，脱矿后的有机物受各种酶的作用而分解，使牙齿原有结构被破坏。随着咀嚼食物时食物不断地撞击、唾液不断地冲洗，最终组织崩解而形成龋洞。这种破坏的过程是由表向里缓慢进行的。

（二）治疗原则

尽早治疗龋病，恢复牙齿的形态与功能。早期釉质龋可采用非手术治疗方法，即可采用药物治疗的方法抑制龋病的发展。有组织缺损时可采用修复性治疗的方法即充填术，以恢复牙的形态及功能。深龋近髓时，先采取保护牙髓的措施再进行修复治疗。

【护理评估】

（一）健康史

了解局部情况如口腔卫生状况及卫生习惯，如果是小孩尤其要询问其有无睡前吃甜食的习惯；如疼痛，则需要了解是自发性痛还是激发性痛、疼痛与冷热刺激是否有关。同时注意全身总体情况如系统疾病、过敏史、女性月经史、身高、体重、二便等情况和精神状态等。

（二）身体状况

龋病的临床特征是牙体硬组织的色、形、质改变。其病变过程是从牙釉质或牙骨质表面开始，由浅入深逐渐累及牙本质，呈连续破坏过程。临床上为了方便治疗，根据龋损程度分为浅龋、中龋及深龋（图9-2）。

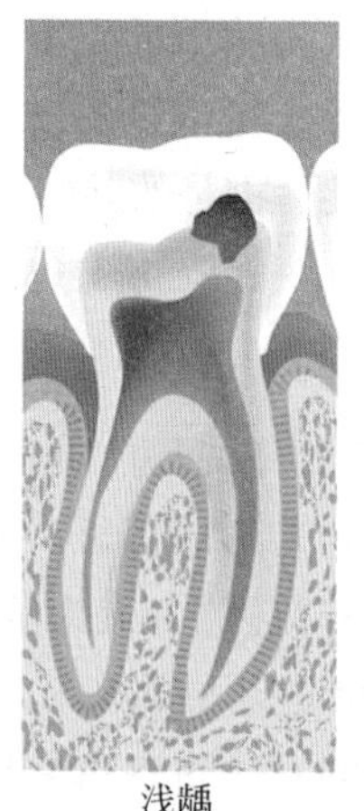

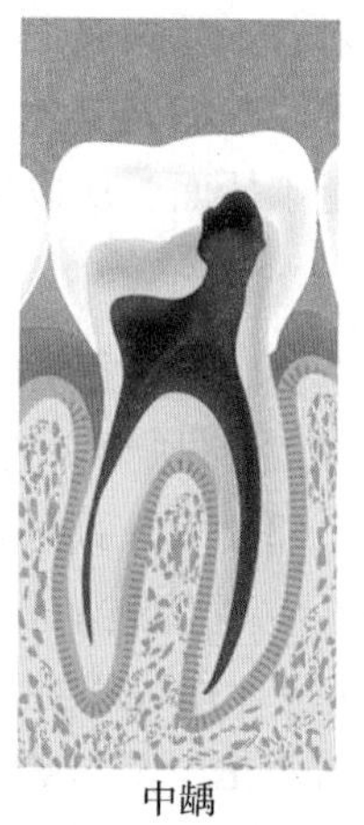

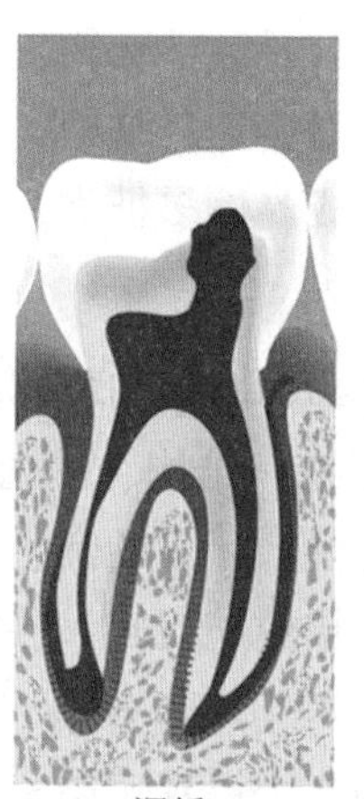

图9-2　龋病的三个阶段

1. 浅龋

龋蚀只限于牙齿的表层即牙釉质或牙骨质。患者无明显自觉症状。初期表现为牙齿表面脱钙失去固有的色泽，呈白垩色改变，继之呈黄褐色或黑色，探诊有粗糙感或有浅层龋洞形成。

2. 中龋

龋蚀已进展到牙本质浅层，形成龋洞，龋坏部位为黄褐色或黑色，洞内除了有较多的软化牙本质外，还有食物残渣、细菌等，患者对冷、热、酸、甜等刺激较为敏感，其中对冷的刺激尤其敏感，但去除外界刺激后，症状即可消失。

3. 深龋

龋蚀进展到牙本质深层时为深龋，龋坏部位为黄褐色或黑色，已形成深龋洞，探查龋洞时酸痛明显，由于深龋病变接近牙髓，所以患牙对温度变化及化学刺激敏感，食物嵌入洞内压迫发生疼痛，但刺激去除后疼痛立即消失，无自发性痛。

（三）辅助检查

（1）牙髓活力测试：通过冷热刺激或电活力测试了解牙髓的状况，以确定治疗方案。
（2）X线检查：可借助X线片检查有无邻面龋或颈部龋，了解龋洞的深度。
（3）透照检查：用光导纤维装置进行透照检查，能直接看到龋损部位和病变深度和范围。

（四）心理社会状况

由于龋病病程缓慢，不会影响患者生命，因此不易受到患者的重视。龋病初期患者无自觉症状，常不知道自己已患有龋病，所以多数患者是在牙齿出现龋洞，食物嵌塞引起疼痛时才来就医。还有的患者认为“牙痛不是病”或患者对钻牙存在恐惧心理，在牙痛时自行服药，没有及时到医院就诊，延误了治疗时机，从而导致发生牙髓炎、根尖周炎、牙槽脓肿等严重的口腔疾病。因此，应注意评估患者的年龄、口腔卫生习惯、口腔卫生保健的认知程度、文化程度、经济状况，以及不愿就诊的原因等。

【护理诊断】

1. 疼痛

与牙本质及牙髓受刺激有关。

2. 组织完整性受损

由龋坏造成牙体硬组织缺损所致。

3. 潜在并发症—牙髓炎、根尖周炎等

与龋病治疗不及时，病情进一步发展有关。

4. 牙齿异常

与牙体硬组织缺损有关。

5. 知识缺乏

与患者对龋病的预防及早期治疗的重要性认识不足有关。

【护理措施】

（一）一般护理

耐心解释病情，介绍治疗方法，提高患者的口腔保健意识，预防疾病的发生。其中充填术是龋病最常用的修复方法，是指用手术的方法去除龋坏组织，制成一定洞形，然后选用适宜的修复材料修复缺损部分，恢复牙齿的形态和功能。

（二）治疗配合

（1）协助患者取合适的体位，根据治疗的需要调节椅位和灯光。

（2）协助医生制备洞形，例如牵拉口角、隔湿、吹干牙面、及时吸唾、保持术野清晰。

（3）遵医嘱调拌所需的垫底及充填材料。

（4）充填完成后将所用的车针、器械清洗消毒后备用。

（5）用硝酸银涂布时，需使用还原剂，使其生成黑色或灰色的沉淀，因该药有较强的腐蚀性，故在操作时注意切勿损伤患者的口腔黏膜。

（三）病情观察

仔细询问患者的主观症状，密切观察患者在治疗过程中的反应，如有敏感、疼痛等，应及时告知医生。

（四）心理护理

热情接待患者，耐心向患者解释病情，介绍治疗方法，消除患者对钻牙的恐惧心理，使其能积极地配合医生完成各项治疗。

【健康教育】

（1）向患者宣传预防龋病的有关知识，增强人们的健康保健意识。

（2）嘱患者保持口腔卫生，养成早晚刷牙、饭后漱口的习惯。尤其是睡前刷牙更为重要，以减少菌斑及食物残渣的滞留时间。指导患者采用正确的刷牙方法。拉锯式的横刷法会导致牙龈萎缩及楔状缺损。

（3）嘱患者定期检查口腔，一般2~12岁的儿童半年一次，12岁以上一年一次，以便早期发现龋病，及时治疗。

（4）嘱患者合理饮食，少吃糖果、饼干等精制糖类，可使用蔗糖代用品，如木糖醇、甘露醇等。鼓励患者多吃富含纤维的食物，如蔬菜等。嘱儿童在临睡前尤其不要吃甜食。

（5）告知患者可采取特殊的防护措施，如饮水和饮食中加氟防龋、使用含氟牙膏以及实行窝沟封闭术等提高牙齿的抗龋能力。

（6）嘱患者保护牙齿，不要用牙咬坚硬、带壳的食物以及开啤酒瓶盖，防止牙损伤。

二、牙髓病患者的护理

牙髓病（dental pulp disease）是指发生在牙髓组织的疾病，是口腔科最常见的疾病之一，根据其身体状况和治疗预后可分为可复性牙髓炎、不可复性牙髓炎和牙髓坏死、牙髓钙化、牙内吸收等。

【疾病概况】

（一）病因与发病机制

1. 细菌感染

细菌感染是引起牙髓炎的主要原因；物理和化学因素刺激以及免疫反应等均可导致疾病的发生。

2. 主要感染途径

深龋是引起牙髓感染的主要途径。龋洞内的细菌及毒素可通过牙本质小管侵入牙髓组织或经龋洞直接进入牙髓而引起牙髓炎。其次是牙周组织疾病，细菌经根尖孔进入髓腔引起逆行感染（图9-3）。

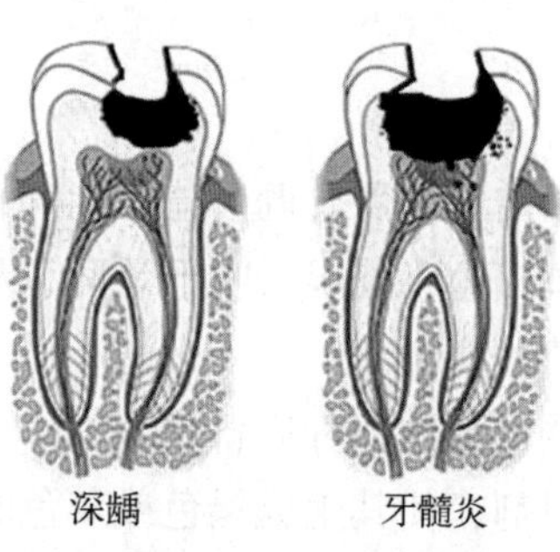

图9-3 牙髓炎主要感染途径

牙髓组织为疏松的结缔组织，四周由坚硬的牙体组织所包裹，仅借狭窄的根尖孔与牙周组织相通，缺乏侧支循环系统，一旦发生炎症，无法得到彻底的引流，使髓腔压力急剧增加，压迫神经，引起剧烈疼痛。同时也使牙髓循环发生障碍，牙髓组织缺氧，容易导致牙髓坏死。

（二）治疗原则

用药物或开髓减压的方法缓解患者的疼痛。尽量保存活髓，如为年轻恒牙且炎症只波及冠髓或部分冠髓者，一般采用盖髓术或活髓切断术；如不能保存活髓应尽量保存患牙，可以行根管治疗术或牙髓塑化治疗等。

【护理评估】

（一）健康史

询问患者有无全身性疾病，如心脏病、糖尿病等，若患者曾感染过传染性疾病，如乙肝或结核病，治疗时要注意防护。同时还要了解患者有无过敏史及患者口内是否有未经彻底治疗的龋齿及牙周病，询问疼痛的性质、发作方式和持续时间。

（二）身体状况

1. 可复性牙髓炎（reversible pulpitis）

可复性牙髓炎主要表现为患牙一般无自觉疼痛，当受到冷、热、酸、甜刺激时立即出现短暂的疼痛，对冷刺激尤为敏感，刺激去除后疼痛随即缓解或消失。

2. 不可复性牙髓炎

按其临床经过分为急性牙髓炎与慢性牙髓炎。

（1）急性牙髓炎（acute pulpitis）：表现为发病急，剧烈疼痛。其疼痛特征为自发性、阵发性剧痛，夜间疼痛加重，患者不能准确定位疼痛部位，若由龋病引起，检查时可探及近髓的深龋，探痛明显。温度刺激可引起剧烈疼痛。当牙髓化脓时对热刺激极为敏感，而遇冷刺激则能缓解疼痛，临床上常见患者口含冷水止痛。

（2）慢性牙髓炎（chronic pulpitis）：临床上最为常见，一般不发生剧烈的自发性疼痛，有时可出现阵发性隐痛或钝痛。患者可有长期的冷热刺激痛病史，常觉得患牙有咬合不适或轻度叩痛，可定位患牙。探诊检查时可探至穿髓孔，且有少量红色血液渗出；若为增生性牙髓炎，可见牙髓息肉。

3. 牙髓坏死

患者一般无自觉症状，主要表现为牙冠变色，牙冠变成灰色或黄色，没有光泽；患牙对牙髓活力测试无反应。

4. 牙内吸收

患者一般无自觉症状，X 线检查可见牙髓组织肉芽性变（图 9-4）。

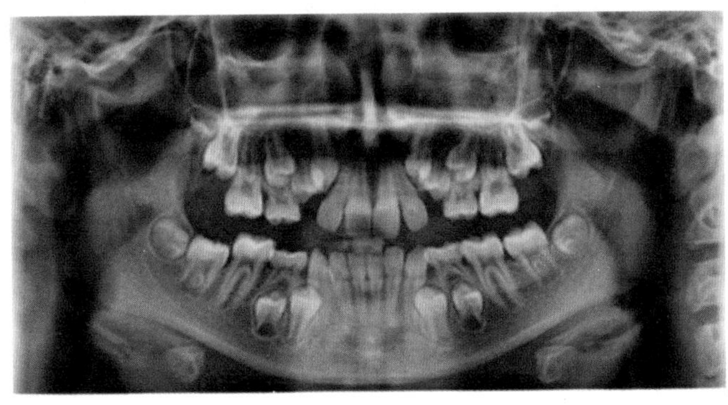

图 9-4　牙内吸收 X 线片

5. 牙髓钙化

一般不引起临床症状。

（三）辅助检查

X线牙片检查可以了解患牙髓腔的形态。用电活力测试牙髓活力、温度试验及叩诊等可帮助确定患牙。

（四）心理社会状况

牙髓炎多由深龋引起，疼痛症状不明显时，患者常常不重视，忽视对龋齿的早期治疗。当急性牙髓炎发作，出现难以忍受的疼痛时，患者才开始认识到严重性，疼痛使患者坐立不安，难以进食，特别是夜间疼痛加重时，患者难以入睡，烦躁不安，求治心切。护士应考虑患者的感受，安排其优先就医。当患者疼痛缓解后应告知患者要重视对龋病的早期治疗。

【护理诊断】

1. 急性疼痛

由炎症引起血管扩张、牙髓腔压力增大，压迫神经所致。

2. 焦虑

与疼痛反复发作且干扰患者睡眠有关。

3. 恐惧

与患者惧怕疼痛或治疗有关。

4. 知识缺乏

缺乏与本病相关的知识。

【护理措施】

（一）一般护理

向患者耐心解释病情，介绍治疗方法，增强患者的口腔保健意识，预防牙髓疾病。

（二）治疗配合

1. 应急止痛治疗的护理

（1）药物止痛：遵医嘱备丁香油或樟脑酚棉球置于龋洞内可以暂时止痛，同时口服止痛药。

（2）开髓减压：是止痛最有效的方法。在局麻下，用牙钻或探针迅速刺穿牙髓腔，使髓腔内的炎性渗出物得以引流，从而降低牙髓腔的压力，缓解疼痛。开髓前，应对患者进行心理安慰，稳定患者的情绪，向其说明钻牙的目的，消除患者的恐惧心理，以取得患者的配合。开髓后可见脓血流出，护士抽吸温热生理盐水协助冲洗髓腔，备丁香油小棉球供医师置于龋洞内，开放引流。待疼痛缓解再进行相应处理。

2. 保存牙髓治疗的护理

牙髓炎早期（可复性牙髓炎）可选择保留活髓的治疗方法，如盖髓术、活髓切断术，操作步骤及护理配合以活髓切断术（图9-5）为例。

（1）用物准备：术前护士准备好开髓车针、高速手机、挖匙、局麻药剂、消毒冲洗剂及盖髓剂、暂封剂等。请患者坐上牙椅，系好胸巾，用漱口水清洁口腔，戴防护眼镜。开髓前要对患者进行心理安慰，稳定其情绪，向其说明钻牙的目的，消除患者的恐惧心理，取得患者配合。

（2）麻醉患牙：抽取局麻药供医师进行局部麻醉。

（3）隔离唾液：治疗全过程为无菌操作，协助医生用橡皮障或棉条隔湿，并及时吸唾，保持术区干燥及术野清晰，防止牙髓组织再污染。

(4) 除去龋坏组织：待麻醉显效后，备挖匙或球钻供医师除去窝洞内腐质，并准备 3%过氧化氢溶液，清洗窝洞。

(5) 揭髓室顶、切除冠髓：医生用牙钻揭开髓室顶，护士协助用生理盐水冲洗髓腔，备消毒药消毒窝洞，用锐利挖匙将冠髓从根管口处切除，如出血较多备 0.1%肾上腺素棉球止血。

(6) 放置盖髓剂：遵医嘱调制氢氧化钙等盖髓剂，覆盖牙髓断面。调拌用具（玻璃板及调拌刀）必须严格消毒，无菌操作。盖髓完成后，调制氧化锌丁香油黏固剂暂封窝洞。术中避免温度刺激及加压。

(7) 永久充填：可于盖髓后观察 1~2 周，若无不适，遵医嘱调制磷酸锌黏固剂垫底或玻璃离子垫底，银汞合金或复合树脂作永久性充填。

3. 保存牙体治疗的护理

牙髓炎晚期（不可复性牙髓炎）没有条件保存活髓的牙齿可选择保存牙体的治疗。治疗方法有牙髓塑化治疗（pulp resinifying therapy）和根管治疗等，本节重点介绍牙髓塑化治疗（图 9-6）。

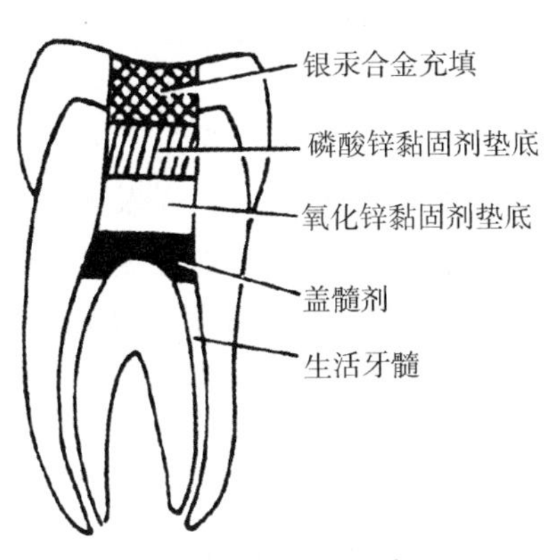

图 9-5 活髓切断术填充物

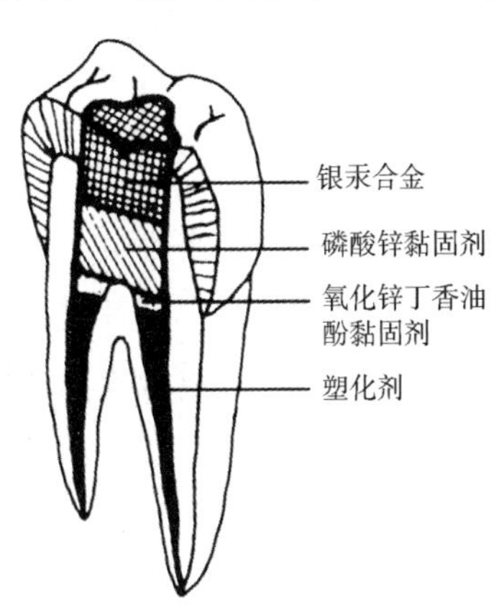

图 9-6 牙髓塑化治疗填充物

牙髓塑化治疗的原理是将处于液态的塑化液注满已拔除大部分牙髓的根管内，使其与管内残存的牙髓组织及感染物质共同聚合，固定成为无害物质留于根管中，从而达到消除病原体、封闭根尖孔管、防治根尖周病的目的。

(1) 用物准备：除充填术使用的器械外，另备拔髓针、2%氯亚明溶液、塑化剂等。

(2) 治疗配合：

①备 2%氯亚明溶液供医生滴加到髓腔内后，再拔除牙髓。使用氯亚明既可消毒根管，溶解腐败的有机物，又可润滑根管，便于器械进入。

②拔髓后备冲洗液冲洗根管，如治疗前患者无叩痛症状，即可进行塑化治疗。

③进行塑化治疗前准备好所需器械及塑化剂（常用酚醛树脂溶液），协助医师进行消毒、隔湿、窝洞冲洗，保持术野清晰。

④遵医嘱配制塑化剂。塑化剂为三种溶液，在进行塑化治疗时，用注射器抽取第一、第二种溶液单体各 0.5 mL 加入第三种溶液催化剂 0.12 mL，摇匀至发热，呈红棕色时即可使用。

⑤选用可通达根尖 1/3 的根管器械，如用光滑髓针蘸取塑化剂送往髓腔，注意防止液体外溢，避免烧伤口腔黏膜及软组织。若发现有塑化剂流失到髓腔外，应立即协助医师用干棉球擦除或进行冲洗，并用碘甘油棉球涂敷患处。

⑥塑化后，调制氧化锌丁香油黏固粉、磷酸锌黏固粉双层垫底，再用银汞合金或复合树脂作永久充填。

(3) 注意事项：

①用器械向髓腔输送塑化剂时，注意不要碰触口唇、口角或滴在口腔软组织上。

②患牙若为远中邻面洞且龈壁较低时，协助医师用暂封材料在远中做假壁后再塑化。

③上颌牙塑化要防止器械掉入咽喉部和药液流向咽部黏膜等事故发生。

④用注射器盛塑化剂时，所用注射器使用前应干燥，以免影响塑化剂质量。用后立即冲洗干净，以免塑化剂凝固，使注射器内管无法抽出。

⑤所配塑化剂应用棕色瓶分别存放，各溶液滴管口径大小要一致，否则将使调配比例不当，影响塑化效果。

（三）病情观察

仔细询问患者的主观症状，密切观察患者在治疗过程中的反应，如有疼痛加重等症状，应及时告知医生并配合护理。

（四）心理护理

在安排就诊时，以和蔼、关心的态度接待每一位患者，告知患者牙髓病治疗的方法、步骤，缓解患者的紧张情绪。治疗前让患者了解口腔治疗的常用器械，治疗时护士可轻握患者的手，消除其恐惧心理。

【健康教育】

利用患者就诊的机会，向患者讲解牙髓炎的发病原因、治疗方法和目的，以及牙病早期治疗的重要性。让患者了解牙髓炎早期如能得到及时正确的治疗，活髓可能得以保存。如牙髓死亡，牙体将失去代谢能力而变性，变得脆而易折，极易导致牙齿缺失。因此，预防龋病及牙髓病，对保存健康牙齿有着十分重要的意义。

三、根尖周组织疾病患者的护理

根尖周组织疾病（disease of periapical tissue）是指牙齿根尖部及其周围组织，包括牙骨质、牙周膜和牙槽骨发生病变的总称。根尖周组织的炎症性病变统称为根尖周炎。临床上将根尖周炎分为急性根尖周炎和慢性根尖周炎，以慢性根尖周炎最为常见（图 9-7）。

【疾病概况】

（一）病因与发病机制

1. 感染

感染是导致根尖周炎最常见的原因。髓室及根管中的炎性牙髓、坏疽牙髓、细菌或毒素通过根尖孔或副根尖孔刺激根尖周组织，引起炎症。

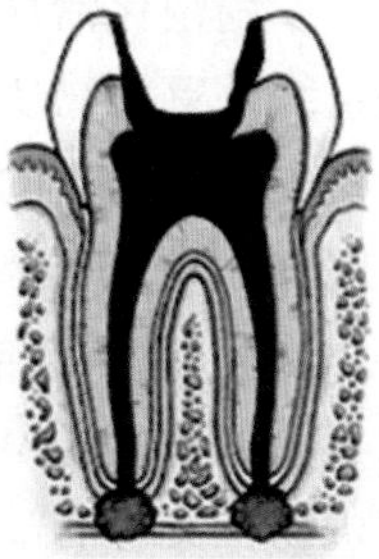

图 9-7　根尖周炎

2. 创伤

急剧的外力、根管治疗时器械超过根尖孔等造成根尖周组织创伤，均可引起根尖周炎。

3. 化学刺激

牙髓治疗时失活剂用量过大、封药时间过长、药物渗出根尖孔等都可以引起化学性根尖周炎。

急性根尖周炎病理上又分为急性浆液期和急性化脓期。初期表现为牙周膜内血管扩张、充血，血浆渗出，引起组织水肿。随着渗出物增多，白细胞破坏溶解形成脓液，根尖牙槽骨破坏，牙槽脓肿形成。慢性根尖周炎按照病变性质可以分为三种形式：根尖周肉芽肿、根尖周囊肿、慢性根尖周脓肿。

（二）治疗原则

疼痛缓解或消除，体温恢复正常。急性根尖周炎应首先开髓引流，缓解疼痛，然后进行牙髓塑化治疗或根管治疗；慢性根尖周炎主要采用根管治疗。病变严重而保守治疗无效者，应拔除患牙。

【护理评估】

（一）健康史

询问患者是否患过牙髓炎，有无反复肿痛史及牙髓治疗史。

（二）身体状况

1. 急性根尖周炎

大多数急性根尖周炎均为慢性根尖周炎急性发作所致。按其发展过程可以分为浆液期和化脓期。炎症初期，患者自觉患牙根部不适，发胀，轻度钝痛，患者能指出患牙，检查时有叩痛。当形成化脓性根尖周炎时出现自发性剧烈、持续的跳痛，牙齿有明显伸长感，咀嚼时疼痛加重，颌下区域性淋巴结可有肿大。若病情继续发展，脓肿达骨膜及黏膜下时，颌面部相应区域肿胀，可扪及波动感；患牙更觉浮起，疼痛更加剧烈，患者感到极端痛苦，可伴有体温升高、身体乏力等全身症状。脓肿破溃或切开引流后，急性炎症可缓解，转为慢性根尖周炎。

2. 慢性根尖周炎

一般多无明显自觉症状，或症状较轻，常有反复肿胀疼痛的病史。口腔检查可发现患牙龋坏变色，牙髓坏死，无探痛但有轻微叩痛，根尖区相对应的颊侧牙龈上有经久不愈的瘘管。

（三）辅助检查

患慢性根尖周炎时由于牙髓坏死，因此牙髓活力测试无反应，X 线片显示根尖区有稀疏阴影或圆形透射区（图 9-8）。

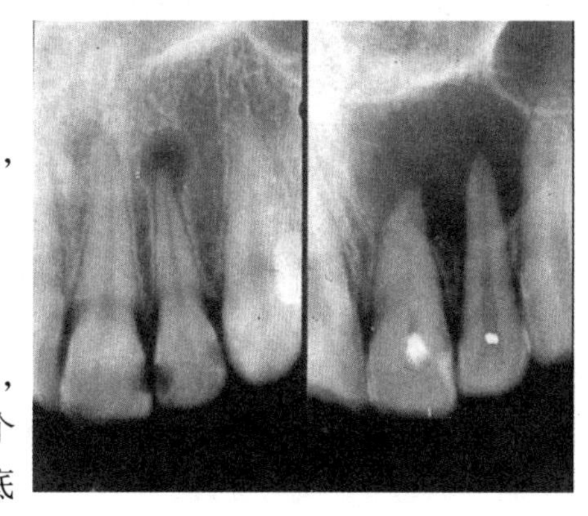

图 9-8 根尖周炎患者的 X 线片

（四）心理社会状况

急性根尖周炎患者患牙出现的剧烈疼痛，使患者烦躁不安，有些病变产生的口臭、面部肿胀、面部瘘管等严重影响患者的个人形象和社交活动，使患者产生自卑心理。如急性期治疗不彻底即可转为慢性，而慢性根尖周炎患者自觉症状不明显，又常被患者忽视。当患牙出现脓肿及窦道时，才促使患者就诊。慢性根尖周炎的疗程较长，由于患者对治疗过程缺乏了解，总希望一次治疗便能解决问题，对治疗缺乏耐心。

【护理诊断】

1. 急性疼痛

与根尖周炎急性发作、牙槽脓肿未引流或引流不畅有关。

2. 口腔黏膜改变

与慢性根尖周炎引起窦道有关。

3. 体温升高

与根尖周组织急性感染有关。

4. 知识缺乏

缺乏与疾病的发生、发展、预防及早期治疗有关的知识。

【护理措施】

（一）一般护理

保持口腔清洁。应用抗生素、镇痛剂和维生素等药物，嘱患者注意适当休息，高热患者多饮水、进食流质及半流质食物。

（二）治疗配合

（1）开髓引流是控制急性根尖周炎的首要措施。协助医生在局麻下用高速手机打开髓腔，拔除牙髓，使根尖周渗出物通过根管得以引流，达到止痛、防止炎症扩散的目的。护士抽吸3%过氧化氢溶液及生理盐水供医师冲洗髓腔，吸净冲洗液，吹干髓腔并用消毒纸尖吸干根管，备消毒棉球及棉捻供医师置入髓室内，以免食物堵塞根管。窝洞不封闭，以利引流。

（2）如已形成骨膜下或黏膜下脓肿，需及时切开引流。切开脓肿前，护士协助医师做好术区清洁、消毒、隔湿准备。按医嘱准备麻醉药物及器械。脓肿切开后冲洗脓腔，然后在切口处放置橡皮引流条，定期更换至伤口清洁。

（3）嘱患者按医嘱应用抗生素、镇痛剂、维生素等药物，注意适当休息，高热患者多饮水，进食流质及半流质食物，注意口腔卫生。

（4）急性炎症控制后或慢性根尖周炎应做根管治疗，以消除感染，防止根尖周组织再感染，促进根尖周组织愈合。

知识链接

根管治疗的护理

根管治疗术（图9-9）的步骤如下：

①活髓牙应在局麻或失活下拔除根髓，用生理盐水冲洗根管、消毒。

②根管预备：感染根管去除牙髓后，护士协助医生用3%过氧化氢溶液及生理盐水交替冲洗根管；用根管扩挫针反复扩挫根管壁，根管预备完成后，用生理盐水冲洗，再用干棉捻拭干根管。

③根管封药：制作蘸有消毒药液的棉捻递给医生置于根管内，调制氧化锌丁香油糊剂，用于暂封窝洞。嘱患者一周后复诊。

④根管充填：等自觉症状消失后、复诊检查时，从根管内取出的棉捻无分泌物、无臭味、牙齿没有叩痛，即为医生准备好根管充填的器械和材料，并根据医生要求依次递给医生，协助医生完成根管充填术。

⑤术后护理：协助医生填写X线检查申请单，嘱患者到放射科拍摄充填后的牙片，供医生判断充填效果。若充填效果满意，无其他症状，两周后复诊就可行永久充填，需要冠修复者，嘱其到修复科就诊。

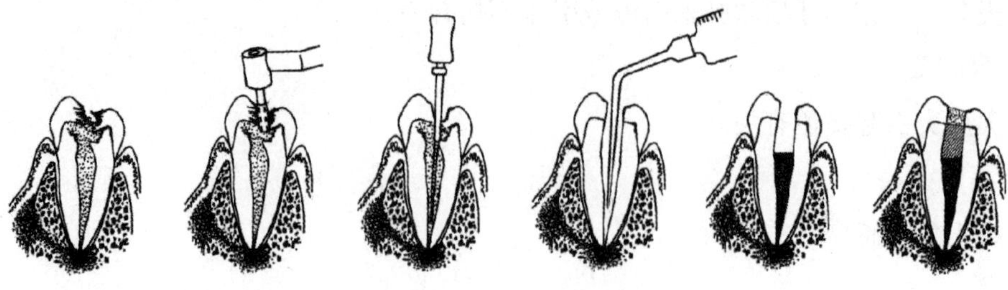

图9-9　根管治疗术示意图

（三）病情观察

密切观察急性根尖周炎患者的局部和全身症状，防止出现颌骨骨髓炎和败血症等并发症。

（四）心理护理

向患者解释治疗过程和可能出现的问题，以及通过以上治疗可以达到的预期效果，消除患者紧张焦虑的情绪，使患者树立治愈疾病的信心。

【健康教育】

（1）让患者了解根尖周炎的发病原因、治疗过程及可能出现的问题。

（2）向急性根尖周炎患者讲明开髓减压及脓肿切开仅为应急处理，当症状消退后，必须继续采取根除病原的治疗方法，即通过根管治疗，才能达到消除病原的目的。如根管治疗失败，则有可能需要拔除患牙。

（3）进行各项治疗时，让患者了解治疗步骤及目的，取得患者的配合。嘱患者按医嘱准时复诊，保证治疗的连续性，以达到最佳治疗效果。

（4）根管治疗后牙体组织变脆，嘱患者避免用患牙咬硬物，防止牙体折裂。避免食用刺激性食物，注意口腔卫生。

思考题

1. 病例分析：患者，女，28 岁。左下颌后牙冷热刺激及进甜食敏感 3 个月。检查见患者左下颌第一磨牙牙合面有龋洞，探诊深度达牙本质中层，无探痛及叩痛，冷热刺激较敏感。初步诊断为左下颌第一磨牙中龋。

（1）护士应协助医生做好哪些方面的辅助检查以明确诊断？

（2）护士在治疗过程中应如何与医生配合？

2. 病例分析：患者王某，30 岁，两天前右侧上颌后牙剧烈疼痛，进食及夜间疼痛加剧。患者自述一年前曾患龋齿但未经治疗。检查发现：右上第二磨牙有穿髓孔，探痛明显，冷热刺激加重疼痛。

（1）对该病的护理诊断是什么？

（2）针对该患者应该采取哪些护理措施？

第二节　牙周组织病患者的护理

导学视频

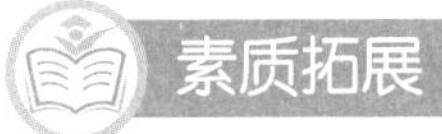

全国爱牙日

在全国牙病防治指导组和顾问组专家们的共同努力下，1989 年国家卫生部、全国爱卫会、国家教委、文化部、广电部、全国总工会、全国妇联、共青团中央、全国老龄委九个部委联合签署，确定每年 9 月 20 日为“全国爱牙日”。其宗旨是通过“全国爱牙日”活动，动员社会各界力量参与并支持口腔预防保健工作，广泛开展爱齿护齿知识的普及教育，增强口腔健康观念和自我口腔保健的意识，建立口腔保健行为，从而提高全民的口腔健康水平。我国龋病、牙周病患者众多，而口腔保健的人力、物力、财力十分有限，因此，解决牙病问题的根本出路在于预防。建立爱牙日是加强口腔预防工作、落实预防为主方针的重要举措。

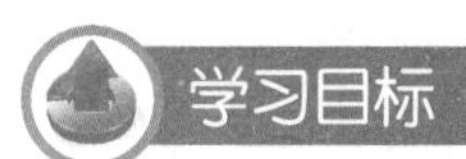

1. 掌握牙周组织病的概念和主要症状、治疗要点、护理措施。

2. 能熟练运用护理程序评价牙周组织病患者，正确书写护理计划，提出护理诊断，采取正确的护理措施。

牙周病（periodontal diseases）是指牙齿支持组织，包括牙龈、牙周膜、牙槽骨及牙骨质等发生的慢性、非特异性、感染性疾病。其中以牙龈炎和牙周炎最为常见，牙龈炎的病变是可逆的，牙周病病变不可逆。在口腔疾病中牙周病与龋病一样，是人类最常见的疾病之一，而在我国，牙周病的患病率明显高于龋病，随着年龄的增长，患病率和严重程度也逐渐增高。

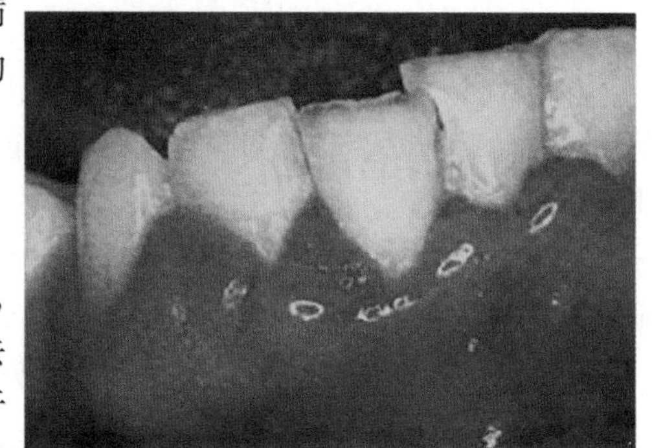

图 9-10　妊娠期龈炎

一、牙龈炎患者的护理

牙龈炎（gingival disease）是指炎症局限于龈乳头和龈缘，严重时可累及附着龈。牙龈炎的病变是可逆的，一旦病因去除，炎症消退，牙龈便可恢复正常；否则可发展为牙周炎。牙龈炎种类较多，如慢性牙龈炎、青春期龈炎和妊娠期龈炎（图 9-10），其中以慢性龈缘炎和增生性龈炎最常见。

【疾病概况】

（一）病因与发病机制

1. 局部因素

本病多由口腔卫生状况不良，如细菌与菌斑、牙垢和牙石、食物嵌塞、不良修复体等局部刺激所引起。特别是菌斑和牙石在疾病的发生、发展过程中起到非常重要的作用。

（1）细菌与菌斑：人类的口腔环境具有适宜的温度、湿度及涎液供给的营养，适合细菌生长。与牙龈关系密切的致病菌有黏性放线菌、牙龈卟啉单胞菌、中间普氏菌等。致病菌以牙菌斑的形式存在。牙菌斑是引起牙龈炎的始动因子。

（2）牙石：牙石是附着在牙面或修复体表面钙化的牙菌斑，由唾液或龈沟内的钙盐沉积而成，不易除去。它对牙龈是一种机械刺激，又是菌斑的栖身之地，对牙周组织的破坏最为明显。因此，彻底清除牙菌斑、牙石，是治疗牙周组织疾病的关键。

（3）其他因素：不良的刷牙方法、不良修复体、不良习惯、口呼吸及牙位异常等都是本病的促进因素。

2. 全身因素

某些全身因素如内分泌紊乱、维生素 C 缺乏、营养障碍与系统性疾病等也都可引起或加重牙龈炎。妊娠期由于性激素水平的改变也可使原有的慢性牙龈炎加重或改变特性。

（二）治疗原则

去除病因，控制菌斑，消除炎症。患者能够掌握正确的刷牙方法和正确使用牙线、牙签等工具，保持良好的口腔卫生习惯。

【护理评估】

（一）健康史

了解患者的身体状况及口腔情况，有无用口呼吸的习惯。

（二）身体状况

（1）患者一般无明显自觉症状，偶有牙龈发痒、发胀等不适感。多数患者常因牙龈受到机械刺激，如刷牙、咀嚼、说话、吸吮等引起出血或口臭、口腔异味而就诊。

（2）口腔检查可见牙龈充血、红肿、呈暗红色，牙龈边缘变厚，龈乳头圆钝肥厚，附着龈水肿，点彩消失，表面光滑发亮，质地松软，缺乏弹性，龈沟深度可达 3 mm 以上，形成假性牙周袋，但上皮附着仍位于釉质牙骨质界处，这是鉴别牙龈炎与牙周炎的重要标志。牙颈部可见牙石与牙垢沉积，探诊易出血。

（三）辅助检查

X 线片检查显示牙槽骨无吸收，以区别牙周炎；血常规检查，出血、凝血功能检查有助于鉴别诊断，排除血液疾病。

（四）心理社会状况

牙龈炎一般无自觉症状，容易被患者忽视而得不到及时治疗，当出现牙龈出血、口臭影响人际交往时，才引起患者重视。

【护理诊断】

1. 口腔黏膜受损

与炎症引起牙龈乳头充血、红肿、点彩消失有关。

2. 牙齿异常

与口腔卫生不良、牙结石过多有关。

3. 知识缺乏

缺乏牙齿保健知识。

【护理措施】

（一）一般护理

保持口腔卫生，用漱口液漱口等。

（二）治疗配合

（1）去除致病因素：如患者口内有不良修复体，协助医师取下，消除食物嵌塞。

（2）对于炎症较轻微的患者，配合医生为患者进行局部药物治疗，可以用 3%过氧化氢溶液和生理盐水交替冲洗龈沟，并涂布碘甘油。

（3）对于病情严重者，护士要配合医生进行龈上洁治术和龈下刮治术。龈上洁治术和龈下刮治术是去除牙结石和菌斑的基本手段。其方法是使用器械或超声波洁牙机除去龈上、龈下牙石，消除结石和菌斑对牙龈的刺激，以利于炎症和肿胀消退。以上两种手术的操作步骤及护理配合如下。

①术前准备：

a. 向患者说明手术的目的及操作方法，取得患者合作。

b. 根据患者情况，必要时做血液检查，如凝血时间、血常规、血小板计数等。如有血液疾病、血小板减少性紫癜等疾病或局部急性炎症，均不宜进行手术。

c. 准备好消毒过的洁治器械或超声波洁牙机。龈上洁治器包括镰形洁治器、锄形洁治器；龈下刮治器包括锄形刮治器、匙形刮治器、根面锉等。另备磨光用具，包括电机、低速手机、橡皮磨光杯、磨光粉或脱敏糊剂等。

②术中配合：

a. 调节椅位，治疗上颌牙时，使患者殆平面与地面呈45°；治疗下颌时殆平面与地面平行，便于医师操作。

b. 嘱患者用3%过氧化氢溶液或0.1%氯己定溶液含漱1 min，用1%碘酊消毒术区。

c. 根据洁治术的牙位及医师使用器械的习惯，摆放好所需的洁治器。

d. 术中协助牵拉唇、颊及口角，保证手术区视野清晰，及时吸净冲洗液及唾液。若出血较多可用肾上腺素棉球止血。

e. 牙石去净后，备橡皮杯蘸磨光粉或脱敏糊剂打磨牙面，龈下刮治则用根面锉磨光根面。

f. 用3%过氧化氢溶液及生理盐水交替冲洗，备棉纱团及小棉球拭干术区。用镊子夹持碘甘油置于龈沟内。全口洁治应分区进行，以免遗漏。

（三）病情观察

观察患者在洁治过程中的反应，若有明显的敏感症状，应及时告知医生，并协助处理。

（四）心理护理

告知患者治疗后牙龈炎的口臭等症状会很快消失，恢复患者的社交信心。

【健康教育】

（1）让患者了解牙龈炎是可以预防的，有牙龈炎时一定要及时治疗并遵医嘱定期复查，以便巩固治疗效果，如果治疗不及时而发展到牙周炎，将会对口腔健康带来严重的危害。

（2）向患者介绍正确的刷牙和漱口方法及其他保持口腔卫生的措施，如牙线及牙签的正确使用，宣传早、晚及饭后刷牙的重要性，让患者养成良好的口腔卫生习惯。

二、牙周炎患者的护理

牙周炎（periodontitis）是发生在牙周支持组织的慢性破坏性疾病，表现为牙龈、牙周膜、牙骨质及牙槽骨均有改变（图9-11）。除有牙龈炎的症状外，牙周袋的形成是其最主要的临床症状。牙周炎十分普遍，是世界性的常见病，随着年龄的增长，罹患率也增高。一旦患了牙周炎，现有的治疗手段可以使牙龈的炎症消退，疾病停止发展，但已被破坏的牙周支持组织则不能完全恢复到原有水平，其危害远大于牙龈炎。

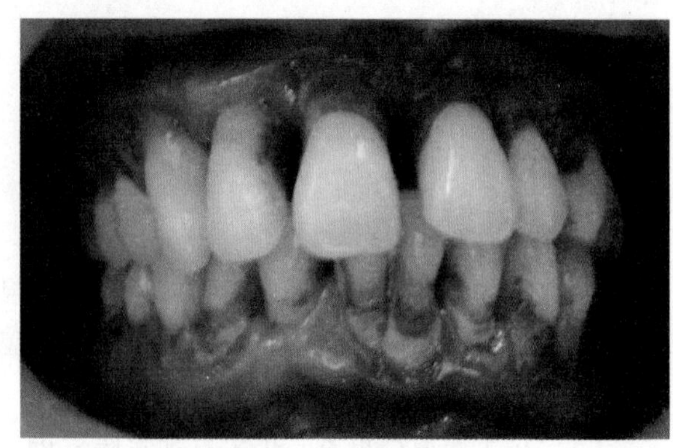

图9-11　牙周炎

【疾病概况】

（一）病因与发病机制

牙周炎是多因素疾病，其病因基本上与牙龈炎相同。

（1）凡是能加重菌斑滞留的因素，如牙石（dental calculus）、食物嵌塞、不良修复体、牙排列拥挤、解剖形态的异常等，均可成为牙周炎的局部促进因素，尤其是龈下牙石危害性最大。

（2）牙龈炎如未能及时治疗或者由于致病因素增强，机体抵抗力下降，则牙龈炎可能发展为牙周炎。

（3）常见的全身易感因素有遗传因素、内分泌功能异常、免疫功能障碍、营养代谢障碍、吸烟、精神压力及某些全身性疾病等。

堆积在牙龈结合部位的牙面和龈沟内的微生物菌斑及其产物引起牙龈的炎症和肿胀，使局部微生态环境更有利于牙周致病菌的滋生，并形成致病性强的生物膜，由龈上向龈下扩延，其引起的炎症范围扩大到深部组织，导致牙周袋形成与牙槽骨吸收，从而导致牙齿松动、脱落。

（二）治疗原则

通过控制菌斑、清除牙结石、去除牙周袋及药物治疗，炎症消退，病变停止发展。养成良好的口腔卫生习惯，坚持早晚刷牙、饭后漱口。定期复查，持之以恒地控制菌斑，预防复发。

【护理评估】

（一）健康史

了解患者全身健康状况，有无慢性疾病史，口腔卫生情况，有无牙龈炎、长期服用激素等病史。

（二）身体状况

1. 牙龈肿胀出血

牙周炎大多由牙龈炎发展而来，牙龈的形态、颜色的改变较牙龈炎更广泛、更严重，一组牙齿或个别牙齿的牙龈组织水肿，颜色暗红，点彩消失。在刷牙、咀嚼、说话时易出现牙龈出血。

2. 牙周袋形成

由于炎症的刺激，牙周膜纤维被破坏，牙槽骨逐渐吸收，牙龈与牙根面分离，使龈沟破坏加深到 3 mm 以上，形成病理性牙周袋。

3. 牙周袋溢脓及牙周脓肿

牙周袋内细菌感染，使得慢性化脓性炎症发生。轻压牙周袋外壁，有脓液溢出，并伴有口臭。如果脓液引流不畅或身体抵抗力降低，可形成急性牙周脓肿，表现为近龈缘处局部呈卵圆形突起、肿胀、有搏动性疼痛，轻压牙龈即可有脓液从牙周袋内溢出，严重病例还可出现全身不适、体温升高，常伴有区域性淋巴结肿大等症状。

4. 牙齿松动

随着牙周组织被破坏，牙齿支持功能大为减弱，从而出现牙齿松动、咀嚼功能下降或丧失的症状。

（三）辅助检查

X 线片显示牙槽骨有破坏性吸收，牙周膜间隙增宽，硬骨板模糊，骨小梁疏松等（图 9-12）。

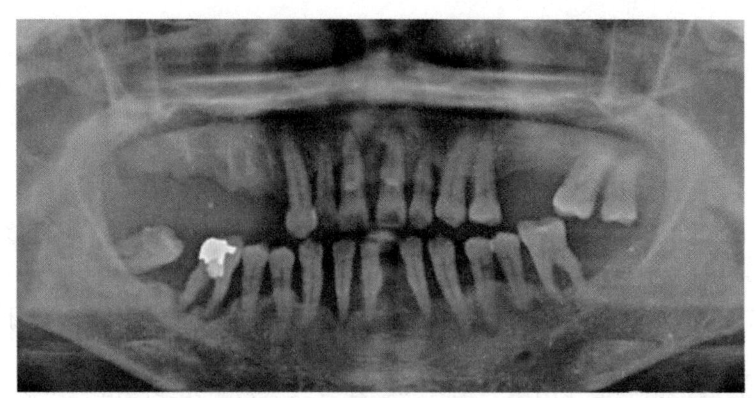

图 9-12　牙周病患者的 X 线片

（四）心理社会状况

牙周炎为慢性疾病，早期症状较轻，容易被患者忽视而延误治疗时机。晚期由于牙周组织破坏严重，牙槽骨重度吸收，出现牙齿松动、脱落。牙缺失后，常影响咀嚼功能及面容，加之牙周炎治疗效果差，患者感到十分苦恼，表现出焦虑情绪。因此，应评估患者的情绪状况以及对疾病的认知程度等。

【护理诊断】

1. 口腔黏膜改变

与炎症造成牙龈充血、水肿、色泽改变有关。

2. 急性疼痛

与牙周脓肿有关。

3. 自我形象紊乱

与牙齿缺失、口臭影响正常的社交活动有关。

4. 知识缺乏

与缺乏口腔卫生知识、对疾病早期治疗的重要性认识不足有关。

【护理措施】

（一）一般护理

指导患者加强营养，增加维生素 A、维生素 C 的摄入，增强机体的抗病能力，促进牙周组织的愈合。

（二）治疗配合

1. 药物治疗的护理

菌斑是牙周病的主要致病原因，临床上常用螺旋霉素、甲硝唑等抗生素来杀灭细菌、控制感染。嘱患者按医嘱服药。局部常用 3%过氧化氢溶液冲洗牙周袋，拭干后用探针或镊子夹取少许复方碘溶液置于袋内。使用该药时，应避免灼伤邻近黏膜组织。也可在牙周袋内放置抗菌药物，消灭或减少致病菌。用 0.1%氯己定溶液漱口或 1%过氧化氢溶液棉签擦洗，也可减少菌斑形成。

2. 龈上洁治术或龈下刮治术

这两种手术是清除牙结石、减缓牙周袋形成的重要手段，操作步骤及护理配合见“牙龈炎患者的护理”有关部分。

3. 消除牙周袋

经局部治疗，牙周袋仍不能消除者，可行牙周手术清除牙周袋。常用的手术方法有牙龈切除术及牙龈翻瓣术。牙龈切除术是用外科手术消除增生肥大的牙龈组织或牙周袋，重新建立新的龈缘和正常龈沟；牙龈翻瓣术是将黏膜与其下层组织分离，暴露病变区，彻底消除病理组织至根面光滑后再将龈瓣复位缝合，达到消除牙周袋或使牙周袋变浅，促进新附着形成的目的。护理配合以牙龈翻瓣术为例。

（1）患者准备：做好各项血液常规检查。术前一周完成洁治、刮治等牙周基础治疗。

（2）器械准备：外科手术刀、牙周探针、骨膜分离器、眼科弯头尖剪刀、刮治器、小骨锉、局麻器械、缝针、缝线、持针器、调拌用具、消毒药品、无菌包。另备牙周塞治剂及丁香油。各类器械消毒后备用。

（3）术中配合：

①患者术前含漱 0.2%氯己定溶液 1 min，协助患者取仰卧位，铺消毒巾，协助医生用 75%酒精消毒口周皮肤。

②协助医生用局麻药进行术区麻醉。

③医师行翻瓣术做切口时协助牵拉口唇、止血，及时传递手术器械，用生理盐水冲洗创面，吸去冲洗液，用纱球拭干术区，保持术野清晰。

④医师缝合时协助剪线。缝合完毕，调拌牙周塞治剂，将其制成长条状，置于创面，用棉签蘸水轻轻加压，使其覆盖整个术区，保护创面。

（4）术后护理：观察患者面色、脉搏情况，确认无不适后方可让患者离开。嘱患者注意保护创口，避免用术区咀嚼食物，进温软的食物。24 h 内不要漱口刷牙，可含漱消毒液防止伤口感染。必要时按医嘱服抗生素 1 周。术后 5~7 天拆线复查。如果出现血流不止、牙周塞治剂脱落等情况应及时就诊。术后 6 周内勿探测牙周袋，以防破坏新附着。

（三）病情观察

对有心血管疾病、糖尿病、凝血机制异常等系统性疾病的患者，在治疗时要密切观察患者的全身状况，如有异常，及时告知医生，必要时行术前检查。

（四）心理护理

热情接待患者，耐心地向患者解释治疗方法和具体的治疗过程，以及通过以上的治疗可以达到的预期效果，消除患者的顾虑。

【健康教育】

（1）要告知患者牙周炎的治疗效果与患者口腔卫生习惯密切相关，尤其是在牙周治疗后更应经常保持口腔卫生，除早晚刷牙外，午饭后应增加一次，每次刷牙时间不得少于 3 min。向患者介绍正确的刷牙方法和牙线使用方法，进行牙龈按摩。

（2）建议患者戒烟，均衡饮食，增加维生素 A、C 的摄入，提高机体的修复能力，以利于牙周组织的愈合。

（3）牙周炎术后应定期接受医师的检查和指导，以巩固疗效，防止疾病复发。一般在术后 3~6 个月应复查一次，根据病情于术后 6~12 个月再拍摄 X 线片观察牙槽骨、牙周膜的变化。

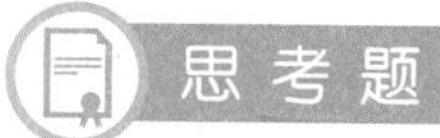

思考题

1. 病例分析：张先生五个月前发现牙龈边缘逐渐红肿，最近晨起刷牙出血。检查可见患者牙龈红肿，探诊出血。

（1）对患有该类疾病的患者，护士应该实施哪些护理措施？

（2）应该如何教授患者防治牙龈炎的知识？

2. 病例分析：患者，女，60 岁。近一个月咀嚼食物不敢用力，咀嚼时伴有疼痛，因此就诊，检查发现：患者牙龈红肿，探诊出血，全口牙结石Ⅱ度，牙松动Ⅰ~Ⅱ度。

（1）护士应协助医生做好哪些方面的辅助检查以明确诊断？

（2）该如何为这类疾病的患者制订健康教育计划？

第三节　口腔黏膜病患者的护理

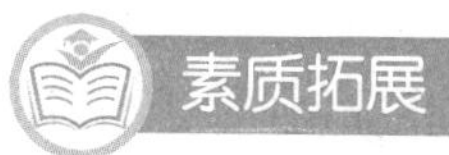

素质拓展

槟榔与口腔癌

2018 年，中华口腔医学会和中国疾控中心调研发现中南大学湘雅医院口腔颌面外科病房的 45 例口腔癌，其中 44 人有长期大量咀嚼槟榔史；《中国牙科研究杂志》中的一篇论文指出，在湖南省长沙市的 5 家医院中，2016 年口腔癌患者有 2108 例，其中有 1803 人经常嚼槟榔。据医学统计，90% 以上的口腔癌都与槟榔相关。早在 2003 年，世界卫生组织国际癌症研究中心就将槟榔果列为一级致癌物。由于嚼食槟榔会带来巨大的健康风险，因此，2020 年国家市场监督管理总局在发布的《食品生产许可分类目录》（修订版）中，就取消了“食用槟榔”的类别。我国多地开展了控制槟榔成瘾的行动，并禁止销售槟榔。

学习目标

1. 掌握常见口腔黏膜病的概念和主要症状、治疗要点、护理措施。

2. 能熟练运用护理程序评价口腔黏膜病患者，正确书写护理计划，提出护理诊断，采取正确的护理措施。

口腔黏膜病（oral mucosal diseases）是指发生在口腔黏膜和软组织上类型各异、种类繁多的疾病的总称，这些疾病可以是口腔黏膜本身的固有疾病，也可能是全身系统疾病在口腔局部的表现。因此，在护理过程中要有整体观念。口腔黏膜常见的病理损害有斑块、丘疹、结节、糜烂、溃疡、疱、坏死、萎缩、皲裂等。

一、复发性阿弗他溃疡患者的护理

复发性阿弗他溃疡（recurrent aphthous ulcer，RAU）亦称复发性口疮，是最常见的一种口腔溃疡性损害，发病率居口腔黏膜病之首，高达 20%。本病具有自限性，一般 7~10 天可自愈，但周期性复发。

【疾病概况】

（一）病因与发病机制

本病的病因和发病机制目前尚不明确。近年来有学者认为本病是一种自身免疫性疾病，疾病的发生与多因素的综合作用有关，可能与病毒感染、胃肠功能紊乱、内分泌紊乱、免疫功能低下等因素有关，女性月经期或更年期也常伴发此病。

黏膜的损害表现为非特异性炎症，上皮局限性坏死与水肿变性，表面覆盖一层纤维素性渗出物。结缔组织有大量炎症细胞浸润，毛细血管扩张，内皮细胞肿胀，黏膜腺有炎症。

（二）治疗原则

通过全身治疗与局部治疗，使口腔溃疡愈合，疼痛消失，减缓发作频率；避免过度疲劳，注意均衡营养，提高机体免疫力；缓解焦虑情绪。

【护理评估】

（一）健康史

评估患者有无消化道疾病或功能紊乱、糖尿病，有无吸烟史、家族史等。评估病程长短，溃疡发作的频率，是否与劳累、饮食、睡眠和消化等因素有关。

（二）身体状况

临床上将口疮分为三种类型：轻型、重型口疮和疱疹样溃疡。

1. 轻型口疮

轻型口疮在临床上最常见，多见于青少年，好发于唇、舌缘、舌尖、前庭沟等处，而牙龈、硬腭则少见（图 9-13）。初期仅有黏膜充血不适，出现单个或多个粟粒大小的红点，随之破溃形成圆形或椭圆形溃疡，直径 2.0~3.0 mm，溃疡中央稍凹下，上面覆盖一层灰黄色假膜，四周黏膜充血形成红晕，疼痛明显，遇刺激疼痛加剧，影响患者说话与进食，故有“红、黄、凹、痛”四征。7~10 天溃疡可自愈，愈合后不留瘢痕，但间隔一段时间后又复发，称复发性口疮。两次发作之间的时间称间歇期，间歇期的长短不一，在不断复发的过程中，间歇期逐渐缩短，甚至无间歇期，溃疡此起彼伏，连续不断。

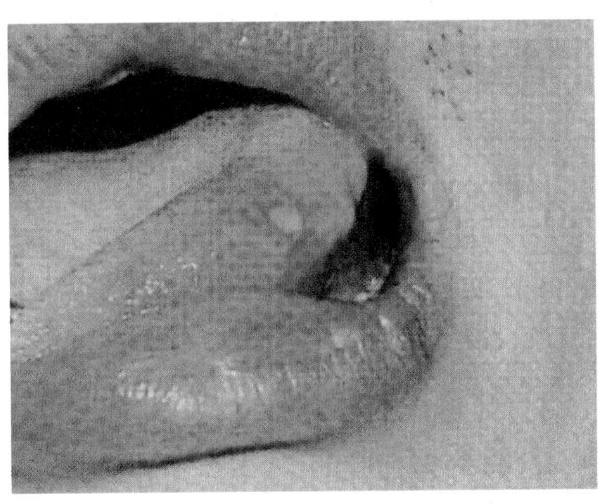

图 9-13 轻型口疮

2. 重型口疮

重型口疮又称复发坏死性黏膜腺周围炎或腺周口疮，临床上较少见，发作时溃疡较大，直径可达 10~20 mm，深可及黏膜下层甚至肌层（图 9-14），由于溃疡深而大，故又名巨型口疮。溃疡的边缘不规则且隆起，中央凹陷呈弹坑状，基底部微硬，周围红晕明显，疼痛剧烈，并伴有发热、局部淋巴结肿大等全身症状。口腔黏膜各部均可发生，尤其多发于口腔后部、颊、软腭、扁桃体周围、咽旁等处，病程可长达数月，愈后留有明显疤痕。

3. 疱疹样溃疡

疱疹样溃疡多发于成年女性，溃疡小而多，散在分布在黏膜任何部位，似“满天星”，直径小于 2 mm，可达数十个（图 9-15）。邻近溃疡可融合成片，黏膜充血，疼痛较重，可伴有头痛、低热、全身不适、局部淋巴结肿大。本病有自限性，愈合后不留瘢痕。

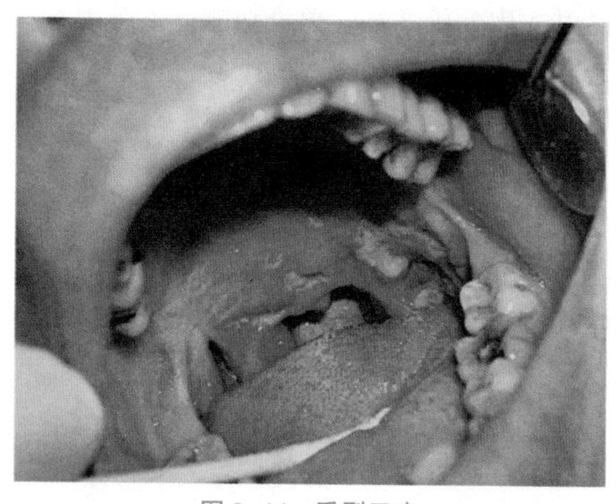

图 9-14　重型口疮

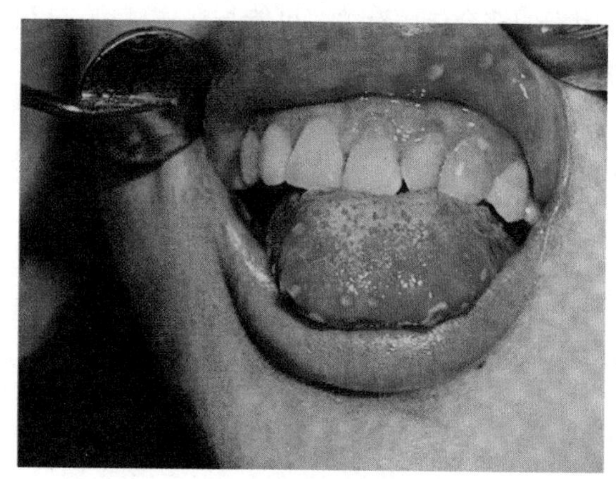

图 9-15　疱疹样溃疡

（三）辅助检查

免疫学检查、免疫组织化学检查可协助疾病诊断。

（四）心理社会状况

溃疡反复发作，此起彼伏，局部疼痛，且治疗效果不佳，患者十分痛苦。因进食使疼痛加剧，患者常惧怕进食，求治心切。因此应评估患者的情绪状况以及对疾病的治疗方法、预后等情况的了解程度。

【护理诊断】

1. 急性疼痛

与口腔黏膜病损、食物刺激有关。

2. 口腔黏膜改变

与口腔内溃疡形成有关。

3. 焦虑

与溃疡反复发作，难以根治有关。

4. 知识缺乏

缺乏本病的防治知识。

【护理措施】

（一）一般护理

让患者适当休息，给半流质、温凉易消化的食物，禁止摄入刺激性食物，疼痛剧烈时可在进食前用 0.5%盐酸达克罗宁溶液涂布溃疡面。

（二）治疗配合

（1）嘱患者遵医嘱用药。采用 10%硝酸银或 50%三氯醋酸烧灼溃疡时，护士协助隔离唾液、压舌，切勿使药液超出溃疡面，以免伤及周围正常黏膜。

（2）嘱患者用 0.2%氯己定溶液或 2%硼酸溶液漱口，保持口腔清洁。

(3) 对于严重患者，可使用糖皮质激素并适当补充维生素 C 和复合维生素 B。

(三) 病情观察

观察患者的精神状态，注意其情绪变化。

(四) 心理护理

向患者介绍本病的特点及治疗目的，了解本病的自限性，对重型溃疡患者，帮助其止痛，减少痛苦，稳定患者情绪，使其配合治疗。

【健康教育】

(1) 向患者介绍疾病的病程及治疗目的，让其了解本病有自限性。不经治疗 7~10 天溃疡也会自愈，缓解患者的焦虑情绪。

(2) 指导患者注意锻炼身体，均衡饮食，少吃刺激性食物，多吃新鲜蔬菜和水果，保持情绪稳定，保证睡眠充足，避免和减少诱发因素，防止复发。

二、口腔单纯性疱疹患者的护理

口腔单纯性疱疹（oral herpes simplex）是由单纯疱疹病毒引起的皮肤和黏膜的感染性疾病，是口腔黏膜常见的急性传染性发疱性病变。病变发生在口腔黏膜处称为疱疹性口炎；单独发生在口周皮肤者称唇疱疹。

【疾病概况】

(一) 病因与发病机制

本病由 I 型单纯疱疹病毒引起。人体是单纯疱疹病毒的天然宿主，初次感染之后，病毒常潜伏于机体内，当月经期、感冒、发热、消化不良、疲劳等机体抵抗力下降或存在局部刺激因素时，病毒可活跃繁殖，导致疱疹复发。口腔单纯性疱疹病毒感染的患者及无症状的病毒携带者是传染源，传播途径为经飞沫、唾液和接触疱疹液传播，胎儿经产道感染。

(二) 治疗原则

通过全身支持治疗、抗病毒治疗或口腔局部治疗，疼痛减轻或消失，患者口腔溃疡愈合，黏膜恢复常态。

【护理评估】

(一) 健康史

询问患者有无该病接触史，了解患者近期有无上呼吸道感染、过度疲劳、消化不良等导致机体抵抗力下降的诱因，了解患者有无高血压、冠心病等全身性疾病。

(二) 身体状况

1. 疱疹性口炎

疱疹性口炎（图 9-16）好发于 6 岁以下的儿童，以 6 个月至 2 岁的儿童最为多见。初起时常出现发热、头疼、乏力，甚至咽喉疼痛等前驱期的症状，继而患儿表现出烦躁、啼哭、流涎、拒食等症状。经过1~2天的前驱期以后，患儿的口腔黏膜出现广泛性充血水肿，继而唇、颊、舌、腭等处出现成簇的针尖大小透明的水疱，并迅速破溃成表浅小溃疡，小溃疡也可融合形成较大的溃疡，表面凹陷，边缘不整齐，其上覆盖黄白色假膜，此时唾液显著增加，疼痛剧烈，颌下淋巴结肿大。此时患儿因疼痛剧烈，啼哭不止。但该病具有自限性，一般7~10天溃疡即可愈合，且不留疤痕。

2. 唇疱疹

唇疱疹常见于成年人，一般无明显全身症状，好发于唇红黏膜与皮肤交界、口角、鼻翼、鼻唇沟和颏部等处。发病初期局部有灼热感，发痒，继而出现多个小水疱，直径1~3 mm，常成簇。最初疱内为澄清液体，逐渐变浑浊，最终结成黄色痂皮。痂皮脱落，局部留下色素沉着。病程一般为1~2周，如合并感染，病程往往延长，本病易复发。

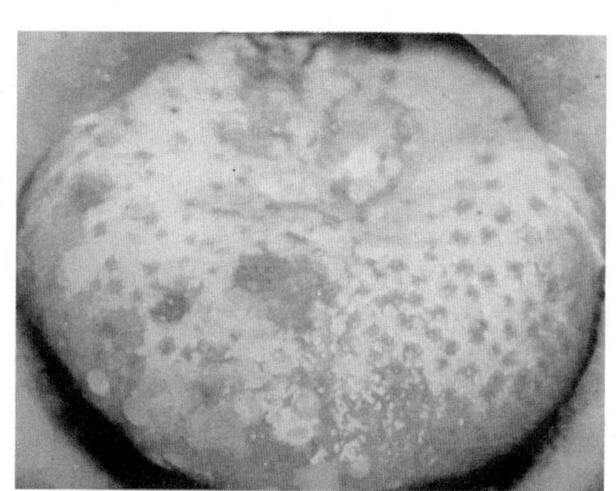

图9-16　疱疹性口炎

（三）辅助检查

一般行口腔视诊即可，根据临床表现即可做出诊断。

（四）心理社会状况

疱疹性口炎患儿无法用语言表达心理感受，常表现为躁动不安、哭闹拒食，家长也表现出十分烦躁及焦虑的情绪，求治心切。唇疱疹因影响面部美观，患儿也存在焦虑心理。因此，应评估患者的情绪状况、对疾病的认知程度等。

【护理诊断】

1. 急性疼痛

与疱疹破溃形成溃疡有关。

2. 口腔黏膜改变

与黏膜充血、水肿、溃烂有关。

3. 体温过高

与病毒感染有关。

4. 焦虑

与反复发作，进食时疼痛有关。

5. 知识缺乏

患者缺乏对该病的认识，家长缺乏婴幼儿的保健知识。

【护理措施】

（一）一般护理

让患者充分休息，给予高热量、易消化、较清淡的流质食物。餐后清洁口腔，保持口腔卫生，可用0.1%~0.2%氯己定溶液、复方硼酸溶液漱口，去除局部刺激。嘱患者进行必要的隔离，避免与他人接触。

（二）治疗配合

1. 局部用药

局部可用2.5%金霉素甘油、5%四环素甘油糊剂涂擦，起到消炎防腐的作用。成人可以用各种消炎药膜，也可含化溶菌酶片、华素片等。对于疼痛剧烈的患者，可指导患者饭前用1%~2%普鲁卡因含漱或1%丁卡因涂敷创面，起到暂时止痛的作用，便于进食。

2. 全身用药

全身应用阿昔洛韦、利巴韦林等抗病毒药物，同时给予大量的维生素C和复合维生素B，进食困难者静脉输液，保证液体摄入量，维持体液平衡。

（三）病情观察

监测患儿的体温，体温高时给予物理或药物降温，注意补充水分，必要时静脉补充液体。

（四）心理护理

对患者及其家属给予心理安慰，让其了解疾病的发病原因、治疗方法、预防措施和认真按医嘱用药的重要性，以缩短疗程，促进组织愈合。

【健康教育】

（1）了解本病的发病原因及预防措施，平时注意锻炼身体，增强体质。

（2）因单纯疱疹性病毒可经口-呼吸道传播，也可通过皮肤、黏膜等疱疹病灶传播，故要告知患儿家属注意避免患儿与其他儿童接触。

（3）注意保持口腔卫生，防止继发感染。

（4）该病为病毒感染所致，易复发，要按医嘱正确用药，以缓解疼痛，促进组织愈合。

思考题

1. 病例分析：患者，男，40岁，口腔反复发作溃疡，几乎每个月发作一次，每次一周左右即可痊愈。溃疡多发生在舌腹黏膜，每次发作有3~4个溃疡，直径为2~3 mm，溃疡表面覆有黄色假膜，周围有红晕，发作时疼痛明显。

（1）针对该类患者，护士应该实施哪些护理措施？

（2）该如何为患者制订健康教育计划？

2. 病例分析：患儿，女，10个月。发热，拒食，哭闹两日，口内黏膜出现成簇的小水泡。检查可见患儿牙龈黏膜处有成簇的小水泡，部分区域有1~2 mm的溃疡，下颌下淋巴结肿大。

（1）护士应该实施哪些护理措施？

（2）该如何向患儿家长进行健康教育？

第四节　口腔颌面部感染患者的护理

多学科协作抢救颌颈部间隙感染病危患者

2022 年 7 月 2 日下午，一名患者因呼吸困难转诊至四川南充市中心医院，急诊 CT 提示：患者的右侧口腔—颌下—咽旁颈部多间隙感染，口咽腔、喉咽腔狭窄，随时有呼吸道梗阻窒息死亡的危险。时间就是生命！口腔颌面外科医生查看患者后当机立断："患者情况紧急，需要立即进行抢救!"，并立即联系麻醉科、手术室、耳鼻咽喉头颈外科等科室人员，为患者开启"绿色通道"，共同协作抢救生命。耳鼻咽喉头颈外科医生及时精准地为患者施行了气管切开术，麻醉科医生迅速在全麻下实施气管插管，口腔颌面外科医生凭借高超的技术和丰富的临床实战经验，精细地完成了口腔颌面颈部多间隙切开引流术，将患者从死亡边缘拉了回来。参与抢救的医生感慨地说："当医生虽然很辛苦，但是每当看到一个个患者被成功救治的时候，身上的疲惫感也就随之消散了。这也是我们作为一名医生最大的欣慰!"

学习目标

1. 掌握口腔颌面部感染的概念和主要症状、治疗要点、护理措施。

2. 能熟练运用护理程序评价口腔颌面部感染患者，正确书写护理计划，提出护理诊断，采取正确的护理措施。

口腔颌面部感染以化脓性细菌感染为主，常见的致病菌主要有金黄色葡萄球菌、溶血性链球菌和绿脓杆菌等；偶见厌氧菌所引起的腐败坏死性感染；偶见特异性感染如结核杆菌、梅毒螺旋体及放线菌等感染。临床上最多见的是需氧菌和厌氧菌的混合感染。其感染途径主要有五种：①牙源性感染：是目前临床上最常见的口腔颌面部感染途径，细菌通过病灶牙或牙周组织进入机体引起感染；②腺源性感染：多见于婴幼儿，常由上呼吸道感染引起，细菌经过淋巴管侵犯区域淋巴结，引起淋巴结炎，继而穿破淋巴结包膜，扩散到周围间隙形成蜂窝织炎；③损伤性感染：由于外伤、黏膜破溃或拔牙创造成皮肤黏膜屏障的完整性破坏，细菌进入机体而引起感染；④血源性感染：多继发于全身败血症或脓毒血症，病情常表现得较严重，机体其他部位的化脓性病灶的细菌栓子通过血液循环播散到口腔颌面部而引起化脓性感染；⑤医源性感染：在进行口腔内局部麻醉、外科手术、局部穿刺等创伤性操作时，由于未严格按照无菌操作要求进行，细菌被带入机体内而引起感染。

本节主要介绍颌面部化脓性感染中的智齿冠周炎、颌面部间隙感染和颌骨骨髓炎患者的护理。

一、冠周炎患者的护理

冠周炎（pericoronitis）又称智齿冠周炎，是指智齿（第三磨牙）萌出不全或阻生时，牙冠周围软组织发生的炎症。由于临床上冠周炎多发生于下颌，故本节主要介绍下颌智齿冠周炎。

【疾病概况】

（一）病因与发病机制

人类在进化过程中，随着食物种类的变化，带来咀嚼器官的退化，导致颌骨长度缩短，而牙齿数目却没有减少，二者之间的关系就不协调了。下颌第三磨牙是最后萌出的牙齿，因萌出位置不足，可导致不同程度的阻生。阻生智齿在其萌出过程中，牙冠可部分或全部为牙龈覆盖，二者之间形成较深的盲袋（图 9-17），食物及细菌极易嵌塞于此处；加之冠部牙龈常因咀嚼食物而损伤，形成溃疡。全身抵抗力低下、局部细菌毒力增强，可引起冠周炎的急性发作。因此，智齿冠周炎主要发生在 18～30 岁智齿萌出期的青年人和伴有萌出不全或阻生智齿的患者。

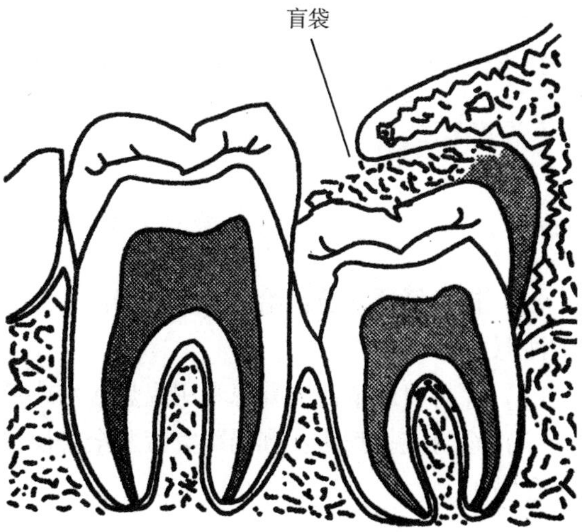

图 9-17　阻生牙盲袋

（二）治疗原则

增强患者机体抵抗力，控制感染，促使炎症消散。急性期过后，应考虑对病源牙采用外科手术治疗，以防复发。

【护理评估】

（一）健康史

询问患者起病时间、起病的缓急；疾病发作的次数、有无规律性；发作时伴随症状，等等。

（二）身体状况

本病常表现为急性炎症过程。初期患者无明显全身反应，仅感磨牙后区不适，偶有轻微疼痛。炎症加重时局部有跳痛并可放射至耳颞区，炎症波及咀嚼肌则张口受限。炎症持续发展，可表现出全身症状，如发热、畏寒、头痛等。

口腔检查常可见智齿萌出不全或阻生，冠周软组织红肿、糜烂、触痛。探针可探及阻生牙并可见龈瓣下溢出脓性分泌物。重者可形成脓肿，或感染向邻近组织扩散形成间隙感染。患侧颌下淋巴结肿大、有触痛。

（三）辅助检查

（1）探针检查：可触及萌出不全或阻生的智齿牙冠。

（2）X 线片检查：可帮助了解萌出不全或阻生智齿的生长方向、位置、牙根形态及牙周情况；在慢性智齿冠周炎的 X 线片上，有时可发现牙周骨质阴影（病理性骨袋）的存在。

（四）心理社会状况

发病初期症状轻微，患者未重视而延误治疗，当症状严重时才急于就诊，此时患者常因疼痛、张口受限、进食困难而备感焦虑。萌出不全或阻生智齿需要拔除时，患者常因惧怕手术而产生恐惧心理。

【护理诊断】

1. 疼痛

口腔颌面部疼痛，与牙冠周围炎症导致的组织充血、水肿、糜烂有关。

2. 潜在并发症

主要有口腔颌面部感染的危险，与炎症未及时控制，向周围组织扩散有关。

3. 知识缺乏

缺乏疾病的早期预防和及时治疗的相关知识。

【护理措施】

(一) 一般护理

(1) 提供舒适环境：给患者提供安静、整洁、舒适、安全的治疗环境，并帮助患者学习放松疗法，分散注意力。

(2) 保持口腔清洁：嘱患者用温热盐水或漱口液漱口，每日数次。

(3) 全身支持疗法：嘱局部炎症及全身反应较重者遵医嘱使用抗生素。嘱患者注意休息，不吃辛辣刺激食物等。

(二) 治疗配合

1. 药物护理

使用药物治疗时，护士应注意观察药物的副作用，协助医师对冠周炎龈袋用生理盐水、1%~3%过氧化氢溶液、0.1%氯己定溶液等反复冲洗，直至溢出液清亮为止，擦干局部，用探针蘸2%碘甘油或者少量碘酚液导入龈袋内，每日1~3次，并嘱患者用温热含漱剂等漱口。

2. 手术护理

(1) 切开引流：如龈瓣附近形成脓肿，应及时切开并置引流条。

(2) 冠周龈瓣切除术：当急性炎症消退，对有足够萌出位置且牙位正常的智齿，可在局麻下切除智齿冠周龈瓣，以消除盲袋使智齿正常萌出。

(3) 下颌智齿拔除术：下颌智齿牙位不正、无足够萌出位置、相对的上颌第三磨牙位置不正或已拔除者，为避免冠周炎的复发，均应尽早拔除。伴有瘘管者，在拔牙的同时切除瘘管，刮尽肉芽，缝合面部皮肤瘘口。

(三) 病情观察

应密切观察患者的局部及全身状况，如患者出现体温升高、张口受限、呼吸困难等情况，应及时报告医生并协助处理。

(四) 心理护理

1. 主动与患者交流

鼓励患者表达自身感受，并给予安慰和理解，耐心向患者讲解智齿冠周炎的疾病特点、治疗要点及病程的转归和注意事项。

2. 稳定患者情绪

患者来就诊时多紧张、焦虑、烦躁不安等，护士应根据患者的文化程度、认知程度以及性格特点，给予针对性的个性化心理干预，消除负面影响。

【健康教育】

讲解智齿冠周炎的相关知识，告知患者智齿冠周炎的发病原因和早期治疗的重要性。指导患者在急

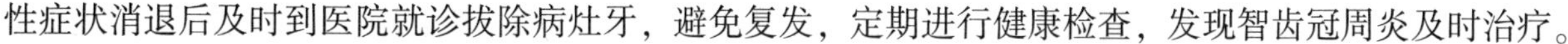

性症状消退后及时到医院就诊拔除病灶牙，避免复发，定期进行健康检查，发现智齿冠周炎及时治疗。

二、颌面部间隙感染患者的护理

颌面部间隙感染（fascial space infection of maxillofacial regions）是指面部的颌骨周围、肌肉间、筋膜及皮下的结缔组织、脂肪、血管等的急性化脓性炎症。弥漫性化脓性感染称为蜂窝织炎；感染局限者称为脓肿。

在正常的颌面部解剖结构中，存在着潜在的彼此相连的筋膜间隙，各间隙内充满着脂肪或疏松结缔组织。感染常沿这些薄弱的结构扩散，故将其视为感染发生和扩散的潜在间隙。临床上根据解剖结构和临床感染常表现的部位，将其分为不同名称的间隙，如眶下间隙、咬肌间隙、翼下颌间隙、颞下间隙、颞间隙、下颌下间隙、咽旁间隙、颊间隙、口底间隙等。感染累及潜在筋膜间隙内结构，初期表现为蜂窝织炎，故此类感染又称为颌面部蜂窝织炎，在脂肪结缔组织变性坏死后，则可形成脓肿。化脓性炎症可局限于一个间隙内，亦可波及相邻的几个间隙，形成弥散性蜂窝织炎或脓肿，甚至可沿神经、血管扩散，引起海绵窦血栓性静脉炎、脑脓肿、败血症等严重并发症。

【疾病概况】

（一）病因与发病机制

口腔颌面部间隙感染均为继发性感染，常见于牙源性感染或腺源性感染，如下颌第三磨牙冠周炎、根尖周炎等，腺源性感染多见于幼儿，而损伤性、医源性、血源性感染少见。

感染多为需氧菌和厌氧菌引起的混合感染，由于主要感染菌种的不同，其脓液性状也有差异，如金黄色葡萄球菌感染为黄色黏稠脓液；链球菌感染一般为淡黄色或淡红色稀薄脓液；混合性细菌感染则为灰白色或灰褐色脓液，有明显的腐败坏死臭味。

（二）治疗原则

镇痛、抗感染、切开引流、清除病灶、增强机体免疫力。

【护理评估】

（一）健康史

评估患者健康状况，了解患者是否存在未经彻底治疗的口腔疾病、上呼吸道感染、外伤史等致病和诱发因素等。

询问患者起病时间、起病的缓急；疾病发作的次数、有无规律性；发作时伴随症状等。

（二）身体状况

常有急性感染性炎症表现，即红、肿、热、痛和功能障碍、引流区淋巴结肿痛等典型症状。随着病情发展，患者可表现为畏寒、发热、头痛、全身不适、乏力、食欲减退、尿液减少等；严重感染可伴有败血症、脓血症，甚至可发生中毒性休克等症状。

口腔颌面部间隙感染因感染部位不同、感染涉及间隙不同、感染来源和病原菌不同，临床上各有特点。例如，眶下间隙感染多来自上颌切牙、上颌尖牙和第一前磨牙的根尖化脓性炎症和牙槽脓肿，表现为眶下区红肿、剧痛、睑裂变窄、鼻唇沟消失。如炎症侵及喉头、咽旁、口底，可引起局部水肿，使咽喉腔缩小或压迫气管，或致舌体抬高后退，造成不同程度的呼吸困难或吞咽困难，严重者可有烦躁不安、呼吸短促、口唇发绀，甚至出现“三凹”征（即呼吸时锁骨上窝、胸骨上窝及肋间隙明显凹陷），此时有发生窒息的危险。浅层间隙感染，炎症局限时可扪及波动感；深层间隙感染，局部有凹陷性水肿及压痛点。

（三）辅助检查

（1）穿刺可见脓液，可根据脓液颜色判断所感染的细菌种类。
（2）X 线片、CT 检查可明确感染的部位及范围。
（3）实验室检查可见白细胞计数明显升高或出现中毒颗粒。

（四）心理社会状况

颌面部间隙感染所致局部及全身的症状严重，患者对预后存在顾虑，十分担心、焦虑，常表现为烦躁不安、失眠、沉默或多语，因此特别需要家人和医务人员的关心和照顾。

【护理诊断】

1. 疼痛

颌面部疼痛，与感染引起局部肿胀、组织受压、炎症渗出物刺激有关。

2. 体温升高

与感染引起全身反应有关。

3. 吞咽障碍

与炎症局部肿胀有关。

4. 引起窒息的危险

与肿胀波及舌根部或者压迫气管有关。

5. 潜在并发症

海绵窦血栓性静脉炎、脑脓肿、败血症等。

【护理措施】

（一）一般护理

提供安静舒适的环境，让患者充分休息。给予营养价值高、易消化的流质食物，张口受限者用吸管进食。注意保持局部清洁，降低局部活动度，避免不良刺激。病情轻者嘱其用温盐水或漱口液漱口，重者用3%过氧化氢溶液清洗口腔。

（二）治疗配合

1. 药物护理

给予止痛剂和镇痛剂，遵医嘱及时给予足量抗生素，并注意观察用药反应，详细记录。病情严重者同时给予全身支持疗法，静脉输液，以减轻中毒症状。

2. 手术护理

按照手术护理常规做好术前准备；密切观察患者病情变化和手术切口愈合情况；指导患者进高热量、高蛋白的流质或半流质食物，避免辛辣刺激性食物；嘱患者注意休息，治疗期戒烟戒酒；介绍术后治疗、用药、护理过程中的注意事项，取得患者配合；嘱病情轻者用温水或漱口液漱口，对病情重者给予3%过氧化氢溶液冲洗口腔，每日3次，保持口腔清洁。

（三）病情观察

严密观察病情，注意生命体征、局部及全身症状变化，做好护理记录。警惕海绵窦血栓性静脉炎、败血症、脓毒血症、窒息等并发症发生。

（四）心理护理

口腔颌面部间隙感染患者常伴有疼痛、张口受限等症状，严重者发生进食和吞咽障碍，影响患者的生活质量和精神状态。护理人员应与患者建立良好的护患关系，鼓励患者树立战胜疾病的信心。多接触患者，主动倾听患者的倾诉，了解患者的心理状况，多与其交谈，消除其疑虑，生活上尽量体贴关怀患者，鼓励患者家属、亲友多陪伴患者，给予精神、心理支持。介绍疾病发生的原因、治疗手段，邀请康复期患者现身说法，使患者在心理上得到满足从而配合治疗，以缓解患者焦虑不安的情绪。

【健康教育】

（1）指导患者遵医嘱按时用药，注意观察药物不良反应。指导患者及其家属识别可能急性发作的征象，如面部肿痛，应及时就诊。

（2）提醒患者增强身体免疫力，保持口腔清洁，不宜吸烟、喝酒及摄入浓茶、咖啡和辛辣刺激性食物。

（3）嘱患者保证充足的睡眠，保持良好的心态，避免情绪激动。

（4）向患者讲解疾病的相关知识，感染控制后，嘱患者及时治疗病灶牙，对不能保留的患牙应及早拔除，避免复发，定期进行健康检查。

三、颌骨骨髓炎患者的护理

颌骨骨髓炎（osteomyelitis of jaw）是指由细菌感染以及物理或化学因素，导致颌骨发生的炎性变化，并不局限于骨髓腔内，而是包括骨膜、骨密质和骨髓以及骨髓腔内的血管、神经等整个骨组织成分发生炎症反应的过程。

【疾病概况】

（一）病因与发病机制

颌骨骨髓炎根据临床病理特点和致病因素不同，可分为化脓性颌骨骨髓炎、特异性颌骨骨髓炎、物理性颌骨骨髓炎和化学性颌骨骨髓炎等，其中以牙源性感染引起的化脓性颌骨骨髓炎最为多见。本节主要介绍常见的化脓性颌骨骨髓炎。

化脓性颌骨骨髓炎多发生于下颌骨，病原菌主要为金黄色葡萄球菌，其次是溶血性链球菌及其他化脓菌，临床上以混合性细菌感染最为多见。感染途径主要有牙源性感染、损伤性感染以及血源性感染，其中牙源性感染者占化脓性颌骨骨髓炎者90%左右，常发生在机体免疫力低下、细菌毒力强时，由急性根尖周炎、牙周炎等感染扩散引起；损伤性感染是因外伤导致细菌直接侵入颌骨内而引起的骨髓炎；血源性感染多见于儿童，是经血行扩散至颌骨引起的骨髓炎。

（二）治疗原则

急性期给予全身支持治疗和药物控制感染，必要时切开排脓，除去病灶。慢性期除去已形成的死骨和病灶。

【护理评估】

（一）健康史

询问患者起病时间、起病的缓急；疾病发作的次数、有无规律性；发作时伴随症状；有无发病因素存在。

（二）身体状况

化脓性颌骨骨髓炎一般均由急性转为慢性，最后形成死骨。炎症可以是小范围的，也可以波及一侧下颌骨，甚至整个下颌骨均受累。根据感染病因和病变特点，临床上可将化脓性颌骨骨髓炎分为中央性颌骨骨髓炎和边缘性颌骨骨髓炎。

1. 中央性颌骨骨髓炎

（1）急性期：起病急剧，全身中毒症状明显，表现为高热、寒战、脱水等。患牙持续性剧烈疼痛，并沿三叉神经分布区放射，牙松动，叩痛，前庭沟变浅，面颊肿胀。病变发生在上颌骨者脓液容易穿破骨壁，形成瘘管，炎症逐渐消退。病变位于下颌骨时，脓液不易穿破骨壁引流，则形成弥漫性骨髓炎。严重者伴发多间隙感染，面部肿胀，有不同程度的张口受限。

（2）慢性期：急性期若未及时、彻底治疗，炎症在颌骨内进行性发展而转入慢性期。此时患者相应部位仍有炎症浸润块，瘘管长期流脓，有时混杂有小块死骨。重者则形成大块死骨或发生病理性骨折，出现咬合错乱及面部畸形。病变可迁延数月或数年。

2. 边缘性颌骨骨髓炎

感染来源以下颌智齿冠周炎为最常见，好发部位为颌骨的下颌支及下颌角。急性期身体状况与颌周间隙感染相似。慢性期表现为下颌角区或腮腺咬肌区出现炎症浸润性硬块、压痛、凹陷性水肿、张口受限。有时可见长期溢脓的瘘管，脓液内混杂有死骨碎屑。瘘管探查可触及粗糙骨面。

（三）辅助检查

中央性颌骨骨髓炎急性期患者白细胞计数及中性粒细胞比例升高，约 3 周后 X 线片显示骨质广泛破坏；边缘性颌骨骨髓炎慢性期患者晚期 X 线片见骨质不光滑，死骨形成或骨质增生。

（四）心理社会状况

患者因疼痛及影响颌面美观而感到焦虑和紧张，随着症状加重，正常的工作和生活受到影响。

【护理诊断】

1. 疼痛

与炎症被致密骨板包围，不易向外扩散有关。

2. 体温过高

炎症引起的全身性反应。

3. 营养失调

与感染造成机体消耗增加及摄入不足有关。

4. 张口受限

与炎症侵及翼内肌、咬肌等有关。

【护理措施】

（一）一般护理

提供舒适安静的休息环境，嘱患者卧床休息。给予营养丰富的流质食物或软食，嘱高热失水者多饮水，静脉补液保持电解质平衡。嘱病情轻者用温盐水或漱口液漱口，每日数次。

（二）治疗配合

1. 药物护理

应用止痛剂和镇痛剂，给予抗生素治疗原发病灶，并注意观察用药反应，详细记录。

2. 手术护理

目的是引流排脓和去除病灶。急性期以控制感染、增强机体免疫力为主，根据感染的致病菌不同给予敏感性抗菌药物。因颌骨骨髓炎多为混合细菌感染，故多应用广谱抗生素。如已明确为牙源性感染，应尽早拔除病灶牙以利于引流排脓。慢性期病灶已局限，宜采用手术方式去除死骨并辅以药物治疗，术后应用抗生素可控制感染 1~2 周，以免复发。

（三）病情观察

严密观察病情，注意生命体征、局部及全身症状变化，做好护理记录。如出现高热现象应予以物理降温或化学降温。患者在退热过程中往往出大量汗，应及时擦干汗液，更换衣被，避免对流风，防止受凉。

（四）心理护理

与患者及其家属积极进行交流与沟通，鼓励患者说出心理感受，了解家庭对患者心理的影响。对焦虑的患者进行心理疏导，让患同种疾病的恢复期患者现身说法以增强患者的信心，使患者积极配合治疗。

【健康教育】

（1）指导患者遵医嘱按时用药，注意观察药物不良反应。

（2）指导患者及其家属识别可能发作的征象，如面部肿胀，若有反应及时就诊。

（3）嘱患者保持口腔卫生，不宜吸烟、喝酒，摄入浓茶、咖啡和辛辣刺激性食物。

思考题

病例分析：王同学，22 岁，大四学生，其左下颌反复肿胀一月余，初期口服消炎药症状缓解，近半月肿胀明显加重伴疼痛，张口受限，再次口服消炎药效果不佳。

（1）该患者的主要护理诊断是什么？

（2）针对王同学应采取哪些护理措施？

第五节 口腔颌面部损伤患者的护理

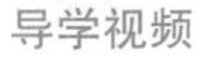

导学视频

素质拓展

种植牙的起源

1962年，博士毕业的Branemark正在进行大耳白兔骨内的血流变试验研究，他在兔的肱骨内植入金属棒。几个月后，他偶然发现：钛金属棒与兔骨组织连接紧密，无法顺利取出，而其他金属棒可顺利取出。显微镜下发现，钛金属棒似乎与兔骨组织“直接连接在了一起”。这是偶然现象，还是必然规律？Branemark没有轻易放过此次意外收获，而是进一步研究，他在狗的骨组织内也发现了钛金属棒与骨组织结合的现象。Branemark通过严谨求实、不断探索，将“看似偶然”的现象变成了必然，为后续开展口腔种植牙的研究奠定了基础。

学习目标

1. 掌握口腔颌面部损伤的概念和主要症状、治疗要点、护理措施。

2. 能熟练运用护理程序评价口腔颌面部损伤患者，正确书写护理计划，提出护理诊断，采取正确的护理措施。

口腔颌面部是人体暴露的部分，易遭受损伤。损伤的原因很多，根据成因可将损伤分为火器伤与非火器伤两大类。人体是统一的整体，任何部位损伤都可引起轻重不一的全身反应。口腔颌面部损伤的同时，也可伴有其他部位损伤。在救治过程中，应做全面检查，以免延误抢救，造成不应有的后果。

本节主要介绍口腔颌面部损伤的特点、口腔颌面部损伤的急救和口腔颌面部损伤的护理等。

一、口腔颌面部损伤的特点

1. 口腔颌面部血液循环丰富

一方面，有利于组织再生和抗感染的能力较强，因此初期清创缝合的时限可以延长，伤后48 h或更久的伤口，只要没有明显的感染，正确地清创处理后仍可做初期严密缝合；另一方面，由于伤后出血较多，如为闭合伤，则易形成血肿，损伤后组织肿胀反应快而明显，口底、咽部、舌根等处的损伤，可因血肿、水肿而影响呼吸道的畅通度，甚至引起窒息，应特别注意。

2. 伤口易感染

口腔颌面部腔窦多，如口腔、鼻腔、眼眶、鼻旁窦等，平时这些腔窦常存在一定数量的病原菌，伤口如与这些腔窦相通，容易引起感染。在清创处理时，应尽早关闭与腔窦相通的伤口，以减少感染的机会。

3. 可发生牙损伤或咬合错乱

当牙齿受到物体的撞击，可发生折断或脱位。如果该物体的动能大、速度快（如子弹、弹片等），这些牙齿碎片可成为“二次弹片”，增加周围组织损伤和感染的机会。颌骨骨折移位常引起牙齿咬合关系错乱，这一点是诊断颌骨骨折的重要依据。另一方面，咬合关系的恢复又是骨折复位的标准。

4. 常伴发颅脑损伤

颌面部骨与颅骨相连，上颌骨与颅底紧密连接，因此，口腔颌面部损伤时可并发颅脑损伤，如脑震荡、脑挫伤、颅内血肿和颅底骨折等。

5. 容易发生窒息

口腔颌面部在呼吸道的上端，损伤时可因组织移位、肿胀、舌后坠、血凝块和分泌物等堵塞而影响呼吸甚至发生窒息。

6. 容易导致面部畸形和功能障碍

损伤后的组织移位、缺损或者面神经损伤等，引起呼吸、咀嚼、语言、吞咽、张口及表情等功能障碍，给患者造成严重的心理创伤。因此，防止伤后畸形，保持面部外形和功能完整显得十分重要。

二、口腔颌面部损伤的急救

口腔颌面部损伤的急救原则是全面了解伤情，分清主次和轻重缓急，然后采取正确的急救措施。现场处理时，应从威胁生命的最主要问题开始，因此，首先处理窒息，然后依次是出血、休克、颅脑损伤等。

（一）窒息的急救

防止窒息的关键在于及早发现和及早处理。窒息的原因可分为阻塞性窒息和吸入性窒息两大类。①阻塞性窒息的原因：损伤后口腔和鼻咽部如有血凝块、呕吐物、游离组织块或异物等，可阻塞咽喉部造成窒息，特别是昏迷伤员更易发生；上颌骨骨折时，骨折段向下后方移位，阻塞咽腔而引起窒息；下颌骨颏部双侧骨折或粉碎性骨折时，口底肌群的牵拉，可使舌后坠而阻塞呼吸道；口底、咽旁、舌根部损伤后，可因血肿或组织水肿压迫呼吸道而发生窒息。②吸入性窒息的原因：主要发生于昏迷的伤员，口咽部的血液、分泌物、呕吐物或其他异物吸入气管、支气管甚至肺泡内而引起窒息。急救措施如下：

1. 解除阻塞

迅速用手指或器械取出异物或用吸引器吸出阻塞物，保持呼吸道通畅。如上颌骨水平骨折时，清除异物后，可用压舌板或筷子等横放于上颌两侧前磨牙位置，将上颌骨骨折块向上悬吊，并将两端固定于头部绷带上（图 9-18）；舌后坠时，可在舌尖后 2 cm 处用大圆针和 7 号线或大别针穿过舌全层组织将舌牵出口外（图 9-19）。

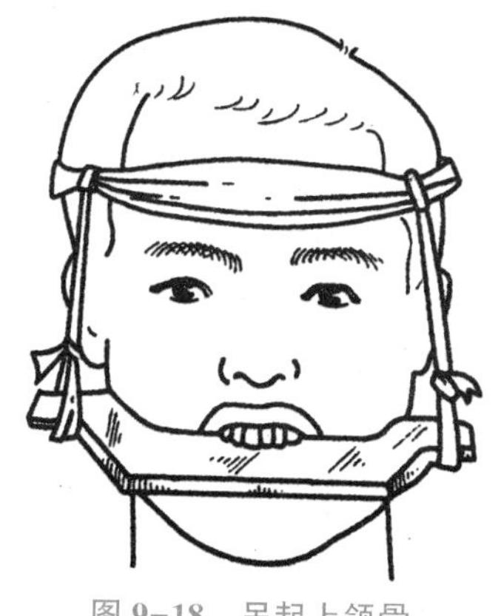

图 9-18　吊起上颌骨

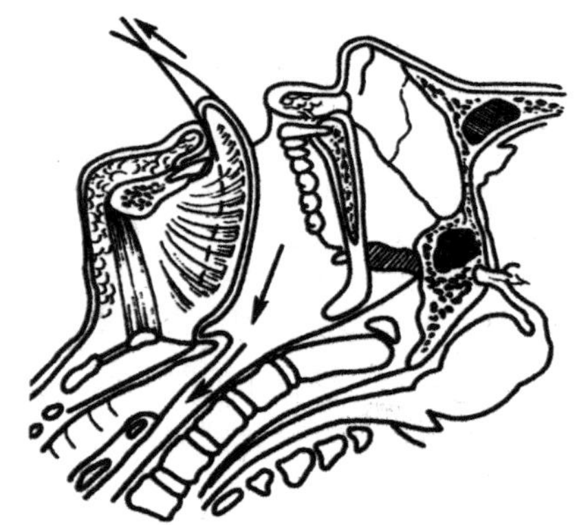

图 9-19　舌向前牵出

2. 改变患者体位

先松解患者衣领，将患者头部偏向一侧或采用俯卧位，便于唾液或呕吐物流出口腔（图 9-20）。

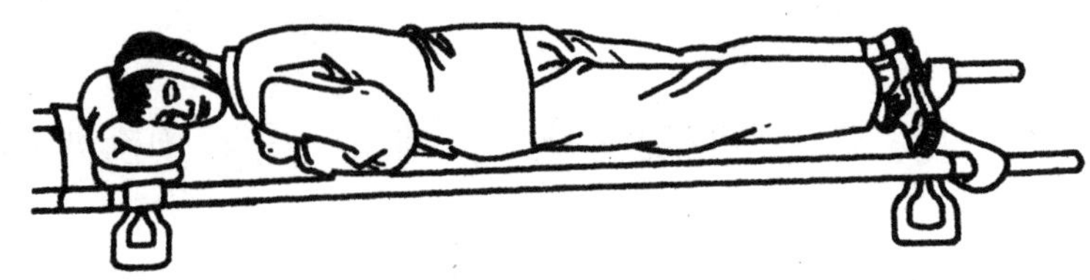

图 9-20　患者体位

3. 插入通气管保持呼吸道通畅

对因肿胀压迫呼吸道的患者，可经口或鼻插入通气管，以解除窒息。如情况紧急，一时不能找到合适导管时，可用 1~2 根粗针头在环状软骨和甲状软骨之间做环甲膜穿刺，随后行气管切开术。如呼吸已停止，可紧急做环甲膜切开术（图 9-21）抢救患者生命，随后做常规气管切开术（图 9-22）。如遇到吸入性窒息的患者，应特别注意肺部感染。

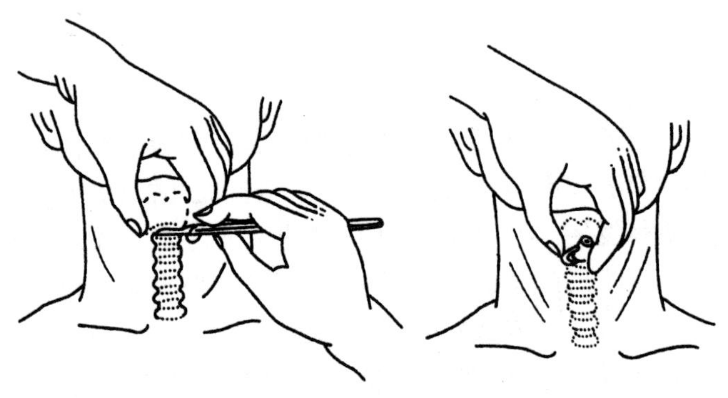

图 9-21　环甲膜切开术

（二）出血的急救

口腔颌面部血液循环丰富，损伤后出血较多。如损伤到大血管，处理不及时，可导致死亡。根据损伤发生的部位、出血的来源和程度以及现场条件可采用不同的止血方法来救助患者。

1. 压迫止血

这是一种常用的临时止血方法。在伤口以外将供血血管的近心端用手指压向骨面暂时止血。

（1）指压止血法（图 9-23）：如颞部、头顶或者前额出血，可压迫耳屏前的颞浅动脉；如面颊部或唇部出血，可在咬肌前缘、下颌骨下缘处压迫面动脉；如头部大面积出血，情况紧急时，可在胸锁乳突肌前缘，以手指摸到搏动后，将颈总动脉压迫于第 6 颈椎横突上，压迫时间不能超过 3~5 min。

（2）包扎止血法（图 9-24）：颌面部的毛细血管、小动脉及小静脉等的出血，均可采用包扎止血。包扎时，可先将软组织复位，然后在创面上放置纱布敷料，再用绷带包扎压迫止血。

（3）填塞止血法：可用于开放性或者洞穿性伤口，一般将纱布填塞到伤口内，外面再用绷带加压包扎。在颈部或者口底伤口填塞纱布时，应注意保持呼吸道通畅，以防发生窒息。

2. 结扎止血

结扎止血是常用而可靠的一种止血方法。对于伤口内出血的血管断端，用止血钳夹住结扎止血或连同止血钳包扎后转运到医院进一步处理。

3. 药物止血

药物止血主要应用于组织渗血、小动脉及小静脉出血等。可将止血药物直接置于伤口创面上，再用纱布加压包扎。常用的止血物有中药止血粉、止血纱布、止血海绵等。全身可辅助使用安络血（卡巴克络）、酚磺乙胺等药物。

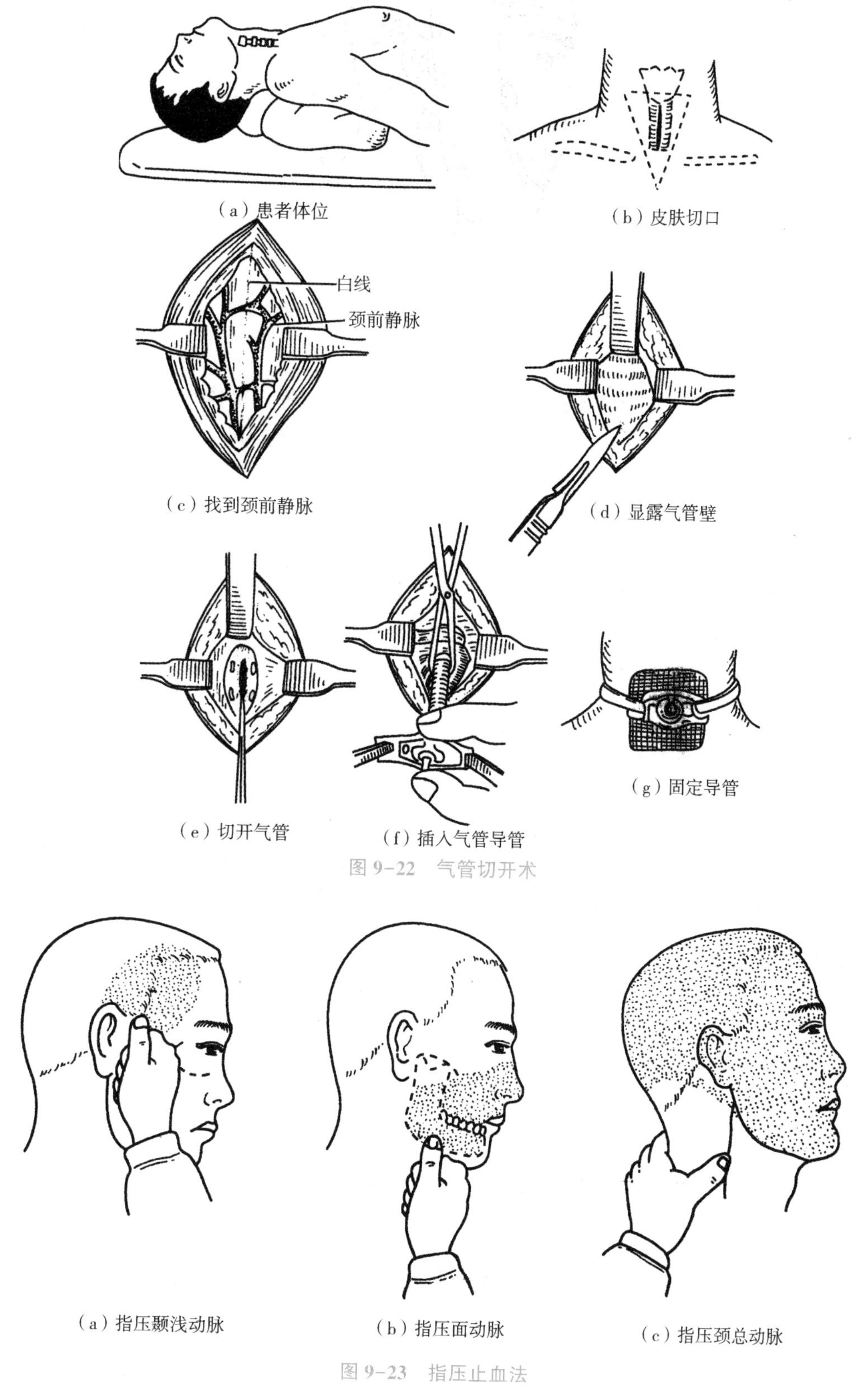

图 9-22　气管切开术

图 9-23　指压止血法

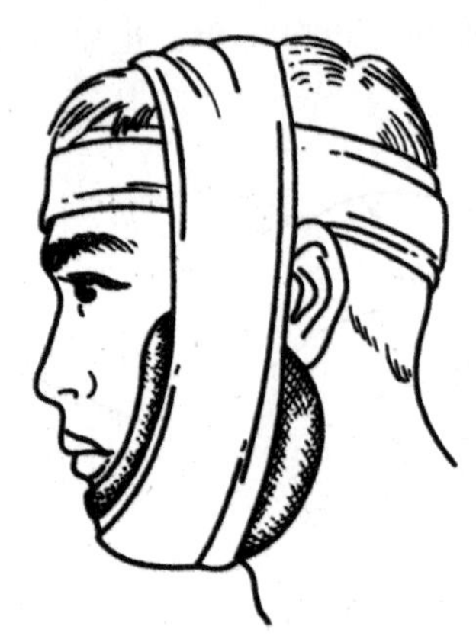

图 9-24　包扎止血法

（三）休克的急救

口腔颌面部损伤引起的休克主要有创伤性休克和失血性休克两种。抗休克治疗的目的是恢复组织灌注量。创伤性休克的处理原则是安静、镇静、止血和补液，用药物恢复和维持血压；失血性休克的处理原则主要是补充血容量和止血。

（四）伴发颅脑损伤的急救

伴有颅脑损伤的患者，应注意卧床休息，少挪动，暂停非急需的检查或手术。如鼻或外耳道有脑脊液外流，禁止做鼻或耳内填塞与冲洗，以免引起颅内感染。对烦躁不安的患者，可给予适量镇静剂，但禁止使用吗啡，以免抑制呼吸，影响瞳孔变化以及引起呕吐、颅内压升高等。如有颅内压增高现象，应控制患者入水量，并静脉滴注20%甘露醇250 mL或静脉注射50%葡萄糖40~60 mL，每日3~4次，以减轻脑水肿、降低颅内压；地塞米松对控制脑水肿也有很好的效果。

（五）预防和控制感染

对于开放性伤口，在条件允许的情况下，应尽早进行清创缝合，如条件不允许则应包扎创口，防止外界细菌继续污染，伤后应及早使用广谱抗生素，并及时注射破伤风抗毒素。

三、口腔颌面部损伤的护理

口腔颌面部损伤（oral and maxillofacial trauma）根据伤型可分为闭合性和开放性。口腔颌面部软组织伤可以单独发生，也可以伴随颌面部骨折同时发生。据统计，单纯口腔颌面部损伤占所有种类颌面部损伤的65%左右。

【疾病概况】

（一）病因与发病机制

口腔颌面部是人体的重要部分，具有特殊的解剖、生理特点及功能，因此，口腔颌面部损伤和急救各有特点。口腔颌面部损伤的类型有很多种，临床上以软组织损伤、牙与牙槽骨损伤以及颌骨骨折常见。

（二）治疗原则

根据轻重缓急决定救治原则。对软组织损伤及时进行彻底清创，按整形外科原则修复，可减少颜面部瘢痕和畸形。无明显移位的单纯性颌骨骨折采用单颌固定，创伤少，便于观察，符合动静结合原则。颌间结扎固定能够使骨折的颌骨在良好的咬合关系位置上愈合，对骨折后的功能恢复有可靠性保证；微型钢板内固定牢固可靠，能有效地防止术后骨折移位。

【护理评估】

（一）健康史

需了解患者的受伤情况，询问家族史、过敏史及既往史。评估患者全身情况：体重、营养、心肺功能、肝肾功能、血常规及凝血功能、X 线胸片等。

（二）身体状况

1. 口腔软组织损伤

常见的闭合性软组织损伤有挫伤和血肿，表现为疼痛、肿胀、皮肤变色与皮下淤血等。常见的开放性软组织损伤有割伤、刺伤、撕裂伤、咬伤、火器伤等。损伤部位有不同程度出血、疼痛以及咀嚼功能障碍等。

2. 牙及牙槽骨损伤

牙及牙槽骨损伤多发生在前牙区，常因碰撞、跌倒、打击或者咀嚼硬物而引起。轻则牙齿松动，重则牙脱位、牙折断以及伴发牙槽骨骨折等。牙齿损伤主要表现为一个或多个牙齿松动、牙脱位或牙折断等。牙槽骨损伤时可见邻近软组织及牙龈撕裂、出血与局部肿胀。牙错位时可见咬合关系紊乱。

3. 颌骨骨折

颌骨骨折包括上颌骨骨折、下颌骨骨折以及上下颌骨联合骨折等。由于下颌骨位于面部最突出部位，因而下颌骨骨折较上颌骨骨折更为常见。下颌骨骨折时，骨折线易发生在解剖结构较薄弱的区域，如颏孔、下颌角、髁突以及正中联合部位等。由于下颌骨有较多开、闭口肌肉附着，因此下颌骨骨折时，一般可见到牙错位和咬合关系紊乱等，主要表现为局部疼痛、肿胀、出血和局部压痛等。

（三）辅助检查

通过 X 线和 CT 等影像学检查，明确骨折部位与类型、骨折线数目与方向以及骨折线上牙的情况等。

（四）心理社会状况

日常生活中，颌面部损伤多因突如其来的外力、暴力或者交通事故等所致，常给患者家属带来重大打击，受伤后常有不同程度的面部畸形，从而加重了患者的心理负担，使患者出现不同程度的恐惧与焦虑情绪。

【护理诊断】

1. 疼痛

与外伤、皮肤黏膜破损、骨折等有关。

2. 有窒息的危险

与软组织移位、水肿、血凝块和分泌物堵塞等有关。

3. 营养失调——低于机体需要量

与张口受限、咀嚼及吞咽困难有关。

4. 吞咽困难

与疼痛、咬合关系紊乱、咀嚼功能障碍以及下颌制动等有关。

5. 潜在并发症

休克、颅脑损伤以及感染等。

【护理措施】

（一）一般护理

提供安静舒适的治疗环境，让患者充分休息，缓解患者的紧张和焦虑情绪，对张口受限患者采用吸管进食。注意保持局部清洁，降低局部活动度，避免不良刺激。

（二）治疗配合

1. 药物护理

按医嘱及时输血、输液，全身使用抗生素等。遵医嘱做皮试，如青霉素、链霉素、普鲁卡因、破伤风抗毒素等皮试试验，及时注射破伤风抗毒素。

2. 手术护理

及时清除口、鼻腔的分泌物、呕吐物、异物及血凝块等以防止窒息，必要时行气管插管或气管切开术，缺氧患者及时给氧；对有牙与牙槽骨损伤、颌骨骨折的患者，在第一时间彻底清创，及时对骨折部位进行切开复位内固定，目的是恢复正常的咬合关系和面部形态，促进骨折愈合，辅以颌间牵引和颌间固定。

（三）病情观察

口腔颌面部损伤的患者，一般发病急，病情变化快，常因窒息、出血、休克及合并颅脑损伤等加重病情。因此，在口腔颌面部损伤患者的急救和治疗工作中，护理工作非常重要，应密切观察患者生命体征、神志、瞳孔变化；颌面部伤口缝合后予以暴露或加压包扎，保持伤口清洁干燥；观察伤口缝合处有无渗血或异常分泌物渗出；保持患者呼吸道通畅；对于颌骨骨折用夹板或颌间栓丝固定的患者，应定期检查夹板及栓丝固定情况，如出现松动或刺伤黏膜等情况应及时报告医师，根据病情及时做出调整。

（四）心理护理

多与患者沟通交流，了解他们内心焦虑的原因，针对原因进行心理疏导，缓解患者的焦虑和紧张情绪，使其主动配合治疗。

【健康教育】

（1）术后3日内患者的体温稍高或者伤口轻度肿胀属于正常现象，应提前告诉患者和其家属，以免患者因知识缺乏产生心理负担。

（2）鼓励全身状况良好者早日下床活动，进行功能锻炼，以改善局部和全身血液循环，促进伤口愈合，预防并发症。

（3）嘱患者保持口腔清洁，进食后清洁口腔。颌间固定患者可使用儿童牙刷清洁口腔。

（4）指导颌骨骨折患者掌握张口训练的时机和方法，促进咬合与咀嚼功能的恢复。颌骨骨折固定期（术后2~4周），骨折部位制动，禁忌用力咀嚼，出院后复诊时调整牵引及固定，在此期间不能吃坚硬食物，以免骨折。拆除固定装置后，按照循序渐进的原则指导患者练习张口。

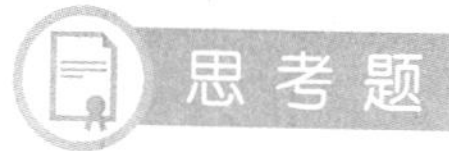

病例分析：黄先生，42岁，某工厂员工，1小时前因在工作时操作不当导致面部外伤，意识清楚，面部有开放性伤口，双侧面部不对称，主诉疼痛、张口受限、咬合紊乱、下颌骨异常动度，遂来医院就诊。

（1）若该患者需行手术治疗，术前护理要点是什么？

（2）试述该患者术后的主要护理措施和可能出现的护理问题。

第六节　先天性唇裂与腭裂患者的护理

导学视频

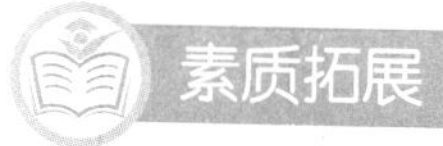

嫣然天使基金

“嫣然天使基金”是在中国红十字基金会名下设立的公益基金，以救助唇腭裂儿童为主要目的。该基金于2006年11月21日正式启动。嫣然天使基金的资助对象为家庭贫困的唇腭裂患者。据有关部门统计，中国有240万名唇腭裂患者。唇腭裂是最常见的先天畸形之一。在此背景下，嫣然天使基金的成立具有十分重大的意义。截至2021年8月，嫣然天使基金共资助完成13491台免费医疗救助手术、140名唇腭裂儿童语音序列治疗。

学习目标

1. 掌握先天性唇裂与腭裂的概念和主要症状、治疗要点、护理措施。

2. 能熟练运用护理程序评价先天性唇裂与腭裂患者，正确书写护理计划，提出护理诊断，采取正确的护理措施。

先天性唇裂与腭裂在口腔颌面部畸形中，发病率较高。新生儿唇、腭裂的发病率为1∶1000左右，即在1000名新生儿中就有一个患有先天性唇、腭裂畸形，近年来还有上升趋势。

先天性唇、腭裂畸形常造成容貌缺陷及生理功能障碍（如咀嚼、吞咽、消化、语音、表情以及呼吸等功能障碍），对这类患者的治疗主要采用手术整复的方法，以达到恢复唇腭部功能和接近正常形态的目的。

本节主要介绍先天性唇裂患者的护理和先天性腭裂患者的护理两方面的内容。

一、先天性唇裂患者的护理

唇裂（cleft lip）是胚胎发育障碍的结果，是口腔颌面部最常见的先天性畸形，常与腭裂并发，其中少数患者还有其他部位的畸形。唇裂可造成唇部外形的缺陷和吮吸、语言、咀嚼、表情等功能障碍。唇裂患者通过手术的方法可恢复接近正常的外形和功能。

【疾病概况】

（一）病因与发病机制

唇裂是指胎儿在发育过程中，受到某些因素的影响，上颌突和球状突未能融合而发生裂隙。目前，导致胚胎发育和融合障碍的病因与发病机制尚未完全明确，但大量研究表明，唇裂的发生可能为多因素影响而非单一因素影响所致，主要可能与遗传、营养、感染、损伤、药物、物理、烟酒和内分泌等因素有关。

（二）治疗原则

主要采用手术整复的方法，以恢复接近正常的口腔唇部形态与功能。

【护理评估】

（一）健康史

评估患儿的全身健康状况及家族史，询问有无药物过敏史及传染病史。患儿因唇部裂隙，吸吮及进食有一定困难，患儿的生长发育受到影响，可能出现营养和发育不良。患儿入院后要评估其全身状况：体重、营养、心肺功能、肝肾功能、血常规、凝血功能、X线胸片以及患儿有无上呼吸道感染等。

（二）身体状况

患儿因唇部裂隙，吸吮及进食均有一定困难，冷空气直接进入口咽部，极易患呼吸道感染，常会影响患儿的生长发育，从而出现营养与发育不良的体征。

唇裂可分为单侧唇裂和双侧唇裂：

（1）单侧唇裂（左侧或右侧）：见图9-25。

Ⅰ度唇裂：唇红缘及上唇下2/3裂开。

Ⅱ度唇裂：上唇全部裂开，但鼻底未完全裂开。

Ⅲ度唇裂：上唇全部裂开，鼻底完全裂开，可伴有牙槽嵴裂。

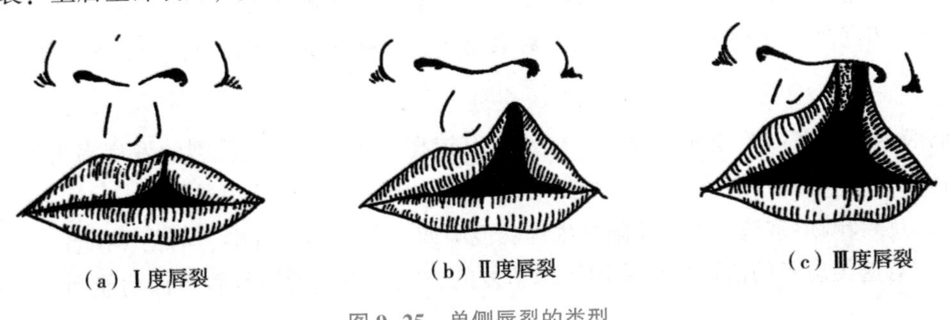
（a）Ⅰ度唇裂　（b）Ⅱ度唇裂　（c）Ⅲ度唇裂

图9-25　单侧唇裂的类型

（2）双侧唇裂：见图9-26。

双侧唇裂可分为不完全性唇裂、完全性唇裂以及混合型唇裂（一侧完全、另一侧不完全）。

另外，临床上还可见隐性唇裂，即皮肤和黏膜无裂开，但其下方的肌层组织发育不良，导致患侧出现浅沟状凹陷及唇峰分离等畸形。

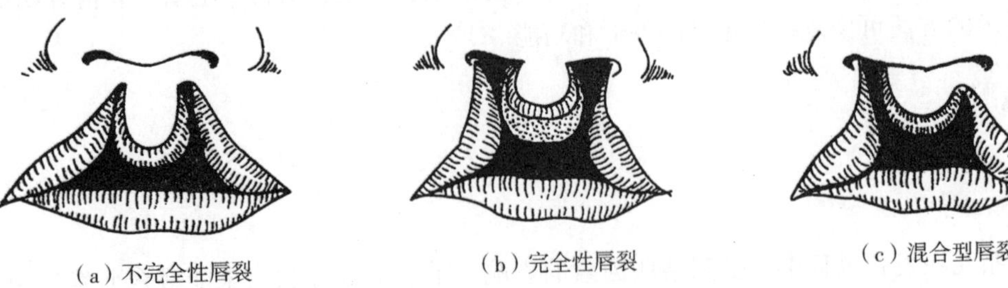
（a）不完全性唇裂　（b）完全性唇裂　（c）混合型唇裂

图9-26　双侧唇裂的类型

（三）辅助检查

（1）X线检查：了解心肺有无异常、胸腺有无肥大。
（2）实验室检查：进行血、尿常规检查，了解患儿的发育情况。

（四）心理社会状况

患儿及其家属的文化程度和接受能力，对疾病和治疗方案的了解和接受程度，以及其获得有关疾病信息的来源，均会影响患儿和其家属对医疗和护理的配合度。另外，关注患儿及其家属的心理状况是治疗唇裂过程中应予特别关注的环节。部分患儿父母会将患儿“封闭”起来，不与他人接触，怕患儿受到歧视，患儿父母也受到极大的心理创伤。

【护理诊断】

1. 有窒息的危险

与全麻术后体位、呕吐、误吸或喂养方式不当有关。

2. 有感染的危险

与唇部伤口暴露，未及时清除鼻涕、血痂或食物残渣等有关。

3. 知识缺乏

与父母对疾病认识不足及缺乏正确的喂养知识有关。

4. 有受伤的危险

与患儿搔抓伤口、哭闹等有关。

【护理措施】

（一）一般护理

1. 预防窒息的护理

指导家长掌握正确的喂养方法，用汤匙或滴管喂养；如有鼻塞，应密切观察固位情况，防止鼻塞吸入鼻腔，误入气管；观察患儿呕吐情况，较严重者遵医嘱予以止吐药；手术患者应特别注意预防窒息。

2. 伤口护理

术前1天做局部皮肤准备，清洗上下唇及鼻部，并用生理盐水棉球擦拭口腔；术后1~2日开始，每日用生理盐水清洁擦拭伤口，擦拭时按照从下向上擦的原则，避免反复擦拭，保持伤口清洁；也可以涂减轻局部反应及预防瘢痕增生的软膏；术后遵医嘱合理使用抗生素，以防感染。

3. 饮食护理

指导患儿父母改变喂养方式，术前3天停止使用奶瓶或吸吮母乳（患儿术后短期内需要减少唇部运动，频繁地吸吮易引起口腔内产生负压而致伤口裂开），改用汤匙或唇腭裂专用奶瓶喂养，以使患儿术后适应这种喂养方式。

（二）治疗配合

目前国际上普遍认同的治疗方案是综合序列治疗。一般认为，进行单侧唇裂整复手术的最合适年龄为3~6个月，体重达6~7 kg以上；双侧唇裂手术选择在出生后6~12个月实施。一个完整的序列治疗大概需要以下几个步骤：3~6 个月行唇裂修复术；8~12 个月行腭裂修复术；4~5 岁行语言、腭咽闭合功能评价及语言训练或咽形成术；7~8 岁行生长发育评价及植骨前的必要正畸准备；9~11 岁行牙槽突植骨修复术以及必要的鼻唇畸形修复术和继发鼻畸形矫治；12~13 岁行必要的正畸治疗和继发鼻唇畸形矫正；15~16 岁根据需要行正颌外科治疗。进行一个单纯的唇裂修复术需要进行以下两方面护理。

1. 术前护理

①入院后进行各项检查，患儿一般情况应达到“三个十”的标准，即重达>10 磅（10 磅≈4. 536 kg）、血红蛋白 10 g/L 以上、手术至少要在患儿出生 10 周以后进行。②对患儿父母进行正确喂养方式训练。③术前如发现患儿感冒或者面部发炎、疖肿等，应建议主治医生推迟手术。④术前 1 日清洁上下唇、口周及鼻部，可用棉签蘸清水清洁鼻腔。⑤全麻患儿要禁食禁水。

2. 术后护理

①按照口腔颌面外科术后和全身麻醉术后护理常规要求，患儿未清醒前应将患儿头部偏向一侧，去枕平卧，以利于患儿口内分泌物排出。②密切观察患儿病情变化，尤其注意保持患儿呼吸道通畅。③患儿清醒后，为避免患儿搔抓唇部伤口，可适当限制双上肢活动，必要时准备限制双手活动的束缚带或夹板。④唇部伤口的减张：对于裂隙较宽的患儿或双侧完全性唇裂的患儿可应用减张胶条，但要确保无皮肤过敏现象，并保持减张胶条清洁，受污染后要及时更换。注意术区肿胀情况，如严重肿胀，呈青紫色，提示有明显渗血，观察患儿有无明显吞咽动作（若患儿频繁吞咽，可能口内伤口有出血）。⑤伤口愈合良好可在术后 5~7 天拆线。婴幼儿如果不配合，可在全麻下拆线。⑥遵医嘱使用解热镇痛药物，注意观察患儿用药后反应。⑦向患儿家长介绍术后治疗、用药、护理过程中的注意事项，取得配合。

（三）病情观察

（1）观察患儿术后有无脱水、高热等症状，并及时处理；注意保暖，防止感冒流涕，以免引起伤口糜烂甚至裂开。

（2）如鼻腔内有纱卷填塞，应每天更换一次，以免分泌物污染伤口；唇部伤口不用包扎，任其暴露，保持清洁。

（3）每天用 75%乙醇清洗伤口，切忌用力擦拭。如有血痂形成，可用 3%过氧化氢溶液和生理盐水冲洗，以防痂下污染。遵医嘱给予适当的抗生素，以防感染。

（四）心理护理

入院后对患儿家属进行心理辅导，帮助家属正确认识疾病，如治疗程度及可以达到的效果，避免过分担忧，并鼓励他们带患儿积极参与社会活动和人际交往；对有心理创伤的患儿要加强后期心理治疗，使患儿能够积极面对人生。

【健康教育】

（1）术前与患儿家长进行充分沟通，介绍先天性唇裂的相关知识；并指导其学会正确的喂养方式。

（2）术后指导患儿家长学习清洁唇部及牙槽突的方法。

（3）为防止患儿跌倒及碰撞伤口，告知患儿家长拆线后可继续使用唇弓 1~2 周。

（4）告知患儿家长患儿术后 2 周内须进流食，仍须使用汤匙或唇腭裂专用奶瓶喂养。术后 1 个月才可使用普通奶瓶喂养。

（5）术后 3 个月内复诊，如发现唇部或鼻部的修复仍有缺陷，可考虑 12 岁后或在适当时间施行二期整复术。

二、先天性腭裂患者的护理

腭裂（cleft palate）是口腔颌面部常见的一种先天性畸形，可单独发生，也可与唇裂同时伴发。腭裂患者不仅有软组织畸形，而且大部分伴有不同程度的骨组织缺陷和畸形，他们在吸吮、进食及语言等生理功能障碍方面比唇裂患者严重。特别是语言功能障碍和殆错乱对患者的日常生活、学习、工作均带来不利影响，也容易造成患者心理障碍。

【疾病概况】

（一）病因与发病机制

腭裂形成的病因尚不明确，一般认为是胎儿发育过程中，某种因素影响使面部各突起的相互连接受到阻挠而形成裂隙。主要影响因素包括：妊娠期营养缺乏、内分泌异常、病毒感染及遗传因素等。

（二）治疗原则

主要采用手术整复的方法，以恢复腭的正常形态与功能。

【护理评估】

（一）健康史

（1）了解患者有无家族史和过敏史，了解患者的全身状况、营养与体重情况以及有无上呼吸道感染史和急慢性中耳炎史等。

（2）评估患者的吮吸、进食、发音和讲话等情况。

（二）身体状况

1. 吮吸、进食和发音等功能障碍

患者因腭裂存在，口、鼻相通，影响吮吸功能；进食时，食物易从鼻腔溢出；发音时，元音不响亮而带有浓重鼻音，辅音不清晰且软弱，呈含橄榄语音。

2. 可伴有上呼吸道感染和急慢性中耳炎

患者因鼻腔和鼻黏膜暴露，容易受冷空气刺激而发生上呼吸道感染；又因鼻咽部慢性炎症，耳咽管通气不畅，易发生急慢性中耳炎。

3. 颌骨发育畸形

有部分患者伴有上颌骨发育不全，随年龄增长而变得越来越明显，导致开殆或者反殆，以及面中1/3塌陷，呈刀削脸。

4. 腭裂的临床分类

腭裂的临床分类见图9-27。

软腭裂：仅软腭裂开，未累及硬腭，有时只限于腭垂。不分左右，一般不伴有唇裂。

不完全性腭裂：软腭完全裂开伴有部分硬腭裂，但牙槽突完整，不区分左右。

单侧完全性腭裂：软硬腭全部裂开，常伴有牙槽嵴裂及同侧唇裂。

双侧完全性腭裂：常伴有双侧完全性唇裂。鼻中隔、前颌突及前唇部分孤立于中央。

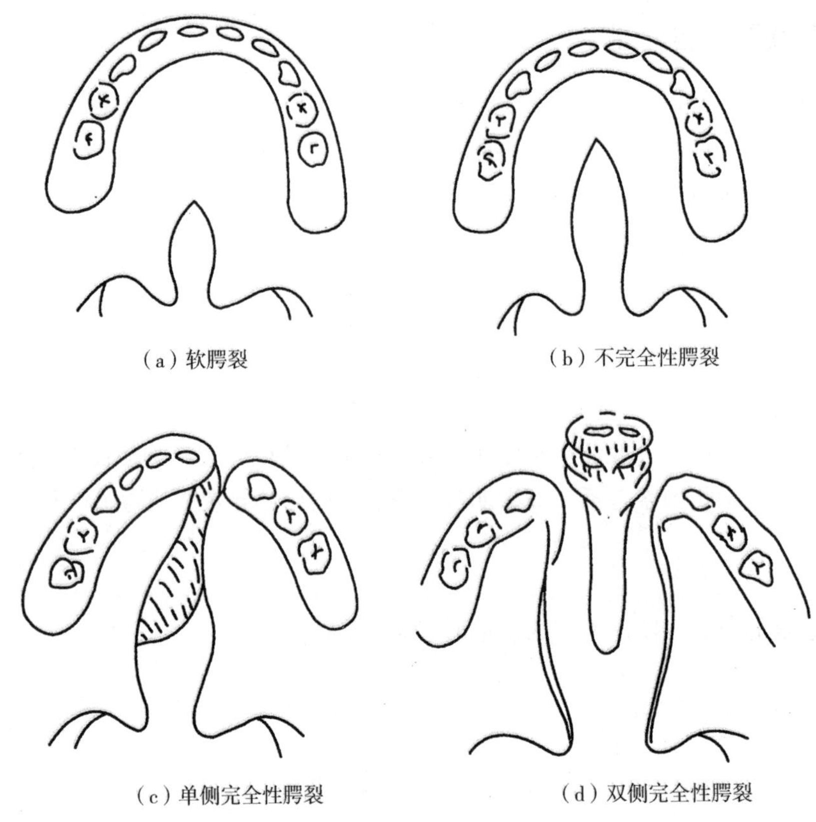

（a）软腭裂　（b）不完全性腭裂

（c）单侧完全性腭裂　（d）双侧完全性腭裂

图 9-27　腭裂的临床分类

（三）辅助检查

1. 头颅侧位 X 线平片（X-ray lateral skull film）检查

对软腭的运动功能进行评价，在拍静止平片的基础上加拍发元音的动态 X 线片。

2. 纤维鼻咽镜（nasoendoscopy）检查

该检查是对软腭闭合功能进行检查的一种方法，它不仅可以对腭咽部的形态和功能进行检查和评价，以利于手术方法的选择和治疗方案的确定，而且是反馈治疗的手段。

3. 鼻音计（nasometer）检测

鼻音计检测是一种应用于评价腭裂语音的方法，通过分析声音共振能量——声能的输出，反映出发音者发音时的鼻音化程度，间接反映腭咽闭合情况。

（四）心理社会状况

腭裂患者因发音障碍、颌面部畸形，而有自卑、性格孤僻等心理；患者家属也存在焦虑情绪，担忧该病的治疗方法、术后效果等；同时，患者及其家属文化程度、经济情况、对疾病和治疗方案的了解和接受程度以及获得有关疾病信息的来源等，都可以影响患者及其家属对医疗和护理工作的配合度。

【护理诊断】

1. 有窒息的危险

与全麻后体位、呕吐、麻醉插管导致口咽部组织水肿、口内有伤口及喂养不当有关。

2. 潜在并发症

与伤口出血、伤口感染以及伤口裂开等有关。

3. 婴儿喂养困难

与腭裂造成口腔与鼻腔相通有关。

4. 焦虑

与患者及其家属担忧手术方式或手术的治疗效果等有关。

5. 语言沟通障碍

与腭裂导致说话不清有关。

6. 营养失调——低于机体需要量

与腭部畸形致吸吮困难有关。

【护理措施】

（一）一般护理

提供安静舒适的治疗环境，让患者充分休息，缓解患者及其家属的紧张和焦虑情绪，告知患者家属要采用的手术方式、术后注意事项以及可能存在的手术并发症，指导患者家属掌握术后正确的喂养方式等。

术后注意事项主要有如下几点。

1. 预防窒息的护理

①全麻未清醒者，应有护士专门护理，密切观察患者生命体征，直至患者完全清醒。②为预防呕吐物导致的窒息，应将患者置侧卧位或者头偏向一侧的去枕平卧位，以利于口腔内分泌物、渗血或胃内容物流出，保持呼吸道通畅。③麻醉插管患者，特别是儿童，术后应密切观察患者呼吸，防止窒息发生。术后 6 h，改为头高卧位，以减轻局部水肿。④指导患者家属掌握正确的喂养方式。

2. 预防伤口出血的护理

①腭部手术后大出血较少见，术后 24 h 内应密切观察患者伤口出血情况，注意观察口、鼻腔有无渗血。②如患者在全麻苏醒期有少量渗血或唾液中带血，可不必处理；如出血较多应立即用无菌纱布压迫止血，告知主诊医生做进一步处理。③若患者年龄较小，术后要保持患儿安静，防止患儿哭闹、咳嗽，预防感冒，以免引起腭部伤口出血。

3. 预防伤口感染的护理

①术前注意口腔卫生，清除牙源性病灶，治疗口、鼻、咽喉和扁桃体处炎症。②可以配合治疗的患者，术前 1 日晚和手术当日早晨用漱口水漱口，术后每次进餐后用少量温开水漱口，以保持口腔清洁。③术后遵医嘱使用抗生素。④鼻腔分泌物较多的，可用 0.25%呋麻滴鼻液滴鼻，每日 3 次。

4. 预防伤口裂开的护理

伤口裂开或者穿孔（腭瘘），一般在术后 7 日左右发生。①保持患儿安静，防止患儿哭闹、咳嗽等，预防感冒，以免增大腭部伤口张力。②术后注意患儿饮食护理，进食温凉流质食物，不可进食较热、带渣和较硬等食物，并使用汤匙或唇腭裂专用奶瓶喂养。

5. 患儿喂养的护理

①对吮吸、进食有困难的患儿，应向患儿家长示范使用汤匙或唇腭裂专用奶瓶进行喂养。②患儿麻

醉清醒后 4 h，可尝试饮少量清水，半小时后，若无异常，可给予温凉流质食物。③术后 2 周内进食全流质食物，以后逐渐进食半流质食物，1 个月后可进食普通食物。每次进食量不宜过多，速度不宜过快。

6. 语言康复训练

腭裂整复术为正常发音、语言恢复创造了条件，但仍需进行语音训练，才能恢复较正常的语音。手术 1~2 个月后开始进行语音训练，主要包括准备训练和语音训练两部分。

（1）准备训练：

①增强腭咽闭合功能的训练。训练方法有吹水泡训练、按摩软腭、练习发“啊”音或高声唱歌、增加口腔内压力练习。

②增强呼气功能的训练。如吹气乐器，吹笛子、喇叭、口琴等，训练患儿持续而有力地呼气。

（2）语音训练：通过练习单音达到能够准确发出元音及辅音字母后，开始练习单字的拼音，而后慢慢练习语句，直到可以开始讲话。可先练习唱歌、朗诵、读报等，然后再练习谈话。要求语句中每个单字发音清楚，互不混淆。

（二）治疗配合

1. 术前护理

①与唇裂手术一样，全麻患儿按要求禁食禁水。②指导患儿家长采用正确的喂养方法，术前 2 天开始用汤匙或唇腭裂专用奶瓶喂养，以使患儿适应术后进食方法。③嘱可以配合治疗的患者，术前 1 日晚和手术当日早晨用漱口水漱口，以保持口腔清洁。

2. 术后护理

①密切观察患儿术后全身状况，尤其是患儿的呼吸，血氧饱和度应在 95% 以上。②观察患儿病情变化，如有伤口出血、裂开或感染等，应立刻告知主治医生以做进一步处理。③遵医嘱使用抗生素，注意观察患儿用药后反应。④向患儿家属介绍术后治疗、用药以及护理等过程中的注意事项。

（三）病情观察

严密观察病情，注意生命体征、局部及全身症状变化，做好护理记录。尤其要注意患儿全麻未清醒前症状，取头偏向一侧平卧位，以预防窒息。还要注意观察患儿呼吸情况，保持呼吸道通畅等。术后勤观察，一旦发现异常症状，立刻告知主治医生做进一步处理。

（四）心理护理

腭裂患者由于语言障碍，不愿和人沟通，护士不仅要向患者家属介绍先天性腭裂的相关知识，以缓解焦虑情绪，还要评估唇腭裂患者的精神心理状况，有针对性地做好心理指导，鼓励他们积极参与社会活动和人际交往。

【健康教育】

（1）向患者及其家属介绍腭裂相关知识，帮助他们正确认识该疾病，积极配合医生进行治疗。

（2）嘱患者及其家属术后 2 周内进食全流质食物（用汤匙或唇腭裂专用奶瓶），以后逐渐进食半流质食物，1 个月后可进食普通食物。禁食过烫、过硬食物，以免影响伤口愈合。

（3）遵医嘱 1 个月后复诊，不适随诊。

（4）告知患者及其家属，腭裂手术后尚需进行语音训练，这样才能使患者的发音进一步完善，要及时来医院复诊，以确保获得最佳治疗效果。

思考题

病例分析：患儿，男，2个月。患儿出生后即发现左上唇至鼻底完全裂并伴有腭部裂开，喂养困难，体重4 kg，遂来医院就诊。

(1) 对该患儿的病情诊断是什么?

(2) 对该患儿的治疗方案是什么?

(3) 患儿的饮食主要是什么? 家长应该如何正确喂养患儿?

(4) 唇裂手术的术后护理要点有哪些?

中英文专业核心词汇对照

A

暗适应	dark adaptation

B

玻璃体	vitreous body
病毒性结膜炎	viral conjunctivitis
白内障	cataract
鼻	nose
鼻腔	nasal cavity
鼻前庭	nasal vestibule
鼻中隔	nasal septum
鼻窦	nasal sinuses
鼻咽	nasopharynx
鼻塞	nasal obstruction
鼻漏	rhinorrhea
变应性鼻炎	allergic rhinitis
鼻窦炎	sinusitis
鼻息肉	nasal polyp
鼻出血	nose bleeding, epistaxis
扁桃体炎	tonsillitis
鼻咽癌	nasopharyngeal carcinoma

C

春季结膜炎	vernal conjunctivitis
唇	lip
唇裂	cleft lip

D

倒睫	trichiasis
单纯疱疹性角膜炎	herpes simplex keratitis, HSK
电光性眼炎	electric ophthalmia
蝶窦	sphenoidal sinus
打鼾	snore
单纯疱疹病毒	herpes simplex virus, HSV

E

腭扁桃体	palatine tonsil

耳郭	auricle
额窦	frontal sinus
耳漏	otorrhea
耳聋	deafness
耳鸣	tinnitus
耳痛	otalgia
耳源性并发症	otogenic complications
腭	palate
腭裂	cleft palate

F

房水	aqueous humor
分泌性中耳炎	secretory otitis media
复发性阿弗他溃疡	recurrent aphthous ulcer，RAU

G

巩膜	sclera
光感	light perception，LP
干眼	dry eye
高血压性视网膜病变	hypertensive retinopathy，HRP
共同性斜视	concomitant strabismus
鼓室	tympanic cavity
鼓膜	tympanic membrane
鼓窦	tympanic antrum
骨迷路	osseous labyrinth
骨传导	bone conduction
固有鼻腔	nasal cavity proper
干燥性咽炎	pharyngitis sicca
固有口腔	oral cavity proper
根尖周炎	periapical periodontitis
冠周炎	pericoronitis

H

虹膜	iris
黄斑	macula lutea
喉	larynx
喉鸣	laryngeal stridor
呼吸困难	dyspnea
喉阻塞	laryngeal obstruction
喉癌	laryngeal cancer
恒牙	permanent teeth
颌面部蜂窝织炎	cellulitis of maxillofacial region
颌骨骨髓炎	jaw osteomyelitis

J

角膜 cornea
角膜缘 limbus
睫状体 ciliary body
晶状体 lens
结膜 conjunctiva
结膜囊 conjunctival sac
睑腺炎 hordeolum
睑板腺囊肿 chalazion
睑内翻 entropion
睑外翻 ectropion
结膜炎 conjunctivitis
急性细菌性结膜炎 acute bacterial conjunctivitis
角结膜干燥症 keratoconjunctivitis sicca，KCS
急性闭角型青光眼 acute angle-closure glaucoma
近视眼 myopia
交感性眼炎 sympathetic ophthalmia
急性化脓性中耳炎 acute suppurative otitis media
急性卡他性扁桃体炎 acute catarrhal tonsillitis
急性会厌炎 acute epiglottitis
急性喉炎 acute laryngitis
颊 cheek
急性根尖周炎 acute periapical periodontitis

K

开角型青光眼 open-angle glaucoma，OAG
口咽 oropharynx
口腔 oral cavity
口腔前庭 oral vestibule
口底 mouth floor
口腔黏膜改变 changes of oral mucosa
口腔白斑 oral leukoplakia
口腔念珠菌病 oral candidiasis

L

泪器 lacrimal apparatus
泪道 lacrimal passage
立体视觉 stereoscopic vision
泪囊炎 dacryocystitis
老年性白内障 senile cataract
老视 presbyopia
聋哑 deaf-mutism

M

脉络膜	choroid
免疫性结膜炎	immunologic conjunctivitis
迷路	labyrinth
膜迷路	membranous labyrinth
弥漫性外耳道炎	diffuse otitis external
慢性化脓性中耳炎	chronic suppurative otitis media
梅尼埃病	Ménière disease
慢性鼻炎	chronic rhinitis
慢性咽炎	chronic pharyngitis
慢性根尖周炎	chronic periapical periodontitis
麻痹性斜视	paralytic strabismus

N

年龄相关性白内障	age-related cataract
内耳	inner ear
颞下颌关节	temporomandibular joint

P

葡萄膜	uvea
泡性角膜结膜炎	phlyctenular keratoconjunctivitis
葡萄膜炎	uveitis

Q

青光眼	glaucoma
气管	trachea
气管切开术	tracheotomy
气管、支气管异物	foreign bodies in trachea and bronchi
屈光不正	ametropia
屈光度	diopter
龋病	dental caries
气传导	air conduction

R

弱视	amblyopia
乳突	mastoid process
乳牙	deciduous teeth

S

视网膜	retina
视神经乳头	optic papilla
视盘	optic disc
视路	visual pathway
视锐度	visual acuity

视野	visual field
色觉	color vision
上睑下垂	ptosis
沙眼	trachoma
视网膜动脉阻塞	retinal artery occlusion，RAO
视网膜静脉阻塞	retinal vein occlusion，RVO
视网膜脱离	retinal detachment，RD
散光	astigmatism
上颌窦	maxillary sinus
筛窦	ethmoidal sinus
食管	esophagus
声嘶	hoarseness
食管异物	foreign body in esophagus
舌	tongue
腮腺	parotid gland
舌下腺	sublingual gland
上颌骨	maxilla
T	
瞳孔	pupil
糖尿病性白内障	diabetic cataract
糖尿病性视网膜病变	diabetic retinopathy，DR
吞咽困难	dysphagia
W	
外耳道	external acoustic meatus
外鼻	external nose
外耳道炎	otitis external
外耳道疖	furunculosis of external auditory meatus
萎缩性咽炎	atrophic pharyngitis
X	
细菌性角膜炎	bacterial keratitis
先天性白内障	congenital cataract
先天性青光眼	congenital glaucoma
腺样体	adenoid
眩晕	vertigo
嗅觉障碍	dysosmia
斜视	strabismus
下颌下腺	submandibular gland
Y	
眼球	eye ball
眼睑	eyelids

眼外肌	extraocular muscle
眼眶	orbit
翼状胬肉	pterygium
眼内压	intraocular pressure
远视眼	hyperopia
眼外伤	ocular injury
眼挫伤	ocular contusion
眼球穿孔伤	perforating injury of eyeball
眼内异物	intraocular foreign body
眼化学伤	chemical ophthalmic injury
眼轮匝肌	orbicularis oculi
咽鼓管	auditory tube
咽	pharynx
咽扁桃体	pharyngeal tonsil
咽痛	sore throat
牙齿	teeth
牙釉质	enamel
牙本质	dentine
牙骨质	cement
牙髓	dental pulp
牙周膜	periodontal membrane
牙槽骨	alveolar bone
牙槽突	alveolar process
牙龈	gingiva
牙髓病	dental pulp disease
牙髓炎	pulpitis
牙龈炎	gingivitis
牙周炎	periodontitis

Z

真菌性角膜炎	fungal keratitis
中心性浆液性脉络膜视网膜病变	central serous chorioretinopathy，CSC
中耳	middle ear
阻塞性睡眠呼吸暂停低通气综合征	obstructive sleep apnea-hypopnea syndrome，OSAHS

参考文献

[1] 陈燕燕．眼耳鼻咽喉口腔科护理学［M］．3 版．北京：人民卫生出版社，2014.
[2] 张秀梅，王增源．五官科护理学［M］．3 版．北京：人民卫生出版社，2015.
[3] 戴艳梅．口腔专科护理［M］．北京：人民卫生出版社，2016.
[4] 马晓衡．眼耳鼻咽喉口腔科护理学［M］．北京：中国医药科技出版社，2014.
[5] 陈卫国，邓冬梅．眼耳鼻咽喉口腔护理学［M］．郑州：郑州大学出版社，2011.
[6] 陈明全．眼耳鼻喉口腔科护理学［M］．天津：天津科学技术出版社，2013.
[7] 李敏．眼耳鼻咽喉口腔科护理学［M］．2 版．北京：人民卫生出版社，2011.
[8] 邱蔚六．口腔颌面外科学［M］．6 版．北京：人民卫生出版社，2008.
[9] 席淑新．眼耳鼻咽喉口腔科护理学［M］．3 版．北京：人民卫生出版社，2012.
[10] 尹华玲．五官科护理［M］．2 版．上海：同济大学出版社，2012.
[11] 田勇泉．耳鼻咽喉—头颈外科学［M］．6 版．北京：人民卫生出版社，2004.
[12] 陈燕燕．眼耳鼻喉口腔科护理学［M］．北京：人民卫生出版社，2006.
[13] 许复珍．五官科护理学［M］．北京：高等教育出版社，2005.
[14] 任重．眼耳鼻咽喉口腔科护理学［M］．北京：人民卫生出版社，2002.
[15] 皮昕．口腔解剖生理学［M］．7 版．北京：人民卫生出版社，2013.
[16] 范真．五官科护理［M］．北京：中国中医药出版社，2015.
[17] 丁淑华，席淑新．五官科护理学［M］．北京：中国中医药出版社，2005.
[18] 丁淑贞，刘莹．眼科临床护理［M］．北京：中国协和医科大学出版社，2015.
[19] 赵堪兴，杨培增．眼科学［M］．7 版．北京：人民卫生出版社，2008.